natürlich oekom!

Mit diesem Buch halten Sie ein echtes Stück Nachhaltigkeit in den Händen. Durch Ihren Kauf unterstützen Sie eine Produktion mit hohen ökologischen Ansprüchen:

- mineralölfreie Druckfarben
- Verzicht auf Plastikfolie
- Kompensation aller CO_2-Emissionen
- kurze Transportwege – in Deutschland gedruckt

Weitere Informationen unter www.natürlich-oekom.de und #natürlichoekom

Klimaneutral
Verlag
ClimatePartner.com/53585-1805-1001

Bibliografische Information der Deutschen Nationalbibliothek:
Die Deutsche Nationalbibliothek verzeichnet diese Publikation in der Deutschen Nationalbibliografie; detaillierte bibliografische Daten sind im Internet über www.dnb.de abrufbar.

Gesellschaft für ökologische Kommunikation mbH
Waltherstraße 29, 80337 München

Abbildung Kapiteleinstiege: © Tartila/shutterstock
Satz: Markus Miller, München
Lektorat: Christoph Hirsch, oekom verlag
Korrektorat: Maike Specht
Druck: GGP Media GmbH

978-3-96238-206-3

FSC
www.fsc.org
MIX
Papier aus verantwortungsvollen Quellen
FSC® C014496

Rupert Ebner
Eva Rosenkranz

Pillen vor die Säue

Warum Antibiotika in der Massentierhaltung
unser Gesundheitssystem gefährden

*Wir danken all denen, die uns in ihrem Einsatz
für mehr Tierwohl, eine gesunde Umwelt und
eine andere Landwirtschaft unterstützen.*

INHALT

Vorwort

von Tanja Busse

In der Klimakrise haben wir es erlebt: Schon vor Jahrzehnten haben Wissenschaftler vor der Katastrophe gewarnt, doch wir haben viel zu langsam reagiert. Und jetzt messen die Klimaforscher ein Rekordhitzejahr nach dem anderen, und wir realisieren: Wir hätten eher, viel eher reagieren müssen.

Ähnlich geht es mit dem Verlust der biologischen Vielfalt: Eine Million Arten sind in den nächsten Jahren vom Aussterben bedroht, warnt der Weltbiodiversitätsrat IPBES, wenn wir nicht endlich anders mit unseren natürlichen Ressourcen umgehen. Aber wir tun es nicht.

Auch vor der Corona-Pandemie waren wir gewarnt: Schon 1994 schrieb die Mikrobiologin Laurie Garrett über die »kommenden Plagen«, die neuen Infektionskrankheiten, die jederzeit überall dort entstehen könnten, wo Menschen in vorher unberührte Ökosysteme eingreifen. Kaum jemand hat ihr geglaubt – bis Corona kam.

Wie wäre es, wenn wir beim Thema Antibiotikamissbrauch zur Abwechslung nicht warten, bis die Katastrophen über uns hereinbrechen? Sondern auf die Warnungen hören und danach handeln? Besonnen und vorausschauend?

Eva Rosenkranz und Rupert Ebner haben eine solche Warnung verfasst. Im Ton einer zornigen Bürgerin und eines zornigen Tierarztes, der in den Ställen dieses Landes immer wieder gesehen hat, wie viel zu viele Antibiotika viel zu oft eingesetzt werden. Nicht weil die Landwirtinnen und Landwirte nicht dosieren könnten, sondern weil unser Agrarsystem sie zwingt, möglichst viel möglichst billig zu produzieren. Und das geht nur mit Antibiotika. Und Agrarchemie.

In meinem Buch *Die Wegwerfkuh* habe ich beschrieben, dass das Streben nach höchster Effizienz bei der Erzeugung von Getreide, Milch und Fleisch am Ende höchst ineffizient ist. Durch die Zucht von Hochleistungskühen werden auch Bullenkälber gezüchtet, die kaum Fleisch ansetzen – und die deswegen in Australien und Neuseeland gleich nach der Geburt getötet werden dürfen. Bei uns führen sie ein kurzes hartes Leben in der Kälber- oder Bullenmast. Sie werden aus den Milchviehställen abtransportiert, zusammen mit vielen anderen Kälbern aus anderen Ställen, über viele Stunden, teilweise sind sie inklusive Zwischenstopps mehrere Tage unterwegs. Dabei entsteht ein Mix aus Keimen, den man nur mit Antibiotika unter Kontrolle bekommt. Solange sie denn wirken.

Dieses Agrarsystem, das auf Konkurrenzfähigkeit auf den Weltmärkten setzt, vernichtet Bauernhöfe, lässt Tiere leiden – und viele Landwirtsfamilien ebenso. Und es ist ein Spiel mit dem Feuer. Es hat Antibiotika und Agrarchemikalien zu ganz gewöhnlichen Betriebsmitteln gemacht, deren Einsatz systematisch eingeplant wird. Dabei sollten diese Mittel Notfallmedikamente sein. Das wäre leicht möglich: Gäbe es eine größere Vielfalt auf den Feldern, bräuchten wir weniger Pestizide. Würden die Tiere gesünder und robuster gehalten und weniger zu Höchstleistungen gezwungen, ginge es beinahe ohne Antibiotika.

So aber züchten wir multiresistente Keime in Intensivmastanlagen und Megaställen und riskieren, dass Antibiotika auch für uns Menschen wirkungslos werden. Warum gibt es keine unabhängige Institution, die diesen unverantwortlichen Antibiotikaeinsatz überwacht – und stoppt, wenn es gefährlich wird? Die bräuchte es, denn viel zu viele Veterinärinnen und Tierärzte machen mit in diesem System, obwohl sie eigentlich dem Wohl der Tiere verpflichtet wären.

Eva Rosenkranz und Rupert Ebner zeigen, dass multiresistente Keime Folge eines irregeleiteten Agrarsystems sind. Dass es weniger um die viel beschworenen schwarzen Schafe gehen sollte, um Einzeltäter, die Regeln gebrochen haben, sondern um ein fehlerhaftes System, in dem einige wenige Gewinne machen – auf Kosten von Tieren, Menschen und der Natur.

Das Umdenken hat längst begonnen: bei Bäuerinnen und Bauern, die ihre Tiere anders halten, bei Verbraucherinnen und Konsumenten, die nach nachhaltig produzierten Lebensmitteln suchen und bereit sind, dafür zu bezahlen, und bei Forscherinnen und Wissenschaftlern, die aufzeigen, wie gesunde Lebensmittel für alle möglich wären.

Diese Vorschläge müssen verwirklicht werden. Jetzt. Sonst schlittern wir in ein postantibiotisches Zeitalter. Das wird – das habe ich bei der Lektüre verstanden – wie die Corona-Pandemie, aber ohne Aussicht auf ein Ende.

Einleitung

Zwischen Zorn und Zuversicht

Skandalöse Zustände in Milchviehbetrieben, Ständerhaltung von Zuchtsauen, Ferkelkastration ohne Betäubung, mensch- und tierverachtende Verhältnisse in Schlachthöfen und Fleischfabriken, die in Zeiten von Covid-19 einmal mehr ins Licht der Öffentlichkeit gerückt sind, brutale Tiertransporte und alltäglicher Antibiotikaeinsatz in der Tierhaltung – Status quo eines Systems der Erzeugung von Lebensmitteln tierischer Herkunft, das so nicht zukunftsfähig ist und auch nicht sein darf. Antibiotika sind uns dabei in diesem Buch Indikator für dieses System, das über kurz oder lang gegen die Wand fahren wird.

Im Zentrum steht dabei die Erkenntnis, dass die Tierhaltung in der industriellen Landwirtschaft nur mit Tonnen von Antibiotika zu realisieren ist. Antibiotikaeinsatz und daraus folgend Antibiotikaresistenzen, die sich seit Jahrzehnten weltweit und immer schneller ausbreiten, sind also systemimmanent. Sie gefährden in einem solchen Ausmaß bereits heute unser aller Gesundheit, dass Forscher und Gesundheitsorganisationen von der größten Gesundheitskrise sprechen, in der wir uns bereits befinden und gegen deren Opfer die aktuellen Todesfälle durch das neue Corona-Virus leidvoll, aber gering sind. Denn die moderne Medizin fußt auf der einstigen Wunderwaffe der Antibiotika, die innerhalb weniger Jahrzehnte wertlos zu werden droht. Nicht nur für Lungenentzündung und Co. Keine Transplantation, keine Krebstherapie, keine größeren Operationen sind ohne Antibiotika möglich.

Weltweit werden Forschungsprogramme aufgelegt, um den Absturz in ein postantibiotisches Zeitalter abzubremsen. Und dabei stehen auch die sogenannten Zoonosen im Zentrum, die bei der Corona-Pandemie diskutiert werden. Also Infektionen, die Tiere und Menschen treffen, vom Tier auf den Menschen und umgekehrt übertragen werden können. Züchten wir also im Stall, etwa durch Antibiotika im Futter/Wasser, resistente Keime, im Extremfall sogenannte Killerkeime, können die auf den Menschen überspringen und bei Infektionen antibiotische Wirkstoffe unwirksam machen. Von jährlich 30 000 Toten in Europa ist die Rede; Studien prognostizieren Millionen bis 2050. Und dabei drohen nicht nur neue Erreger; auch alte, vermeintlich ausgerottete Krankheiten kehren dann zurück.

Im Folgenden begeben wir uns in unwegsames Gelände. Kaum ein gesellschaftspolitischer Bereich ist so voller Widerstände, Fußangeln, manchmal Minen wie Landwirtschaft, Tierhaltung, Produktion tierischer Lebensmittel, Ernährung mit all ihren Kollateralschäden für Umwelt und Gesundheit:

Wir verknüpfen, was gern getrennt betrachtet wird, weil Zusammenhänge dann nicht so augenfällig werden und man das ebenso lähmende wie entmutigende »alles sehr komplex« vor die Realität schieben kann.

Wir vereinfachen hier und da, weil wir möglichst viel für möglichst viele durchschaubar machen möchten.

Wir berichten über einiges, das längst bekannt ist, seit Jahrzehnten bemängelt und schnell wieder verdrängt wird – im Sinne der von uns so genannten »7 V der Agrarpolitik«, die wir unterwegs vorstellen und denen wir immer wieder Wissen entgegensetzen.

Wir erzählen von Matthias Sammer, dem Fußballprofi, der schmerzlich erlebte, was Antibiotikaresistenz im eigenen Körper anrichtet, von der heiligen Johanna der Schlachthöfe und von Erich Kästners Weitsicht, vom Sonderrecht für Grillwürste und den Millionen vergasten Nerzen, die an Corona erkrankt waren.

Wir suchen nach guten Beispielen für Veränderung; etwa wenn sich Tier- und Menschenärzte zusammenfinden im Kampf gegen Massentierhaltung, wenn Wissenschaftler an der Nahtstelle von Mensch und Tier forschen. Das One-Health-Denken ist spätestens in Corona-Zeiten kein Nischenphänomen mehr.

Wir: Das ist ein Tierarzt, der fasziniert ist von der Welt der sogenannten Nutztiere, er sagt lieber »Tiere in der Landwirtschaft«, denen wir Menschen große Teile unserer Überlebensgeschichte verdanken, der sich seit dreißig Jahren den Fehlentwicklungen in der Landwirtschaft und innerhalb seines Berufsstandes entgegenstellt. Auf der Basis seiner Erfahrungen und seiner Kompetenz engagiert er sich für eine zukunftsfähige Landwirtschaft, zu der notwendig eine andere Form der Tierhaltung und damit auch der tierärztlichen Verantwortung gehören.

Wir: Das ist eine Bürgerin, die seit Jahrzehnten die Zerstörung im ländlichen Raum, in der oberbayerischen Scheinidylle, beobachtet und sich mit ihren Mitteln zu wehren sucht, die sowohl Widerstände als auch Veränderung unmittelbar vor Augen hat und denkend wie handelnd dem Prinzip »trotzdem« folgt.

Beide kennen wir bis zum Überdruss leere Wort von Entscheidungsträgern auf allen Ebenen, Abwehr gegen das Offensichtliche. Beide sehen wir aber auch Menschen, die begreifen, dass es um mehr geht als glückliche Schweine, bunte Wiesen oder billiges Fleisch.

Beide sind wir manchmal zornig, mutlos, müde. Doch die Zuversicht überwiegt. Deshalb versuchen wir mit diesem Buch ein unangreifbar erscheinendes System transparent zu machen, zu zeigen, warum wir was tun müssen. Jetzt und jeder; auf allen Ebenen nationaler und internationaler Entscheidungen. Dabei entziehen wir uns weitgehend der schnellen Emotion, die Debatten um Antibiotika im Futter, Intensivtierhaltung, Billigfleisch vielfach prägt. Empörung und Mitleid reichen nicht, stumpfen genauso schnell ab wie der medial aufgeladene Skandal. So verändert sich seit Jahren – nichts.

Die Lage ist offensichtlich, und sie ist riskant. Es gilt, furchtlos hinzuschauen, genau hinzuhören, den Blickwinkel immer wieder zu wechseln. Und dann zu handeln, wo sich Möglichkeitsräume zur Veränderung auftun. Denn Antibiotika neu denken heißt Tierhaltung neu denken, heißt Landwirtschaft neu denken, Medizin neu denken, Ernährung neu denken. Für jeden von uns.

Die größte Gesundheitskrise unserer Zeit ist da – und sie heißt nicht Covid-19 (Corona)

Zehn Thesen

Eine mikrobiologische Apokalypse.
Wolfgang Witte, Mikrobiologe

1 Wunderwaffen wirken nicht mehr

Einst waren Antibiotika die Wunderwaffe der Medizin. Seit Jahren nehmen jedoch Resistenzen gegen diese Wirkstoffe zu, das heißt, sie helfen nicht mehr, und Infektionen werden unbehandelbar. Schon heute sterben in Deutschland pro Jahr mindestens 15 000 Menschen infolge solcher nicht beherrschbarer Infektionen. Die Dunkelziffer liegt wohl weit höher.

2 Tod durch Bagatellkrankheiten

Experten warnen, dass ein postantibiotisches Zeitalter angebrochen sei, in dem Menschen wieder an Zahnentzündungen, Blaseninfekten oder Tripper sterben können. Wir bewegen uns damit in eine mittelalterliche Zukunft. Die Resistenzen von Bakterien gegen verfügbare Antibiotika schreiten weltweit so schnell voran, dass wir uns bereits jetzt in der größten Gesundheitskrise unserer Zeit befinden.

3 Risiken für die Medizin

Ohne Antibiotika ist die moderne Medizin hochgradig gefährdet. Operationen, Transplantationen oder Krebstherapien müssen vielfach mit Antibiotika flankiert werden, um das Risiko von Infektionen zu verringern. Forscher beschreiben die Situation als eine auf den Kopf gestellte Pyramide: Eine Vielzahl von medizinischen Eingriffen und Verfahren fußen auf immer weniger noch wirksamen Antibiotika.

Gesundheitseinrichtungen werden zu Krankheitsherden 4

In Krankenhäusern greifen die gefürchteten »Killerkeime« wie MRSA und ESBL-Erreger (Bakterien, die antibiotikazerstörende Enzyme bilden) um sich. Gegen solche multiresistenten Keime können viele Antibiotika nichts mehr ausrichten. Begegnungen mit ihnen sind heute ärztlicher Alltag. Damit ist jeder Patient potenziell solchen Bakterien ausgesetzt.

Es wird zu breit und zu oft verschrieben 5

In der Humanmedizin werden weiterhin zu häufig Antibiotika verschrieben, etwa gegen grippale Infekte, wobei Viren auf Antibiotika nicht ansprechen. Vielfach werden zu schnell breit wirkende Präparate eingesetzt und/oder Einnahmeregeln nicht befolgt. So können ebenfalls Resistenzen bei Bakterien gefördert werden.

Wir haben jede Empathie für die sogenannten Nutztiere verloren 6

Zu den wesentlichen Treibern bei der Entwicklung von mehrfach resistenten Bakterien gehört die Massentierhaltung. Dort wird der Großteil aller Antibiotika in Deutschland eingesetzt. Unter den Bedingungen heutiger Geflügel-, Rinder- und Schweinemast würden viele große Tierbestände ohne Antibiotika nicht bis zur Schlachtung überleben. Denn wir verlangen Nutztieren immer mehr Leistung ab, halten sie in Stallungen, die deren Lebensweise in höchstem Maße einschränken, und füttern sie mit Substanzen, die sie unter natürlichen Haltungsbedingungen nie fressen würden. Tierärzte sind als Antibiotikaverkäufer Mittler und Profiteure dieser unheilvollen Entwicklung; sie sind Teil eines Geflechts aus Großmästern, Fleischkonzernen, Futtermittelherstellern, Pharma- und Lebensmittelindustrie.

7 Massentierhaltung treibt Resistenzen voran

Für die Intensivtierhaltung sind Antibiotika systemimmanent. Denn die Produktion von immer mehr und immer billigerem Fleisch, billigeren Eiern und billigerer Milch funktioniert nur mit großen Mengen antibiotischer Substanzen. Nicht ein krankes Tier wird behandelt, sondern alle, weil ein einziges krankes Tier in großen Beständen die anderen anstecken könnte. Besonders folgenschwer ist der Einsatz sogenannter Reserveantibiotika, oftmals das letzte Mittel, wenn bakterielle Infektionen nicht mehr in den Griff zu bekommen sind. Es gibt bereits Bakterien, die auch gegen diese Wirkstoffe resistent sind. Billig (Fleisch) beschleunigt also die Resistenzentwicklung weiter.

8 Tier- und Menschengesundheit gehören zusammen

Im Zentrum von Antibiotikaresistenzen wie von Pandemien stehen Masse, Monotonisierung und Zerstörung von Lebensräumen mit begleitendem Artensterben. In der Folge verschärft sich das Überspringen veränderter oder neuer Mikroorganismen von Tieren auf Menschen (Stichwort Zoonosen). Tier- und Menschengesundheit gehören untrennbar zusammen, beeinflussen sich gegenseitig. Hier setzt der One-Health-Planetary-Health-Gedanke an, der die weltweite Debatte um Resistenzen wie um unbekannte Erreger und Pandemien mehr und mehr prägt.

9 Wir müssen unseren Fleischkonsum reduzieren

Die Fleischindustrie basiert auf Ausbeutung von Mensch und Tier, wie die dortigen Infektionsherde mit Covid-19 im Jahr 2020 einmal mehr gezeigt haben. Ein Tatbestand, der seit Langem bekannt ist, hinter Veränderungsfloskeln versteckt und weitgehend vergebens gebrandmarkt wird. Diese Zustände gehen mit einer Verrohung einher, die wir als Konsumenten meist stillschweigend unterstützen, indem wir zu viel zu billiges Fleisch essen. Damit entwerten wir das

Lebensmittel Fleisch in bisher unbekanntem Ausmaß. Den wahren Preis zahlen Umwelt, Tiere und am Ende wir alle.

Die vorherrschende Form der Landwirtschaft ist nicht zukunftsfähig 10

Die derzeit vorherrschende Form des Landwirtschaftens basiert auf einer Lüge (anders kann die Welt nicht ernährt werden); ihre Kollateralschäden sind gewaltig – für Umwelt, Gesellschaft und jeden Einzelnen. Der Wissenschaftliche Beirat der Bundesregierung stellte bereits 2015 in einem Gutachten fest, dass die gegenwärtige Intensivtierhaltung »nicht zukunftsfähig« sei. Die große Gesundheitskrise unserer Zeit, die Antibiotikakrise, fungiert somit auch als Spiegel für den Notstand des Planeten.

Blickwechsel
Antibiotikaresistenz und Corona – eine unheilige Allianz?

Während der Corona-Pandemie tauchte in Analysen zu schweren Krankheitsverläufen und vielen Todesfällen die Frage auf, ob in den komplexen Zusammenhängen von Ursachen auch Antibiotikaresistenzen eine Rolle spielen könnten. Italien als zeitweiliger Corona-Hotspot Europas gehört zu den Ländern mit einem hohen Prozentsatz an Patienten mit Resistenzen. Laut der EU-Behörde zur Überwachung von Infektionskrankheiten (ECDC) liegt der Anteil in Italien bei 26,8 Prozent, das heißt, ein Drittel spricht auf Antibiotika nicht an. Zum Vergleich: In Deutschland sind es lediglich 0,4 Prozent.[1] Resistenzen können im Fall etwa einer bakteriellen Lungenentzündung als Folge einer Covid-19-Infektion, die den Einsatz von Antibiotika erfordert, zusätzliche lebensbedrohliche Komplikationen auslösen.[2]

Im Juni 2020 warnte die Weltgesundheitsorganisation davor, zu häufig Antibiotika (teils prophylaktisch oder bei Verdacht auf zusätzliche bakterielle Infekte) auch bei milden Verläufen von Covid-19 einzusetzen. Die stark gestiegene Verabreichung von Antibiotika werde einen weiteren Schub für Resistenzen von Bakterien gegen diese Mittel auslösen. Dadurch könnten während der Pandemie und danach Erkrankungen und Todesfälle durch bakterielle Infektionen, die nicht mehr behandelbar seien, steigen.[3]

1

Vorsicht, Grüner Schwan!

Was Mastställe, Antibiotika, Covid-19 und Naturzerstörung miteinander zu tun haben

> Dass die größte Katastrophe womöglich der Mensch selbst ist, der mit seinem Raubbau an der Natur vielleicht gerade im Begriff ist, sich selbst umzubringen.
> *Wolfgang Schäuble, Bundestagspräsident*

Angesichts der Corona-Pandemie reden viele von einer besseren Gesellschaft, in die wir nach der Krise aufbrechen werden. Wir verfolgen diese Debatten skeptisch. Denn in all den Hilfs-, Überbrückungs- oder Konjunkturprogrammen, all den Prognosen und Absichtserklärungen für eine bessere Zukunft fällt gebetsmühlenartig das Wort »Wachstum«. Es muss irgendwie doch wieder werden wie früher. Vielleicht ein bisschen ökologischer. Doch dieses grundsätzliche »Weiter so« hat keine Perspektive; es forciert die Krisen, die wir schon so lange heraufziehen sehen – ohne begreifen zu wollen, was uns blüht.

Blicken wir kurz zurück:

- Eine internationale Antibiotikakonferenz beschwor bereits 2014 die Weltgemeinschaft, dass der Kampf gegen Resistenzen oberste Priorität haben müsse, da hier die größte Herausforderung unserer Zeit liege. In Zukunft könnten schon leichte Infektionen oder Verletzungen tödlich enden. Forscher und Politiker wandten sich in diesem Zusammenhang entschieden gegen Tierfabriken.
- Im Juli 2015 hatte es das Thema Antibiotikaresistenzen auf die Tagesordnung der G7-Staaten geschafft. In der Gipfelerklärung

hieß es, gemeinsam unterstützten die großen Nationen der Welt den Globalen Aktionsplan der WHO zum Kampf gegen Resistenzen. Ein sachgerechter Einsatz von Antibiotika sowohl in der Humanmedizin als auch in der Landwirtschaft sei unerlässlich, um Resistenzbildungen nicht weiter zu fördern.

- Als die Gesundheitsminister, die im Mai 2017 vorbereitend für das Treffen der G20-Staaten zusammenkamen, einen Konferenzsaal betraten, stießen sie unvermittelt auf eine Krise. Auf einer Leinwand lief ein Bericht über einen unbekannten Erreger, der viele Menschen infiziert und schwere Atemwegssymptome ausgelöst hatte. Einige Menschen starben. Schnell wurden aus den wenigen viele. Schwere Entscheidungen standen im Raum. Sollten die Grenzen geschlossen werden? Sollte man Quarantänestationen einrichten? Damals begann die Epidemie in einem Land namens Anycountry. Nur drei Jahre später ist die Fiktion für die Menschen weltweit Realität.
- Beim späteren G20-Treffen in Hamburg im Juli desselben Jahres stand ein weiteres Thema auf der Tagesordnung, das eine weltweite Gesundheitskrise markiert: die sich rasant ausbreitenden Antibiotikaresistenzen. Für beide Krisenfelder wurden Absichtserklärungen verabschiedet und Forschungsprogramme angestoßen.
- Im Mai 2020, mitten in der Corona-Pandemie, warnten Wissenschaftler der Leopoldina-Akademie in einer Studie zum Artensterben, »dass Biodiversität und die Bewahrung der Lebensgrundlagen der Menschheit untrennbar miteinander zusammenhängen«.[4] Rund 80 Prozent der Artenverluste seien der intensiven Landwirtschaft geschuldet. Vor allem die Fleisch- und Milchproduktion mit all ihren Folgen wie Massentierhaltung sowie Pestizid- und Antibiotikaeinsatz, belasten die Umwelt dramatisch.
- Im Juni 2020 bezeichnete die italienische Virologin und Corona-Forscherin Ilaria Capua die Corona-Pandemie als Krankheit unserer Lebensweise. »Wir stellten kürzlich fest, dass in manchen Städten die CO_2-Belastung hoch blieb, obwohl der Verkehr durch Corona

zurückgegangen war. Warum? Weil sich um diese Städte herum Megafarmen für die Milch- und Fleischindustrie befinden. Zack, schon hat uns das Virus auf eine weitere Perversität unseres Konsumverhaltens aufmerksam gemacht.«[5] Und sie ergänzt: »Ich definiere Covid-19 als multisystemischen Stresstest mit biologischem Ursprung. Es bringt Gesundheitssysteme unter Druck, Demografien, Transportsysteme, macht die Bedeutung deutlich, von Regeln, die es zu respektieren gilt, wirft ethische und soziale Fragen auf.«[6]

- Zum Tag der Biodiversität 2020 betonte der deutsche Entwicklungsminister Gerd Müller, dass die Corona-Pandemie auch eine Folge von Naturzerstörung und ausbeuterischem Umgang des Menschen mit der Erde sei.[7]
- In ihrem großen Konjunkturprogramm gegen die Corona-Krise fördert die Bundesregierung 2020/21 Umbaumaßnahmen für Ställe, um das Tierwohl zu verbessern. Unterstützt werden sollen nur Stallumbauten, die ausdrücklich nicht mit Kapazitätserweiterungen einhergehen, also eine weitere Intensivierung der Tierhaltung nach sich ziehen würden.
- Im Sommer 2020 betonte Bundesumweltministerin Svenja Schulze erneut den One-Health-Gedanken, der über die Pandemieprävention hinaus auch für den Resistenzschutz wesentlich ist: »Wir Menschen können nur gesund bleiben, wenn Tiere und Umwelt gesund sind. Weil wir mit unserer Umwelt auf so vielfältige Weise verbunden sind, ist Naturschutz auch immer präventive Gesundheitspolitik.«[8]
- Schließlich mahnte UN-Generalsekretär António Guterres, dass Corona eine Botschaft der Natur sei: »Wir können nicht zum Business as usual zurückkehren, sondern müssen mit der Natur arbeiten und nicht gegen sie.«[9]

Eine Vielzahl von schönen Worten, guten Absichten und strengen Warnungen sind seit Jahren auf nationaler und internationaler

Bühne präsent. Wissenschaftler wissen um die Krise der Antibiotikaresistenzen, die Covid-19 in den Schatten stellen wird. Doch bis ins Frühjahr 2020 waren viele dieser Absichtserklärungen und Mahnungen letztlich Schönwetterbotschaften. Dann kam die Mikrobe X, die Forscher erwartet hatten, und legte die Weltwirtschaft lahm, schloss Grenzen, tötete eine Vielzahl von Menschen weltweit. Dabei ist Covid-19 bei Weitem nicht so gefährlich wie etwa SARS oder MERS oder Ebola. Und auch nicht wie HIV, dem inzwischen weltweit mehr als 32 Millionen Menschen zum Opfer gefallen sind. Covid-19 ist vielleicht nur ein Vorgeschmack auf eine drohende mikrobielle Apokalypse.

Denn was richten wir gerade an auf der Erde? »Globale Fertigung, weltweites Reisen, maximale nationale Mobilität, Handel mit exotischen Tieren, Zerstörung der Urwälder, Massentierhaltung, Wanderarbeiter in Baracken, Antibiotikaresistenz, Krankenhauskeime, Zunahme von Immunschwäche, zudem zahlreiche Vorerkrankungen wie Asthma, Kreislaufschwäche, Diabetes, Übergewicht – kurzum: eine rundum virophile Welt.«[10]

Wissenschaftler wussten nicht, ob der unbekannte Erreger (z. B. Viren, Bakterien, Pilze) aus den abgeholzten Regenwäldern Südamerikas oder von den Wildtiermärkten Chinas oder aus den 50 000-Schweine-Mastanlagen Niedersachsens kommen würde. Wahrscheinlich war, dass er vom Tier auf den Menschen überspringen würde (Zoonose), wie schon die meisten anderen (mikrobiellen) Killer der Seuchengeschichte.

Wir wissen es doch längst

Selbst die im Sommer 2020 allenthalben beschworenen Zusammenhänge zwischen intakter Natur, Tier- und Menschengesundheit sind keine neue Erkenntnis. Hatten doch, um nur ein Beispiel zu nennen, bereits die bayerischen Ärzte auf ihrem Ärztetag 2014 in einem mehrheitlich verabschiedeten Antrag gefordert, die Massentierhaltung abzuschaffen, und zwar unter Hinweis auf die Bedrohung für die Menschen durch fortschreitende Resistenzentwicklung.

Antrag der bayerischen Ärzte 2014

»Der 72. Bayerische Ärztetag beschließt, dass von der Ärzteschaft ein klares Votum gegen die Massentierhaltung ausgeht und dass der Vorstand gebeten wird, dieses auf politischer Ebene vehement zu vertreten.

Begründung: Weltweit besteht ein gravierendes Problem der Resistenzentwicklung vieler Bakterienarten gegenüber einer Vielzahl von Antibiotika ... Die Ursache für die zunehmende Resistenz ist ... ganz erheblich deren Einsatz in der Veterinärmedizin und hier ganz besonders in der Massentierhaltung; denn Massentierhaltung ist ohne Antibiotika nicht möglich. Reglementierung und Dokumentationspflicht werden dieses Probleme nicht lösen können. Die weitreichende Konsequenz des Antrags ist den Antragstellern bewusst.«[11]

Der Begriff »One Health« fiel damals nicht, steht aber heute im Zentrum der Forschung und der politischen Forderungen um mikrobielle Erreger. Gemeint ist damit, dass Menschengesundheit mit dem Wohlergehen unseres Planeten zusammen gesehen werden muss. Wenn also der Mensch immer weiter in bisher unberührte Lebensräume vordringt, Arten ausrottet, die in einem ausbalancierten Wechselverhältnis existieren, wird er mit einer Vielzahl unbekannter Mikroben (das Wort »Mikrobe« wird im weiteren Verlauf synonym mit »Mikroorganismus« verwendet) oder Viren konfrontiert, gegen die sein Immunsystem machtlos ist. »Die Wälder sind voll mit gefährlichen Erregern. Da gibt es Ebola-, Hanta- und Nipah-Viren, Anthraxsporen und Moskitos, die Zika, Gelbfieber und Malaria übertragen, Marburg-, Hepatitis- und Coronaviren. Die Krankheiten, die von diesen Erregern ausgelöst werden, gehören für Menschen zum Tödlichsten, was die Natur bereithält. Etwa 3000 Viren haben Forscher beschrieben – insgesamt aber soll es mehr als eine Million unbekannte Viren geben. Im Grunde hat die Wissenschaft keine Ahnung, was da draußen lauert.«[12]

Parallel pferchen wir immer mehr Tiere in riesigen Ställen zusammen, verfüttern ihnen Antibiotika, beschleunigen damit Resistenzen von Bakterien, die wiederum auf den Menschen überspringen und ihn sehr verletzlich machen können für Infektionen. Die Gier nach immer mehr immer billigerem Fleisch bezahlen wir also an anderer Stelle mit unserer Gesundheit.

Und wenn dann all diese Entwicklungen zusammentreffen, sehen wir uns einer Krise gegenüber, für die der Begriff »Apokalypse« kein Science-Fiction-Vokabular mehr ist. UN-Generalsekretär António Guterres brachte es im Sommer 2020 auf den Punkt: »Stellen Sie sich vor, eines Tages bricht ein Virus aus, das sich so schnell verbreitet wie Corona, aber so tödlich ist wie Ebola.«[13]

Als wir im Frühjahr 2020 zu ahnen begannen, dass ein neues Virus unser Leben massiv verändern könnte, eröffnete sich jahrelangem Engagement gegen Antibiotikamissbrauch eine neue Dimension. Bei der Planung dieses Buches lebte der Tierarzt Rupert Ebner einen deutschen Alltag als Umwelt- und Gesundheitsreferent der Stadt Ingolstadt und als Tierarzt mit Schwerpunkt Großtiere. Tierställe sind ihm also seit Jahrzehnten vertraut. Mit dieser Realität seines Berufslebens haderte er schon lange und versuchte, den Zusammenhang von Massentierhaltung, Fleischfabriken, Antibiotikaeinsatz für Billigfleisch mit Tier- und Menschenleid immer wieder öffentlich zu machen.

Dann kam Covid-19 und zeigte, wie fragil unsere Art zu leben ist, wie schnell unsere Kontrollillusionen zerrinnen. Die sogenannte Corona-Krise demaskiert viele scheinbare Selbstverständlichkeiten, enthüllt, wie schnell wir nicht mehr Herr des Geschehens sind.

Unbekannte Viren und multiresistente Bakterien, Klimawandel und Artensterben, Naturzerstörung und Wohlstandsbesoffenheit – wir erweisen uns als Treiber und Getriebene. Wie blind die Eliten unserer Welt gegenüber diesen Zusammenhängen immer noch sind, zeigt übrigens eine Einschätzung des Weltwirtschaftsforums in Davos vom Januar 2020; dort zählte man Infektionskrankheiten zu den möglichen, aber eher unwahrscheinlichen Bedrohungen der Menschheit. Zu diesem Zeitpunkt ahnte man dort nicht, dass das Coronavirus bereits auf dem Weg um die Welt war.

»Gewiss, wir verbuchen im Kampf gegen Infektionskrankheiten und deren Verbreitung bemerkenswerte Fortschritte. Deuten wir diese nur nicht falsch als fortschreitende Beherrschung der Mikrobenwelt. Wir täten gut daran, Krankheit als ökologisches Problem zu begreifen«, konstatiert der Schweizer Physiker Eduard Kaeser und rät »zur nüchternen Neueinschätzung unseres Platzes in der Natur«.[14]

Dieses Buch wäre auch ohne Corona überfällig gewesen, jetzt ist es schärfer im Ton, weiter in der Perspektive und unnachgiebiger in seinen Forderungen. Corona ist eine weitere überdeutliche Warnung, die sich einreiht in SARS, MERS, EHEC, Ebola, HIV. Sie bringt unsere Welt zum Stillstand wie einst die mittelalterlichen Seuchen, deren Wiederkehr wir nur noch in Romanen für möglich hielten.

Grüner Schwan oder: Planetary Health

Es geht also in der Debatte zu Antibiotikaresistenzen auch um die Gesundheit des gesamten Planeten; hier begegnete uns das Bild von der Planetary Health. Damit scheint der Bogen gespannt: Wenn wir so weitermachen wie in den zurückliegenden Jahrzehnten, werden wir aus dem Krisenmodus nicht mehr herauskommen. Bereits im Corona-Sommer warnten chinesische Forscher vor einem Influenzavirus, das vor allem in Hochburgen der Schweinemast zu dominieren scheint. Menschen können sich anstecken. Erinnerungen an die Schweinegrippe werden wach: »Der G4-Genotyp der Schweinegrippe-Reassortanten (Ergebnis einer Vermischung zwischen zwei Viren) besitzt alle entscheidenden Merkmale, die ihn zu einem Kandidaten für eine Influenza-Pandemie machen«, schreiben die chinesischen Experten.[15] Eine Verbindung von Covid-19 und Schweinegrippe mochte sich niemand vorstellen.

In dieser Lage stießen wir auf den Grünen Schwan. Er ist ein Bruder des berühmten Schwarzen Schwans, mit dem der Finanzmathematiker Nassim Nicholas Taleb angesichts der Finanzkrise 2008 sehr unwahrscheinliche Ereignisse beschrieb.[16] Im Frühjahr 2020 bezeichnete die Schweizer Bank für Internationalen Zahlungsausgleich BIZ Ereignisse mit weltweit desaströsen Auswirkungen als »Grünen Schwan«,[17] dazu zählte sie auch die Corona-Krise. Grüne-Schwan-Ereignisse seien stets global und so radikal in ihrer Zerstörungskraft, dass sie massive Auswirkungen auf menschliches Leben und ganze Zivilisationen hätten. Wegen der globalen Natur Grüner Schwäne, so die BIZ weiter, bedürfe es neuer Denkweisen und anderer Formen der Zusammenarbeit. Der Menschheit stünden Risiken bevor, die eine »neue Landschaft der Kooperation« notwendig machten.[18] Bislang wurden solche Mahnungen gern als Kassandrarufe abgetan, wie sich Ilona Kickbusch, international arbeitende Expertin für globale Gesundheit, erinnert und daher fordert: »Globale Zusammenarbeit ist eine Grundbedingung für erfolgreiche Pandemiebekämpfung.«[19]

Eigentlich ist also alles klar. Doch die Realität spricht eine andere Sprache. Nicht nur die Auswahl von weitgehend folgenlosen Beschlüssen, Erklärungen, Forderungen zu Beginn des Kapitels erinnern daran. Auch die vielen vergessenen Toten zurückliegender Pandemien, für die man keineswegs bis ins Mittelalter schauen muss.

»Nach ihrem Abklingen war jede Pandemie schnell vergessen«; so das nüchterne Fazit der Medizinhistoriker Heiner Fangerau und Alfons Labisch.[20] Sie erinnern daran, dass viele gegenwärtige und vergangene Infektionskrankheiten in der öffentlichen Aufmerksamkeit keine Rolle spielen, etwa die jährlich eine Million Todesfälle durch Malaria oder die 30 000 Toten allein in Deutschland bei der Grippewelle 1958/59. Und auch sie mahnen, dringend unsere Art des Lebens zu verändern.

Mit Blick auf die drängende globale Krise der Antibiotikaresistenzen, die eben keine plötzlich hereinbrechende Katastrophe ist, sondern sich, wie gesehen, seit Langem heranschleicht, lässt allein die Tatsache, dass im Corona-Jahr 2020 in der EU die Verhandlungen über die gemeinsame Agrarpolitik (GAP) der kommenden sechs Jahre keine entscheidenden Veränderungen brachten, bislang kein Begreifen der Lage bei vielen Entscheidern erkennen. Ein Übergangszeitraum von zwei Jahren wurde festgelegt, in dem sich nichts ändern wird. Eine dringend notwendige Agrarwende ist nicht in Sicht. Die Ställe bleiben voll, Antibiotika bleiben auf dem Futterzettel – vielleicht ein paar Tonnen weniger; aber das ist den Resistenzen egal. Mehr Menschen werden an nicht mehr heilbaren Infektionen sterben, und die nächste Pandemie wird kommen.

Chancen, jetzt Druck im Sinne grundlegender Veränderungen aufzubauen, sehen wir bei uns allen, als Verbraucher, Forscher, Human- und Tierärzte. Voraussetzung sind Informationen, die nichts beschönigen: das Wissen, worum es eigentlich geht und warum die größte Gesundheitskrise unserer Zeit jeden unmittelbar angeht. Hier befinden sich gerade Tierärzte an einer Nahtstelle. Sie sehen Soja als Kraftfutter, für dessen Anbau Regenwald abgeholzt wird; sie sehen den Mastalltag in deutschen Ställen; sie sehen das Tierelend, mit dem wir Billigfleisch erkaufen und die eigene Gesundheit gefährden.

Über all diese Zusammenhänge wird in den folgenden Kapiteln zu reden sein. Auch damit die alten Strukturen nicht einfach weiter funktionieren – wenn das Schlimmste überstanden scheint. Und hier werden sich immer wieder die gleichen Fragen aufdrängen: Warum fürchten wir uns trotz allem so wenig? Warum ekeln wir uns so wenig? Warum schämen wir uns so wenig? Diese Fragen richten sich nicht nur an uns Bürgerinnen und Bürger, sondern auch an Entscheider in Politik und Wirtschaft. Und dabei geht es nicht nur um Moral.

Wir, ein Tierarzt und eine Bürgerin, machen uns in diesem Augenblick, in dem wir eine neue Chance für Veränderung sehen, eine Erkenntnis zu eigen, die Frankreichs Präsident Emmanuel Macron im Sommer 2020 gewann: 150 zufällig ausgewählte Bürgerinnen und Bürger aus dem ganzen Land kamen zu einer Convention Citoyenne pour le Climat,[21] einem Bürgerrat für den Klimaschutz, zusammen und erarbeiteten dort erstaunliche Maßnahmen: Auf Autobahnen sollen nur noch 110 km/h erlaubt sein, ab 2025 soll es keine Inlandsflüge mehr geben, Werbung für klimaschädliche Produkte wie Autos soll verboten werden, in Kantinen soll es keine Fleischgerichte mehr geben. Die an sieben Arbeitswochenenden entwickelten Maßnahmen reichen von Gutscheinen für Bioläden, mit denen auch wenig Begüterten gesunder Einkauf ermöglicht werden soll, bis zur Aufnahme des Klimaschutzes in die erste Präambel der französischen Verfassung und der Schaffung eines Straftatbestandes des Ökozids, der zum Beispiel Unternehmen beträfe, die mit ihren Aktivitäten das Artensterben oder den Klimawandel beschleunigen und dazu beitragen, den Planeten an den Rand seiner Widerstandskräfte zu bringen. Die Vorschläge zeugen von erstaunlichem Mut der sogenannten normalen Bürgerinnen und Bürger (keine Ökoaktivisten), von einer berührenden Ernsthaftigkeit und großer Entschlossenheit, anders zu leben, um die Erde als Lebensraum zu bewahren. Der Präsident wird diese Vorschläge nicht zu den Akten nehmen – und sei es nur aus politischem Kalkül. Ende 2020 versprach Emmanuel Macron, im kommenden Jahr eine Volksabstimmung zu organisieren mit dem Ziel, Umwelt- und Klimaschutz in der Verfassung zu verankern. Artikel 1 der französischen Verfassung würde damit um den Beisatz ergänzt: »Frankreich unterstützt den Erhalt der Umwelt und der Artenvielfalt und bekämpft den Klimawandel.«

Wieder einmal erweisen sich Bürger als mutiger, konsequenter und zuversichtlicher als ihre zaghaft-zögerlichen politischen Vertreterinnen und Vertreter. Seit 2019 wird auch in Deutschland das Instrument des Bürgerrats auf nationaler Ebene erprobt. Die ersten Themen galten der Stärkung der Demokratie und der zukünftigen Außenpolitik (2020). So konkret wie der Bürgerkonvent in Frankreich sind die Fragestellungen bisher aber nicht.

Dass viele langsam begreifen, worum es geht, lassen aktuelle Umfragen vermuten, wonach mehr als 90 Prozent der Befragten bereit sind, für Fleisch einen ehrlichen Preis zu bezahlen, wenn es einer besseren Tierhaltung und fair entlohnten Bauern dient – derweil die derzeitige Bundeslandwirtschaftsministerin noch darüber schwadroniert, dass Fleisch nicht nur etwas für Reiche sein dürfe (eine unsachliche Aussage, auf die wir zurückkommen werden).

Lassen wir also zunächst noch einmal Befunde, Erkenntnisse, Tatorte, Opfer und Nutznießer Revue passieren, die wir zu einem Puzzle des Status quo zusammenfügen wollen. Und ja, wir werden genügend Anlässe sehen, uns zu fürchten. Denn viele Grüne Schwäne brüten hinter dem Horizont.

Blickwechsel
Antibiotikaresistenz konkret – die Geschichte des Matthias Sammer

Viele Menschen können sich unter Antibiotikaresistenz nichts vorstellen und ahnen nicht, welche dramatischen Folgen scheinbar harmlose Eingriffe für jeden von uns haben können.

Matthias Sammer:

Er gewann im Laufe seiner Spielerkarriere nahezu alle wichtigen Titel des europäischen Fußballs, außerdem als jüngster Trainer überhaupt die deutsche Fußball-Meisterschaft mit Borussia Dortmund; außerdem war er erfolgreicher Sportmanager.

1997 infizierte er sich nach einer ambulanten Knie-Operation mit multiresistenten Keimen. Drei Wochen lang kämpften die Ärzte um sein Leben, denn kein Antibiotikum wirkte; erst das allerletzte Mittel griff schließlich. Seine Karriere war zu Ende, mit gerade dreißig. »Es war dieses allerletzte Antibiotikum, was mich gerettet hat. Ich will keine Schlagzeilen produzieren«, erklärte er in einem ZEIT-Gespräch 2014.[22] »Aber ich rede, weil ich aufrütteln will. Vielleicht kann man damit anderen Menschen helfen.«

Die Situation hat sich seither nicht entscheidend verbessert.

2

Killerkeime, Mettwurst und verlorene Jahre

Befunde aus dem Gruselkabinett

Wenn wir weiter den Weg gehen, bei dem in der Wirtschaft und in der Landwirtschaft nur Gewinn zählt, wird der Lebensraum für uns Menschen endgültig zerstört.
Prinz Charles von England

Im Corona-Jahr bemühen viele Wissenschaftler und Kommentatoren das Bild vom Brennglas, das uns Missstände, die wir lange übersehen, an den Rand gedrängt oder verdrängt haben, überdeutlich zeigt. Dies gilt insbesondere für die Ursachen jener galoppierenden Entwicklung mikrobieller Resistenzen, die das Überleben von Millionen Menschen gefährden können. Selbst wenn wir die Warnung, dass nach einer Pandemie gern wieder zur Tagesordnung übergegangen wird, ernst nehmen, wollen wir mit unserer frischen Pandemieerfahrung Aspekte in den Brennpunkt rücken, deren Dimensionen und Gefahrenpotenzial wir durch Corona vielleicht besser und dauerhafter begreifen – und daraus die Kraft und die Leidenschaft entwickeln, endlich Grundlegendes an unserer Lebensweise zu ändern. Denn es wird nicht reichen, das Alte zurückhaben zu wollen; es ist, wie wir mit Blick auf Phänomene wie Antibiotikamissbrauch oder Massentierhaltung zeigen werden, der Mühe nicht wert. Im Gegenteil: »Wir haben jetzt die Chance, ein Modell für nachhaltige Gesundheit zu entwickeln, wenn wir verstehen, dass wir in einem extrem verknüpften, wechselseitig abhängigen System von Mensch und Tier leben, nicht in einer Zementbox. Ich nenne es zirkulare Gesundheit. Wir müssen biologische Regeln respektieren. Sonst implodiert das

System« (Ilaria Capua).[23] Oder in den Worten eines der führenden deutschen Unternehmenschefs zur Jahreswende 2020/21:

»2021 kann das Jahr werden, in dem wir den Weg zu einer neuen, resilienteren und nachhaltigeren Normalität beginnen.« (Roland Busch, Vorstandsvorsitzender von Siemens)[24]

Grenzenlose Keimphantasie in wohlfeilen Wirten

Mag sein, dass es sensationsheischend anmutet, in diesen Zusammenhängen das Bild vom Gruselkabinett zu bemühen; denn wir bewegen uns nicht auf der Geisterbahn, aus der wir nach ein wenig wohligem Gänsehaut-Feeling wieder ins Helle treten. Mit Blick auf krank machende Keime, deren antibiotische Medikamente nicht mehr Herr werden, lässt der Schrecken eben nicht nach, und Gruseln scheint durchaus angebracht. An einem Herbstabend des Jahres 2015 beschwor denn auch ein deutscher Gesundheitsminister das Horrorszenario vom Rückfall ins »Vorpenizillin-Zeitalter« und mahnte, dass es keine weit entfernten Krankheiten gebe, vor denen wir uns sicher fühlen können: »Krankheit kennt keine Grenzen, und das gilt auch für die Therapien. Wie lange unsere Antibiotika noch wirken, hängt maßgeblich davon ab, wie sie weltweit eingesetzt werden. Schon heute sterben jedes Jahr 700 000 Menschen weltweit infolge einer Antibiotikaresistenz. Wenn Antibiotika nicht mehr wirken, bricht eine der tragenden Säulen unserer Gesundheitsversorgung weg. Ein sachgerechter Einsatz von Antibiotika in der Humanmedizin und der Landwirtschaft ist daher unerlässlich.« (Bundesgesundheitsminister Hermann Gröhe)[25] Das ist, wohlgemerkt, fünf Jahre her – und das hier zusammengefasste Wissen ist schon viele Jahre älter. Die Lage in den Folgejahren war und ist nicht weniger dramatisch; entscheidende Veränderungen sind weder in Human- noch in Tiermedizin und vor allem nicht in der Landwirtschaft zu erkennen. Ja, nicht einmal das Bewusstsein von der Dringlichkeit konsequenten Handelns scheint ausgeprägt. Kritiker bemängeln insbesondere, dass bislang den vielen Absichtserklärungen zu selten entschlossenes Handeln folgt, vor allem dass Zeitpläne und verbindliche Reduktionsziele für den Einsatz von Antibiotika fehlen. Eine generelle Verschreibungspflicht sowohl in Tier- wie in Humanmedizin (in manchen Ländern sind Antibiotika frei verkäuflich) wäre ein wirksamer Einstieg in eine spürbare Reduktion.

Immer wieder schrecken denn auch Schlagzeilen und Skandale auf, aber meist nur kurz: Kampf gegen die Killerkeime – Antibiotika helfen immer weniger ... 30 000 Tote jährlich in Europa durch nicht mehr behandelbare Infektionen ... Resistente Keime auf Frühgeborenen-Station ... Der gefürchtete Krankenhauskeim MRSA breitet sich aus ... Bei bis zu 40 Prozent aller Kaiserschnitte in den USA kommt es zu Wundinfektionen mit resistenten Erregern ... Besonders gefährlich sind die »totally resistent« Tuberkulose-Erreger, die die vermeintlich besiegte Tuberkulose erneut zu einer vielfach tödlich verlaufenden Infektionskrankheit machen.

Forscher und Gesundheitsexperten aus aller Welt zeichnen unablässig düstere Szenarien. Professor Sally Davies, bis 2019 Chief Medical Officer von England, warnte mit Blick auf die Resistenzentwicklung: »Wenn wir diese nicht in den Griff bekommen, werden wir uns irgendwann unweigerlich Zuständen gegenübersehen, die jenen im 19. Jahrhundert nicht unähnlich sind.«[26] Andere prognostizieren angesichts fehlender neuer Wirkstoffe, dass die Resistenzentwicklung munter weitergehe und die Evolution den Wissenschaftlern und den Arzneimittelproduzenten davonlaufe. Ganz wie Louis Pasteur prophezeite: Die Mikroben werden immer das letzte Wort haben. Alle Warnungen haben also bisher nicht zu einer Eindämmung der Krise geführt. Über den Ernst der Lage täuschen auch ironisch-freche Begrifflichkeiten wie »NewDrugs4BadBugs«, ein EU-Forschungsprogramm zur Entwicklung neuer Antibiotikaklassen, nicht hinweg. Bis auf Weiteres sind vor allem geschwächte Menschen, die wachsende Zahl von Alten sowie Krebs- oder Transplantationspatienten und massenhaft gehaltene Nutztiere mit regelmäßigen Antibiotikagaben wohlfeile Wirte für multiresistente Keime.

Mettwurstbrötchen oder: Es geht noch mehr

Immer wieder werden gefährliche Keime auf Wurstwaren und auf Fleisch entdeckt. Auch Antibiotikarückstände essen wir oft als ungebetene Beilage mit. Untersuchungsergebnisse belegen Krankheitserreger, die gegen Antibiotika resistent sind, auf Teewurst, Salami und Schinken aus Supermärkten oder von Discountern. Besonders hoch belastet waren Produkte aus Putenfleisch. Studien vermuten, dass resistente Bakterien durch den Verzehr belasteter Lebensmittel auf den Menschen übertragbar sind, sich im Darm festsetzen und sich dort vermehren. Bereits 2017 warnte das Bundesinstitut für Risikobewertung, dass antibiotikaresistente Keime aus Ställe durch Fleisch auf Menschen übertragen werden könnten.[27] Dies betrifft vor allem LA-MRSA (LA = Life-Stock-assoziiert bzw. aus der Landwirtschaft stammend), einem multiresistenten Bakterienstamm, der sich in Tierställen tummelt und den wir bald näher kennenlernen werden.

Im Jahr 2019 ging eine Untersuchung der Umwelt- und Verbraucherschutzorganisation Germanwatch durch die Medien: Von 59 Portionen Hähnchenfleisch aller großen Discounter war mehr als jede zweite Probe (56 Prozent) mit antibiotikaresistenten Erregern belastet. In jeder fünften Probe fanden sich Keime, die gegen mehrere Antibiotika unempfindlich sind. Besonders brisant: Bei jedem dritten Hähnchen fanden sich Bakterien, die gegen für Menschen oft lebensrettende Antibiotika der letzten Wahl resistent sind.[28] Zu diesen sogenannten Reserveantibiotika gehört das bei Geflügelmästern besonders beliebte Colistin, das wir später vorstellen werden und das im Corona-Sommer 2020 in einem fragwürdigen Dealvorschlag der Geflügelindustrie eine Rolle spielte.

Auch der regelmäßige Verzehr von Schweinefleisch gilt als Risikofaktor, um sich multiresistente Keime einzufangen. Noch höhere Keimbelastungen als im Handel werden immer wieder in Schlachthöfen nachgewiesen. So fand sich bei einer Untersuchung 2017 in 79 Prozent aller Geflügelproben der Durchfallerreger Campylobacter.[29] Hierbei handelt es sich, so das bayerische Landesamt für Ernährung und Lebensmittelsicherheit, um klassische Zoonoseerreger, also um Erreger, die wechselseitig zwischen Tier und Mensch übertragen werden und Erkrankungen auslösen können. Dabei ist allerdings nicht der direkte Tierkontakt, sondern die Aufnahme über kontaminierte Lebensmittel das größte Risiko für Menschen. In der Folge müssen seit 2018 Schlachtbetriebe wöchentlich Stichproben auf den Erreger hin untersuchen, um zu verhindern, dass hoch belastetes Fleisch verkauft wird. Ob so die Erkrankungen durch den Durchfallkeim zurückgehen, ist statistisch noch nicht nachgewiesen.

All diese Erkenntnisse könnten »dauerhafte Übelkeit« verursachen, wie sie der damalige NRW-Verbraucherschutzminister Johannes Remmel schon 2011 verspürte angesichts von 96 Prozent mit Antibiotika gedopten Masthähnchen in seinem Bundesland. Hier spiegeln sich Befunde aus der Mastrealität in Deutschland, die auch im Jahr 2020 aktuell sind; mit dem Desaster um den Fleischkonzern Tönnies haben sie wieder einmal einen Namen bekommen.

Die Keimfracht insbesondere auf Geflügelfleisch betrifft aber nicht nur Verbraucher in Deutschland. Die UN-Lebensmittel- und Landwirtschaftsbehörde FAO warnt vor Magen-Darm-Infektionen, die bei resistenten Erregern schwerer zu bekämpfen sind und durch Exporte auf andere Kontinente verteilt werden. Damit werden durch den Handel mit Billigfleisch aus Deutschland und Europa nicht nur bäuerliche Strukturen vor Ort etwa in Afrika zerstört, sondern auch Menschen gefährdet. Das gefrorene Fleisch wird bei unterbrochenen Kühlketten zum Gesundheitsrisiko und ist eigentlich als für den menschlichen Verzehr ungeeignet einzustufen.

Deutsche Hähnchenfüße und Hühnerherzen in Afrika

»Niederländische Hähnchenfüße in Kamerun, deutsche Hühnerherzen in Togo – längst handeln wir global nicht nur mit Waren, sondern auch Lebensmittel werden auf der ganzen Welt verteilt. Weil wir Europäer das zarte Brustfilet des Hähnchens lieben, landen die übrigen Fleischteile zunehmend auf afrikanischen Märkten. Das Billigfleisch zerstört Existenzen und macht bei fehlender Kühlung durch Magen-Darm-Keime krank«, stellte Brot für die Welt fest.[30]

Dazu sollte man wissen, dass etwa 670 000 Tonnen Hähnchenfleisch jährlich aus Europa auf den afrikanischen Kontinent exportiert werden. Zum Teil ist die lokale Produktion zusammengebrochen; denn das Importfleisch ist konkurrenzlos billig. Einige Länder wie Senegal oder die Elfenbeinküste haben hier eine Notbremse gezogen und durch Importverbote traditionelle Arbeitsplätze erhalten und so entwickelt, dass Hühnerfleisch auch für arme Bevölkerungsgruppen erschwinglich ist.

Das Bewusstsein für das Gefahrenpotenzial wächst nur langsam. Große Forschungseinrichtungen und Gesundheitsinstitutionen wie die Berliner Charité oder das Robert Koch-Institut entwickeln seit Jahren Kampagnen für Ärzte, Tierärzte, Landwirte oder Lehrer, die eine breite Information zum Einsatz von Antibiotika und zu deren möglichen Folgen anstreben. Hiermit wird auch auf die Erkenntnis reagiert, dass selbst bei Ärzten erhebliche Wissenslücken über die Zusammenhänge und mögliche Schutzmaßnahmen bestehen. So haben sich diverse Universitäten zum Projekt RAI (Rationaler Antibiotikaeinsatz durch Information und Kommunikation)[31] zusammengeschlossen. Hier werden Elemente wie Podcasts (etwa der Schweinecast[32]) eingesetzt, um für jeden verständlich zu zeigen, worum es geht und was jeder tun kann. Auch das Robert Koch-Institut bietet diverse Materialien an.

Im Rahmen des Projekts RAI fanden in einer repräsentativen Umfrage zwei Drittel der Befragten das Thema Antibiotikaresistenz wichtig; doch nur jeder Vierte wusste, wer oder was gegen Antibiotika resistent werden kann. Und mehr als die Hälfte glaubten nicht, dass ihr eigenes Verhalten etwas mit Resistenzbildung zu tun habe. Hausarzt-Kampagnen der Krankenkassen versuchen als Teil solcher Aufklärungsoffensiven Patienten zu sensibilisieren. So zum Beispiel die Kampagne »Resist. Antibiotika bewusst anwenden – Resistenzen vermeiden« mit dem Slogan »Oft ist Ruhe wirksamer als ein Antibiotikum«. Flächendeckende Medienkampagnen wie in Frankreich, wo man durch intensive Bewerbung die Verschreibung in der ambulanten Versorgung um 26 Prozent senken konnte, gibt es in Deutschland bisher nicht.

Blutige Milch, Massenställe und millionenfaches Kükenschreddern

An dieser Stelle wollen wir einen ersten kurzen Blick auf einen zentralen Tatort für die Entstehung von Keimfrachten und Resistenzen werfen, in den Alltag deutscher (und europäischer) Massentierhaltung, auf die wir noch mehrfach zurückkommen werden.

Im Sommer 2019 warnte wieder einmal der Marburger Bund, Vertretung der Ärzte, vor den Folgen von Antibiotikaeinsatz, insbesondere von Reserveantibiotika, bei der Fleischproduktion; der Vorsitzende Rudolf Henke betonte: »Der massive Einsatz in der Geflügelmast macht uns Ärzten große Sorgen. Wir brauchen diese Arzneimittel für die Therapie schwerer Infektionen, die mit konventionellen Substanzen nicht mehr behandelt werden können. Resistente Bakterien treffen uns Menschen.«[33] Auch diese Zusammenhänge rücken vor allem durch medial transportierte Aufreger für kurze Zeit ins öffentliche Bewusstsein. Wir wollen hier vorläufig nur Stichworte nennen:

Tierquälerei in Allgäuer Milchviehbetrieben (»Blutige Milch«), Kälbersterben (170 000 tote Jungtiere pro Jahr allein in Bayern; vielfach übersteigen Tierarztkosten den Wert eines Kalbes), Kükenschreddern (allein 2019 mehr als 45 Millionen, Tendenz steigend trotz ausgesetzten Verbots durch das Bundesverfassungsgericht, das nun 2022 bzw. 2024 umgesetzt werden soll), Kastenstand für Sauen (Änderungszeitraum bis 2028), betäubungslose Kastration von Ferkeln (betrifft etwa 20 Millionen Ferkel pro Jahr), das Verbot ist nach mehrfacher Verschiebung am 1. Januar 2021 in Kraft getreten. Hinter diesen schnell wieder in den Hintergrund gedrängten Meldungen stehen als Normalität Geflügelställe mit mehreren hunderttausend Tieren, die innerhalb eines Monats gemästet werden; Schweinemastbetriebe mit bis zu 50 000 Schweinen (allein bei der skandalumwitterten Firma Tönnies werden mehr als 20 000 Schweine pro Tag geschlachtet), etwa 13,6 Millionen Schweine verenden, bevor sie zum Schlachter kommen; Hochleistungskühe (80 Prozent erhalten vor der Geburt ihrer Kälber Antibiotika), die auf Kosten der Gesundheit gezüchtet werden (gerade prüft die Bundesärztekammer, ob es sich bei der Rasse Holstein-Kuh um eine Qualzucht handelt; »die Tiere müssen das Ergebnis rein leistungsorientierter Zucht ausbaden«) und auf viel zu harten Böden stehen (»Wenn du hier drei Wochen barfuß laufen würdest, hättest du auch Füße, die faulen«).[34]

Tierärzte beobachten bei ihrer Untersuchung im Schlachthof vielfache Schäden an Organen und Körperteilen; die Bundestierärztekammer fordert seit Langem eine als bundesweite Gesundheitsdatenbank zusammengeführte Erfassung von Schlachtbefunden, Daten von Todesfällen, Medikamentenmonitoring und Tierschutzkontrollen. Ein solches Gesundheitsmonitoring forderte auch der Wissenschaftliche Beirat der Bundesregierung bereits 2015. Aber erst seit 2020 werden Kriterien für Tierwohl in deutschen Ställen erarbeitet. Wieder viele verlorene Jahre. Nicht zu sprechen von den Menschen, die täglich mit all dem Elend unmittelbar konfrontiert sind.

Diese Normalität könnte man auch als eine »Spirale der Quälerei«[35] bezeichnen, deren Feinheiten noch zu ermitteln sein werden. (Drastisch beschrieb es kürzlich ein Milchbauer aus dem Allgäu: »Gier frisst Hirn.«[36]) Qual als Prinzip unserer Nutztierhaltung scheint für den unvoreingenommenen Betrachter dem Tierschutzgesetz zu widersprechen, das fordert, kein Tier unnötig leiden zu lassen. Aber in dem Wörtchen »unnötig« liegt das Problem, das wir nicht nur den Landwirten anlasten können. Und nötig ist für dieses System der Tierhaltung eben auch die vielfache Gabe von Antibiotika. Bemerkenswert scheint uns, dass bei der Debatte um Antibiotika in der Tierhaltung von deren Verfechtern immer dann das Argument Tierschutz zu hören ist, wenn es um drohende Einschränkungen, Gesetze und Verbote geht. Nur durch deren Einsatz könne die Tiergesundheit im bestehenden Produktionssystem gewährleistet werden.[37] Ob ihnen die hintergründige Botschaft dieser Aussage bewusst ist? Deutlich formuliert es Professor Thomas Blaha von der Tierärztlichen Hochschule Hannover: Wenn die Gesellschaft die Menge der Antibiotika in der Mast reduzieren wolle, müsse sie offensiv die Verbesserung der Tiergesundheit einklagen.[38] Oder, um etwas vorzugreifen, sie muss Wesentliches ändern, insbesondere »eine Politik, die stets mehr Interesse an globaler Wettbewerbsfähigkeit von Betrieben und günstigen Preisen für die Wählerschaft hatte als am Wohl des Schlachtviehs. Einen Handel, der konsequent Anbieter gegeneinander ausspielt, um selbst zu überleben. Handelsverträge, die das noch erleichtern, und eine Agrarförderung, die vor allem auf Masse setzt. Dazu schließlich eine Kundschaft, die mit Leidenschaft spart – und am Ende der Leidenskette Tiere, die trächtig in schmalen Kastenständen stehen, hochgezüchtete Puten, gekürzte Schnäbel, kupierte Schwänze, verödete Hörner.«[39]

Zu Wasser, zu Land und in der Luft

Leider ist das noch längst nicht genug an Elend, Gefahr und Wegschauen – und auch nicht Indiz genug für eine Beurteilung jener gefährlichen Lage, in der wir uns befinden. Denn auf Spurensuche nach Antibiotikarückständen und resistenten Keimen wird man fast überall fündig – vom Badesee bis zum Sonntagsspaziergang. Wenn man zum Beispiel in einer Entfernung von 1000 Metern im Umfeld einer großen Geflügelmastanlage joggt oder spazieren geht, droht man Abluftspuren einzuatmen, die mit Stallstaub, Mikroorganismen wie MRSA und Antibiotikaspuren kontaminiert sind. Laut einer Studie der Universität Utrecht waren Keime nicht nur im Stallstaub nachweisbar, sondern auch in der Luft um die Anlage.[40] Andere Studien weisen darauf hin, dass schon geringste Rückstände von Antibiotika in der Umwelt Resistenzen fördern. Inzwischen wehren sich Anwohner aus Sorge um ihre Gesundheit gegen die Errichtung solcher Großmästereien; laut Bundesimmissionsschutzgesetz müssen Bürger gehört werden ab einer Größenordnung von 40 000 gehaltenen Tieren. Es gibt daher viele Anlagen mit 39 999 Hähnchen …

Experten weisen darauf hin, dass große Betreiberfirmen sich in verschiedene Teilbetriebe aufteilen, um den Vorschriften zur Luftreinhaltung zu entgehen. Gerichte beziehen sich in ihrer Beurteilung nicht auf die mögliche Gesundheits- oder Umweltbelastung, wobei es belastbare Grenzwertfestlegungen für Luftpartikel (Bioaerosole) bislang nicht gibt, sondern bewerten Riesenmastställe immer wieder als Industriebetrieb. Zum Beispiel im bayerischen Wolnzach, wo ein Landwirt im Jahr mehr als eine Million Hähnchen mästen wollte. Das Gericht hielt es nicht für erwiesen, dass er mindestens die Hälfte des Futters aus eigenem Anbau erzeugen könne; somit griffen die Regelungen nicht, die Landwirten erlauben, in der freien Landschaft zu bauen (Privilegierung). Aktuell debattiert der bayerische Gemeindetag, ob für solche Anlagen das Privilegierungsrecht eingeschränkt werden sollte.

Zu den Emissionen über die Luft kommen Kontaminierungen von Böden und Wasser. Ein Großteil der Antibiotika, die Hühner, Puten oder Schweine zu fressen bekommen, verstoffwechselt ihr Körper nicht, und sie scheiden Reste wieder aus. Zusammen mit den resistenten Keimen werden diese mit Gülle oder Mist auf die Felder ausgebracht, versickern bis ins Grundwasser, werden in Bäche und Seen gespült. Im Jahr 2017 wurden bei Untersuchungen von Schweinegülle, die von Greenpeace veranlasst wurden, in 68 Prozent der Proben aus acht Bundesländern multiresistente Keime und in 79 Prozent Antibiotikawirkstoffe nachgewiesen. Das Fazit: »Das Ergebnis dieser Studie lässt den Schluss zu, dass mit der Ausbringung von Schweinegülle sowohl multiresistente Keime, die potenziell Krankheiten bzw. Infektionen auch beim Menschen auslösen, sowie Antibiotika, die diese Resistenzen mitverantworten, großflächig in der Umwelt verteilt werden.«[41]

In diesem Zusammenhang wird seitens verschiedener Untersuchungen darauf hingewiesen, dass ausgebrachte Antibiotikareste Pflanzen negativ beeinflussen und Mikroorganismen, aber auch Kleinlebewesen wie Regenwürmer schädigen. Diese gelangen wiederum in die Nahrungskette von Vögeln, Fischen und Kleinsäugern. Das Ausmaß der Eingriffe in die Ökosysteme durch diese Antibiotikaeinträge sowie die Dynamik, mit der multiresistente Keime in der Umwelt wirken, lassen sich in vollem Umfang bisher nicht abschätzen.

Als weitere Belastungen kommt die Kontaminierung von Bächen, Flüssen und Seen hinzu. 2018 wurden in Gewässern an zwölf verschiedenen Standorten in Niedersachsen multiresistente Keime gefunden, dabei auch solche, die auf wichtige Notfallantibiotika nicht mehr reagieren. Besonders gefährliche Erreger wurden in Ausflüssen von Kläranlagen entdeckt. Das Ausmaß der Belastung beunruhigt Mikrobiologen und Ärzte.[42] Eine fundierte Vorstellung, in welchem Maße Gewässer belastet sind, gibt es bisher nicht, da keine systematischen Untersuchungen erfolgen. Gänzlich ungeklärt ist die Frage, welche Auswirkungen der Cocktail all dieser Wirkstoffe auf die Ökosysteme und damit letztlich auf uns Menschen hat.

Gewiss ist also, dass wir alle aufgrund der Allgegenwart von Antibiotikarückständen und multiresistenten Keimen zum Kreis der »Verdächtigen« gehören, wie es ein Fachleser der *Deutschen Ärztezeitung* nannte: »Jeder Landwirt aus einem Tiermastbetrieb, jeder Krankenhausbesucher mit Straßenschmutz an den Schuhen, jeder Tierhalter, egal ob Hund, Katze, Maus, Pferd, jeder Klempner, Müllwerker und Entsorger, aber auch Lehrer, Erzieher und alle, die mit vielen Menschen beruflich oder privat zu tun haben, sind Träger von potenziell multiresistenten Keimen. Mittlerweile gehören auch Menschen, die nur kontaminiertes Fleisch kaufen, zum Kreis der Verdächtigen.«[43]

Verlorene Jahre – der Countdown läuft

Das alles ist lediglich eine Auswahl dessen, was seit mindestens zwei Jahrzehnten von Wissenschaftlern, Umweltorganisationen, Wissenschaftlern und Bürgern gebetsmühlenartig wiederholt wird. Und auch im Sommer 2020 sieht wieder einmal eine amtierende Landwirtschaftsministerin »dringenden Handlungsbedarf«.[44] Auf Zeitpunkte, Maßnahmen oder gar Verbote legt sie sich allerdings lieber nicht fest. Wie lange wollen und können wir uns weitere verlorene Jahre leisten?

Regelmäßig sorgen zwar Skandale – meist spielt Fleisch dabei eine unappetitliche Rolle – für kurze Entrüstung, ein bisschen Alarmismus, aber schon bald schmeckt das Grillfleisch wieder. Dass ein paar multiresistente Keime dabei sein können, stört das Vergnügen nicht. Unwissenheit, Verdrängung und Stillhalten auf allen Ebenen gehen hier einen unheilvollen Pakt ein.

Angesichts des Offensichtlichen drängt sich die Frage nach dem Warum auf. Immer wieder werden wir ihr im Folgenden begegnen. Die Ursachen sind vielschichtig; aber Komplexität ist keine zufriedenstellende Antwort.

Wie kann es gelingen, kurzfristige Sensation in nachhaltige Information umzuwandeln, die konsequentes Handeln auf allen gesellschaftlichen Ebenen und von uns allen nach sich zieht?

Noch einmal zur Erinnerung:

Vor 20 Jahren mahnten deutsche Krankenkassen unter Hinweis auf gefährliche Resistenzentwicklung einen vorsichtigen Einsatz von Antibiotika in Human- und Tiermedizin an.

Vor 14 Jahren untersagte die EU den Einsatz von Antibiotika als Futterzusatzstoff in der Tiermast. Bis heute ist dieses Verbot durch vielerlei Hintertüren nicht umgesetzt.

Vor 10 Jahren kam der Superkeim NDM-1 (Neu-Delhi-Metallo-Beta-Laktamase), gegen den selbst die meisten Reserveantibiotika machtlos sind, in Deutschland an.

Vor 5 Jahren erklärten sich die G7-Staaten zu entschlossenen Partnern bei der Bekämpfung von Antibiotikaresistenzen.

Vor 4 Jahren verabschiedete die UN-Generalversammlung ihre Erklärung zu antimikrobiellen Resistenzen (AMR); darin warnten die Staaten der Welt, dass zentrale Errungenschaften des 20. Jahrhunderts durch Antibiotikaresistenzen infrage gestellt werden könnten.

Vor 3 Jahren erkannten die G20-Staaten in der Berliner Erklärung die dringende Notwendigkeit an, Antibiotikaresistenzen zu bekämpfen, um die Gefahren eines postantibiotischen Zeitalters für weitreichende negative Auswirkungen auf die öffentliche Gesundheit sowie auf das Wachstum und die globale wirtschaftliche Stabilität zu vermeiden.

Am 25. August 2017 entdeckten Forscher erstmals ein Bakterium, das gegen alles resistent war.[45]

Der Countdown läuft.

Blickwechsel

Geringe Umweltauflagen und undurchsichtige Lieferketten

Die dreckige Realität der Antibiotikaproduktion

»Schockierend« nannte der Pharmakologe Fritz Sörgel die Analyseergebnisse von Wasserproben aus der Umgebung des indischen Hyderabad, eines Zentrums der Antibiotikaproduktion für europäische Pharmakonzerne. Die Konzentration an Medikamentenrückständen war der höchste Wert, der bis dahin jemals in der Umwelt gemessen wurde.[46]

Etwa 90 Prozent aller Antibiotika werden aus Kostengründen in Asien produziert; die Rohstoffe kommen weitgehend aus China und werden in Indien weiterverarbeitet. Europa ist inzwischen abhängig von diesen Lieferketten – was während der Corona-Krise einmal mehr augenfällig wurde, aber keinesfalls eine neue Entwicklung ist.

Die Umweltverschmutzung rund um die Produktionsstätten wird bereits seit einigen Jahren von Wissenschaftlern angeprangert. Sie wiesen nicht nur dramatisch hohe Konzentrationen an Medikamenten im Flusswasser nach, sondern auch gefährliche Erreger. Es sei noch viel schlimmer als erwartet, so der Infektionsmediziner Christoph Lübbert von der Universität Leipzig. In allen Proben fanden sich gefährliche multiresistente Keime, die sich permanent weiter ausbreiten.[47] »Im Wasser leben Bakterien, die sich mit einer Vielzahl von Antibiotika nicht mehr töten lassen. Multiresistente Keime, die in den Krankenhäusern der Welt das Leben von Patienten bedrohen, tummeln sich in der Umwelt.«[48]

Solche Keimbrutstätten, die durch austretende Antibiotikawirkstoffe wahre Resistenzorgien produzieren, könnten nur durch kontrollierte Umweltauflagen eingedämmt werden, die von den beauftragenden Unternehmen oder europäischen Behörden überprüft werden müssten. Bisher verweisen Pharmafirmen lediglich auf den Kostendruck, der insbesondere durch die Billigpolitik der Krankenkassen in Sachen Medikamenten ausgelöst würde.

Drei Gründe nennen Fachleute für Lieferengpässe:

- Rabattverträge: Krankenkassen erstatten nur das Medikament eines bestimmten Herstellers und erhalten dafür im Gegenzug von ihm Rabatt, woraufhin die Konkurrenz Deutschland mit dem wirkstoffgleichen Medikament nicht mehr versorgt.
- Marktverengung: Immer mehr Firmen streichen ihr Angebot auf die lukrativsten Arzneien zusammen, sodass es für manche Wirkstoffe nur noch einen oder zwei Hersteller gibt – weltweit!
- Abwanderung: Ebenfalls zur Gewinnoptimierung – nicht wegen geringerer Lohnkosten, sondern weil Zertifizierungen billiger und Umweltauflagen niedriger sind – haben viele die Produktion nach China und Indien verlagert. Bei Antibiotika allein kommen Schätzungen zufolge acht von zehn Vorprodukten aus China.[49]

Hiesige Beobachter der Pharmabranche kritisieren vor dem Hintergrund der Pandemie-Erfahrung die weitreichende Abhängigkeit insbesondere von asiatischen Lieferketten, die auch immer wieder mit nicht tolerierbaren Qualitätsmängeln einhergingen. »Am Ende hätten die Kostenunterschiede dazu geführt, dass in Deutschland, das einmal als Apotheke der Welt galt, heute kaum noch chemische Wirkstoffe hergestellt würden.«[50] Und mit Blick auf die Antibiotika-Produktion: »Warum haben wir in

Europa keinen einzigen großtechnischen Hersteller von Antibiotika mehr? … Was, wenn das nächste Corona ein Bakterium ist? Und was, wenn die Asiaten dann sagen: Tut uns leid, wir können gerade nicht liefern.«[51]

Vor dem Hintergrund folgenschwerer Verletzungen von Umweltstandards wird in Deutschland erneut ein Lieferkettengesetz diskutiert, das die deutschen Auftragsunternehmen gegebenenfalls in Haftung nimmt für Missstände an den Produktionsstandorten (etwa Umweltverschmutzung oder Kinderarbeit). Solche Gesetze werden seit 2011 von den Vereinten Nationen angestrebt[52] und wurden in einigen Staaten wie Frankreich und den USA bereits umgesetzt.

3

Das Einmaleins des Lebens

Viren, Bakterien, Resistenzen

Mikroben sind wie wir Teil der Natur,
ohne sie können wir nicht leben.
Jörg Hacker, Mikrobiologe

Killerkeime, MRSA, Multiresistenz – das Begriffsarsenal rund um Viren und Bakterien klingt zum Fürchten und ist gleichwohl diffus. Für die meisten Menschen sind Bakterien und Viren identisch mit Krankheit und Bedrohung, neuerdings mit Pandemie und Lockdown. Aber Mikroorganismen sind auch zuständig für das Frühstücksjoghurt oder reinigen unsere Abwässer. »Sie sind so unfassbar viel älter als alles, was sich je mithilfe von Beinen, Flügeln oder Flossen über diesen Planeten bewegte oder in seinem Boden wurzelte. Gemessen an ihrer Zahl und der Vielfalt ihrer Lebensstrategien sind Mikroben unangefochten die vorherrschende Lebensform auf Erden.«[53]

Um besser zu verstehen, worüber wir sprechen, wie relativ unsere Sichtweise von Kampf und Krieg gegen sie ist und warum uns diese Perspektive heute in eine Sackgasse führen könnte, wollen wir mit Liebeserklärungen an unsere mikrobielle Mitwelt beginnen, eine Welt, ohne die es komplexe Lebensformen und uns Menschen wohl nicht gäbe.[54] Denn »wir sind nicht allein. Nur die wenigsten Zellen im Menschen sind menschlich. Zehnmal mehr gehören zu körperfremden Mikroorganismen. Und die entscheiden signifikant mit … Alles in allem wohnen so zirka 100 Billionen Kleinstlebewesen im Körper. Und jedes davon scheint ganzheitlich zu handeln.«[55]

Wir sind also unmittelbar und materiell Teil des natürlichen Ganzen. Keimfreiheit gibt es nicht – und ist keineswegs erstrebenswert.

Die Erkenntnisse der aktuellen mikrobiologischen Forschung haben denn auch mehr mit unserem Alltag zu tun, als wir lange Zeit wussten. »Irdische Lebewesen sind in einer Weise miteinander verknüpft und verbunden, von der wir bis vor Kurzem kaum eine Vorstellung hatten. Vielleicht kommt diese Erkenntnis angesichts der enormen Herausforderungen der Zukunft gerade recht, um uns Menschen den Platz im Lebensgeschehen zuzuweisen, der uns zusteht.«[56]

Mikroorganismen als Motor der Evolution

Im 17. Jahrhundert wurde mit der Entwicklung von Mikroskopen erstmals ein Blick in eine bis dahin unsichtbare Welt möglich, Bakterien wurden sichtbar. Es dauerte noch einmal ungefähr zweihundert Jahre, bis man erkannte, dass die »kleinen Tierchen« weder Tiere noch Pflanzen sind, sondern ein eigenes Reich des Lebens bevölkern. Vor etwa hundert Jahren begann die junge Wissenschaft der Mikrobiologie, Viren und Bakterien voneinander zu unterscheiden, sie als spezielle Krankheitserreger zu erkunden, die als Seuchen seit Jahrtausenden Angst verbreiteten und Millionen Menschen das Leben kosteten. In diese Epochen gehören wegweisende Forscher wie Louis Pasteur (ihm wird jene bis heute gültige Erkenntnis zugeschrieben, dass die Mikroben immer das letzte Wort haben werden), Robert Koch und Paul Ehrlich. Für sie waren Bakterien und Viren in erster Linie Gegner, denen sie unnachsichtig nach dem Überleben trachteten, um millionenfaches Leid zu verhindern.

In der »Goldenen Ära der Bakteriologie« Ende des 19. Jahrhunderts ging es zunächst darum, Bakterien sichtbar zu machen und ihren Aufbau zu beschreiben. Drei zentrale Neuerungen spielten eine entscheidende Rolle: die Entwicklung von Nährböden auf der Basis des Verdickungsmittels Agar-Agar, um Bakterien im Labor anzuzüchten; die von Kochs Mitarbeiter Julius Petri erdachten Petrischalen und die Entdeckung, dass Bakterien sich anfärben lassen.

Letztere geht auf den dänischen Arzt Hans Christian Gram zurück, der um 1884 herausfand, dass sich einige Bakterien dauerhaft blauviolett färben ließen, andere aber nicht, was mit dem Aufbau ihrer Zellwand zusammenhängt. Bis heute ist dieses Unterscheidungsmerkmal wesentlich zur Klassifizierung in grampositive und gramnegative Bakterien und hat große Bedeutung für die Wirkung von Antibiotika.

Erst viel später, mit Beginn des 21. Jahrhunderts, und mit immer ausgefeilteren technischen Möglichkeiten erlebt die Mikrobiologie eine Erfolgsstory der Erkenntnis. Mikroben sind seither nicht nur Krankheitserreger, sondern stehen als Bausteine am Beginn irdischen Lebens. Heute erscheinen sie vielen Forschern als die größten Wunder der Evolution, denen wir alles verdanken. Und ihre Fangemeinde wächst. Mit der Ausdifferenzierung des Wissens ändert sich wiederum der Blick auf das, was Mikroben für uns Menschen gefährlich machen kann und wie wir vorbeugen, agieren und unsere Lebensweise verändern müssen.

Erdgeschichte, als ein Tag betrachtet[57]

5 Uhr: Geburtsstunde der Bakterien
22 Uhr: Geburtsstunde der Dinosaurier
23.59 Uhr: Der Mensch erscheint.

Uralte Einzeller und Meisterwerke des Minimalismus

Die bekanntesten Bewohner der Mikrowelt sind Bakterien und Viren. Die Bezeichnung »Bakterie« kommt aus dem Griechischen für Stäbchen, eine ihrer vielerlei möglichen Gestalten. Bakterien sind hochkomplexe Einzeller ohne Zellkern; sie besiedeln alles (bis hin zu Desinfektionsmitteln), vermehren sich rasant (Kolibakterien zweiteilen sich alle 20 Minuten, das heißt, ihre Zahl wächst exponenziell; aus einem Bakterium werden nach wenigen Stunden eine Milliarde); sie können Gene nicht nur in der Verwandtschaft austauschen, nehmen Erbinformationen auf Bruchstücken aus der Umgebung auf (Plasmiden), entwickeln Stoffwechselprozesse, mit denen sie zum Beispiel Antibiotika außer Kraft setzen, sie verfügen über ein Immunsystem und geben Resistenzfaktoren schnell weiter. Dieser sogenannte Gentransfer findet zwischen Bakterienarten, aber auch zwischen anderen Arten statt. Auch im menschlichen Genom finden sich Gene bakteriellen Ursprungs.

Bakterien vermehren sich autonom und gehören zu den drei Domänen des Lebens, in die alle Lebewesen nach heutiger wissenschaftlicher Übereinkunft eingeteilt werden: Bakterien (ohne Zellkern), Eukaryoten (mit Zellkernen) und Archaebakterien, die erst in den 1970er-Jahren als eine weitere Form des Lebens entdeckt wurden. Bakterien und Archaebakterien haben so gut wie alle Lebensräume für sich erschlossen: ständige Dunkelheit, große Hitze, extreme Kälte und hohen Druck. Sie leben ohne und mit Sauerstoff, in Lauge oder Säure. Sie überleben Strahlung oder ein Vakuum, verstoffwechseln Öl oder Plastik. Genetische Bruchteile können Millionen Jahre ohne Nahrung überleben und doch vermehrungsfähig bleiben. »Bakterien sind nicht nur Überlebenskünstler, sondern extrem anpassungsfähig, wenn es darum geht, sich neue Quellen für Nahrung und Energie zu erschließen. Sie haben transformative Kraft und das Potenzial, ganze Planeten zu verändern.«[58] Dieses grenzenlose Erfinden von Anpassungsstrategien an sich ständig verändernde Umweltbedingungen sichert einerseits die Existenz des Planeten Erde, wird aber andererseits, wie noch zu sehen sein wird, unserer ehemaligen Wunderwaffe Antibiotikum zum Verhängnis.

Das Imageproblem der Bakterien resultiert aus der krank machenden Minderheit, die Cholera, Pest oder Tuberkulose verursachen kann. Inzwischen plädieren Wissenschaftler allerdings dafür, das mikrobielle Ökosystem genauer zu erkunden, das auf Kooperation, Symbiose, Arbeitsteilung basiert und immer häufiger aus der Balance gerät und dessen Vielfalt genauso gefährdet ist wie die der großen Lebensräume. In diesem kaum entschlüsselten multifaktoriellen Zusammenspiel entdecken sie immer öfter und immer mehr Neues, insbesondere zum mikrobiellen Gleichgewicht im Gesamtorganismus Mensch.

Auch Viren (von virus, Saft, Schleim, Gift) haben nicht nur in Corona-Zeiten einen ausnehmend schlechten Ruf. Sie gelten als krank machende Superfeinde, die Grippe, Aids, Masern oder Kinderlähmung auslösen. Noch dazu sind Antibiotika gegen sie machtlos. Denn Viren sind »Meisterwerke des Minimalismus, winzige Pakete, die aus kaum mehr bestehen als ein wenig Erbsubstanz und einer Hülle. Selbständig können sie sich nicht vermehren. Wenn sie einen Menschen infizieren, schleusen sie ihr Erbgut in die Zelle und kapern diese. Die Zelle vermehrt das Virus und setzt zahllose Kopien frei, die weitere Zellen infizieren.«[59]

Doch was können Viren noch? Sind sie lebendig? Woher kommen sie? Heutige Virologen sehen in Viren die ältesten und häufigsten biologischen Elemente auf der Erde und glauben, dass sie entscheidend zur Entwicklung des Lebens beigetragen haben. Nach Schätzungen gibt es mehr Viren als Sterne: »10^{33} Viren, 10^{32} Bakterien, ›nur‹ 10^{23} Sterne und nur etwa 10^{10} Menschen. Wir sind die Eindringlinge in die Welt der Mikroorganismen, nicht umgekehrt.«[60] Und sie können viel mehr als bisher angenommen. Sie können unterschiedlich groß sein, bis hin zu Gigaviren (z. B. das Mimivirus mit etwa hundertmal mehr Genen als ein Grippevirus), sie sind nicht unbedingt auf die Energie einer Zelle angewiesen, es kann auch chemische Energie aus der Umgebung sein. Sie kommen überall vor. »Viren können Gene aufnehmen, abgeben, mutieren oder durch ungenaue Replikation verändern. Das führt zur Innovation im Genom des Virus wie auch des Wirts … Viren führen keinen Krieg, sie spielen Pingpong mit dem Wirt.«[61]

So weit, so gut, aber sind Viren nun lebendig? Darüber gehen die Ansichten auseinander. Karin Mölling, international renommierte Virologin, die heute zu Antibiotikaresistenzen forscht, sieht sie an der Schnittstelle von lebendig und tot; sie kleidet ihre Erkenntnis in ein Bild: »Viren lassen sich gut mit Äpfeln vergleichen. Ein Apfel auf dem Küchentisch wird nicht von selbst zu zwei Äpfeln; ein Virus auch nicht. Tot wie ein Stein in der Erde ist der Apfel aber auch nicht, denn er wird in der Erde zum Baum, ein Stein nicht. Es ist verblüffend, wie ähnlich Äpfel und Viren aufgebaut sind. Beide enthalten das Erbgut in den Kernen, umgeben und geschützt von einem meist symmetrischen Gehäuse. Drumherum kann es noch eine Hülle geben, mit oder ohne Stacheln, zum Festhalten an einer Wirtszelle. Ein Virus vermehrt sich nicht von allein, die Umgebung ist so essenziell wie beim Apfel.«[62]

Als 2013 die bis dahin größten bekannten Viren entdeckt wurden, die Mölling »Beinahe-Bakterien« nennt, forderte die Wissenschaftszeitschrift *Nature,* Viren endlich an der Tafelrunde Platz nehmen zu lassen, an der über das Leben diskutiert wird, denn sie sitzen zuunterst am »Baum des Lebens«. So formuliert Mölling als zentrale Überzeugung: »Die Viren sind die Erfinder von genetischer Mannigfaltigkeit, sie liefern Innovation, sie sind die Erbauer allen Erbguts.« Ihre lange Koexistenz mit anderen Mikroben und höheren Lebewesen bis zum Menschen hat in allem Erbgut Spuren hinterlassen. Alle Organismen sind voller rudimentärer Viren. »Sie sind Antreiber der Evolution. Ohne Viren hätten wir keine Verdauung, und sie schützen uns auch vor Infektionen. Sie können uns schaden, aber auch Besonderes hervorbringen. Wir brauchen sie!«[63]

Reitende Urzwerge auf Feuerkugeln und Blauwale en miniature

Bakterien (und Viren) sind also überall. Sie sind einzigartig vielfältig, anpassungs- und widerstandsfähig. Wir Menschen tragen etwa 1,5 Kilogramm Bakterien mit uns herum, die Erde ist ein Planet von Bakterien. Ihre für uns unfassbare und scheinbar grenzenlose Allgegenwart, die noch jeder erdgeschichtlichen Katastrophe widerstanden hat, ihre entscheidende Rolle bei der Entwicklung von Leben erschließt sich erst langsam.

Heute geht die Wissenschaft davon aus, dass Bakterien eine zentrale Rolle in der Erdgeschichte gespielt haben. Vermutlich sind sie vor mindestens 3,8 Milliarden Jahren entstanden, vielleicht an heißen, mineralhaltigen Quellen im Ozean, und bis heute scheinen die meisten im Meer und im Meeresboden zu leben. Inzwischen weiß man, dass sie dort bis in eine Tiefe von fünf Kilometern vorkommen. »Die gesamte unterirdische Biosphäre beherbergt vermutlich 15 bis 23 Milliarden Tonnen Bakterien – das ist Hunderte Male mehr, als alle Menschen der Erde zusammen auf die Waage bringen … Ein Kubikzentimeter Erdboden enthält etwa eine Milliarde, ein Teelöffel Wasser aus einem Teich enthält eine Million und ein Kubikmeter Luft immerhin gut eintausend.«[64] Forscher fanden in 3,5 Milliarden Jahre alten Sedimenten Spuren von Biofilmen, wie Bakterien sie produzieren, und vermuten, dass Bakterien oder ihre Vorfahren die Erde zu jener Zeit für sich allein hatten und in Jahrmillionen wesentlich die Existenzbedingungen auf der Erde (zum Beispiel durch die Anreicherung der Erdatmosphäre mit Sauerstoff) prägten und fortentwickelten. Dabei erfanden sie Überlebensmechanismen, die uns Menschen schützen – und schaden.

Dieses unsichtbare Universum um uns und in uns ist voller phantastischer Gestalten und erstaunlicher Fähigkeiten: »Bakterien kommunizieren miteinander, organisieren sich und tauschen

Gene untereinander aus. Sie ›stehlen‹ genetische Informationen von anderen Lebewesen.«[65] Es gibt »Urzwerge, die die Feuerkugel reiten« (*Nanoarchaeum equitans*), so die Übersetzung des Namens für das erst kürzlich entdeckte kleinste bekannte Lebewesen der Welt. Ein Bakterium, dessen Entstehung Forscher in der Anfangszeit des Lebens verorten und das einen Durchmesser von einem 400 milliardstel Meter hat; damit würden sechs Millionen von ihnen auf eine Nadelspitze passen.[66] Sein Name weist zum einen darauf hin, dass der winzige Kerl auf einem Wirt lebt, einem anderen Bakterium, und dass er es ziemlich heiß mag – in etwa 120 Meter Meerestiefe am magmatisch heißen Mittelatlantischen Rücken nahe Island bei etwa 100 Grad. Und es gibt Riesen wie die Namibische Schwefelperle (*Thiomargarita*), die großen Appetit auf Rohöl hat und zu den Größten gehört. »Wären durchschnittliche Bakterien so groß wie Schmetterlingsraupen, hätte Thiomargarita die Größe eines Blauwals.«

Bizarre Gestalten, extreme Lebensräume und seltsame Fressgewohnheiten (immer aus menschlicher Perspektive) finden sich in der Bakterienwelt zuhauf. Studiert man das Wissen über ihre Gewohnheiten und Fähigkeiten, ihr Veränderungspotenzial und ihre Überlebensstrategien, sind Superlative an der Tagesordnung.

Mehr als 14 000 Arten sind bekannt, davon gelten etwa 10 Prozent als Krankheitserreger. Das alles sind nur Bruchteile der realen Vorkommen; nach Schätzungen könnten das eine Billion Arten sein. Wir haben also allenfalls eine Ahnung von der bakteriellen Welt, genauso wie von der viralen. Unser Wissen ist schmal. Nur eines ist gewiss: »Wir leben im Zeitalter der Bakterien (so war es, so ist es, so wird es immer sein, bis zum Ende der Welt)«, so der Evolutionsbiologe Stephen Jay Gould bereits 1993.[67]

Mit der Erkenntnis, dass Bakterien und Viren Auslöser von todbringenden Seuchen und Infektionskrankheiten sind, begann vor hundert Jahren unser Krieg gegen sie. Mit großen Erfolgen durch die

Entwicklung von Medikamenten (vor allem Antibiotika) und Impfstoffen, aber auch durch Hygienemaßnahmen.

Bakteriensex im Superorganismus

Eine Zeit lang schien es, dass wir Menschen diesen Krieg gegen Mikroben gewinnen können. Heute wissen wir, dass dies ein Irrtum ist. So fürchtet etwa Martin Blaser, Direktor des Human Microbiome Program der New-York-Universität und der US-Gesellschaft für Infektionskrankheiten, dass wir uns in unserem Kampf gegen Mikroben bald zu Tode siegen könnten. Wir seien im Begriff, unseren mikrobiellen Partnern großen Schaden zuzufügen.[68] Schon frühzeitig warnte er vor dem Hintergrund eigener Forschung vor einem Artensterben im menschlichen Mikrobiom, also der Gemeinschaft aller Mikroben, die den menschlichen Körper besiedeln, was zu einer massiven Zunahme von Zivilisationskrankheiten wie Fettleibigkeit, Diabetes oder Allergien führen würde.

Das Mikrobiom steht heute im Zentrum des Interesses, wenn es um das komplexe Zusammenspiel im »mikrobiellen Wir« geht. Den Ausdruck soll der Bakterienforscher und Nobelpreisträger Joshua Lederberg um das Jahr 2000 erfunden haben; in der Wissenschaft wird auch vom Superorganismus oder Holobiont gesprochen. »Das Mikrobiom – so wird die Gesamtheit der in und auf einem Menschen lebenden Mikroorganismen genannt – und sein Gastgeber, sie sind idealerweise von Anfang an und bis zum Schluss Freunde. Fürs Leben.«[69] Dass diese Mitbewohner mehr sind als Mitesser, die wenig nutzen und kaum schaden, ist eine Erkenntnis, deren Konsequenzen sich erst langsam verbreiten. Heute sprechen wir vom zweiten Genom und von einem mikrobiellen Fingerabdruck jedes Menschen.

Diese mikrobielle Gemeinschaft basiert auf Versuch und Irrtum, Konkurrenz und Kooperation. Meistens ist sie geprägt von friedlicher Koexistenz, erworben in Millionen Jahren der Evolution, als deren Motor Mikroorganismen heute gesehen werden. Folgt man den Ärzten oder Mikrobiologen, die sich aufgemacht haben, diesen unseren Superorganismus zu erkunden, fühlt man sich in Abenteuerreisen zur Terra incognita versetzt. Wie Alexander vom Humboldt unbekannte Ökosysteme der Erde untersuchte, erforschen sie die Mikrobiota des Menschen: »Dort gibt es trockene, nur gelegentlich von Fluten heimgesuchte Wüsten wie etwa die Fingernägel, durchnässte Regenwälder wie Scheide oder Anus, Feuchtsavannen wie die Achselhöhlen, kristallklare Seen wie die Augen, artenreiche Oasen wie den Bauchnabel, windzerzauste Bergwälder wie die Spitzen der Haare, dunkle Höhlen wie Ohr, Nase und Rachenraum und eine von seltsamen, nie das Licht sehenden oder auch nur die Luft atmenden Kreaturen bewohnte Tiefsee des Darms.«[70]

Diese Expeditionen sind kein Selbstzweck. Denn die Mikrobenwelt in uns und auf uns beeinflusst uns in jeder Sekunde, entscheidet über Wohlbefinden oder Stress. Und im Gegenzug beeinflussen wir sie; durch Ernährung, Lebensstil, Medikamente. Und hier verbinden sich die neuen Erkenntnisse mit den Chancen und Gefahren von Antibiotika und Resistenzen. Zu diesem noch längst nicht ergründeten Ökosystem Mensch lassen wir nachfolgend ein paar Experten zu Wort kommen; sie vermitteln einen Eindruck von der Bedeutung des Mikrobioms für die Prävention von Infektionen, eine zentrale Herausforderung in Zeiten fortschreitender Antibiotikaresistenz:

> »Am meisten Mikroorganismen gibt es zahlenmäßig im Darm. Aber was im Darm passiert, hat nicht nur lokale Effekte. Denn die Bewohner vor Ort beeinflussen praktisch alle Vorgänge im Körper: Bei Diabetes sieht das Mikrobiom anders aus als bei Herz-Kreislauf-Erkrankungen. Bei Autismus anders als bei Asthma. Inzwischen versuchen Ärzte zum Beispiel, die Scheidenflora über den Darm zu beeinflussen.«
>
> Dr. Markus Hell, Paracelsus-Universität Salzburg

»Unser Darm ist ein wichtiger Umschlagplatz – auch für Erbinformationen. Und unsere Darmbewohner wissen das zu nutzen – wie Bakterien. Sie können sozusagen Sex miteinander haben. Nicht um sich fortzupflanzen, sondern um Plasmide auszutauschen. Es handelt sich um kleine DNA-Bausteine mit besonderem Rüstzeug. Gegen Antibiotika zum Beispiel.«

Dr. Béatrice Grabein, Klinikum der Universität München

»Bakterien, Viren und Pilze können einen ›langen Atem‹ haben. Unter unserem Kehldeckel gibt es sie zahlreich, auch wenn wir gesund sind – bis hinein in die tiefsten Winkel der Lunge. Dabei zeigt sich: Je größer die mikrobielle Diversität, also die Vielfalt an Keimen, desto stabiler die Gesundheit der Atemwege. Und umgekehrt: je stärker die Fehlbesiedlung, desto größer das Problem.«

Dr. Angela Zacharasiewicz,
Oberärztin Wilhelmsspital Wien[71]

Die Erforschung des menschlichen Mikrobioms gilt als eine der großen biologischen Herausforderungen dieses Jahrhunderts. Unser inneres Ökosystem ist genauso zu schützen wie die Ökosysteme im Außen. In uns spielt Vielfalt die gleiche wesentliche Rolle fürs Überleben wie in den Lebensräumen der Umwelt. Die Virologin Karin Mölling erinnert in diesem Zusammenhang daran, »dass die Erhaltung von Strukturen von der Mikro- bis zur Makrowelt ähnlich verläuft«.[72]

Inzwischen wird übrigens auch zur Existenz eines Viroms geforscht, das artspezifisch sein könnte und möglicherweise das Mikrobiom kontrollieren.[73]

Kleines Wörterbuch

- *Antibiotika*: Substanzen, die Bakterien abtöten, ihre Wirkungsmechanismen stören oder sie an der Vermehrung hindern. Sie wirken nicht gegen Viren.
- *Archaebakterien (Archaen):* eine der drei Domänen des zellulären Lebens auf der Erde; sie wurden erst in den 1970er-Jahren als eigenständig beschrieben und gehören mit den Bakterien zu den zellkernlosen Prokaryoten.
- *Bakterien*: Einzeller ohne Zellkern, die sich autonom vermehren können.
- *Eukaryoten*: Lebensformen, deren Zellen Zellkerne haben, bis hin zum Menschen; nach Bakterien die zweite Domäne des Lebens.
- *Gramfärbung:* spezielle Art, eine Probe, in der Bakterien vermutet werden, anzufärben.
- *Grampositive Bakterien*: Bakterien mit dicken Zellwänden, die sich dauerhaft lilablau anfärben lassen; dient als Klassifizierungsmerkmal, um Bakterien zu unterscheiden.
- *Gramnegative Bakterien*: Bakterien ohne feste Zellwand, deren Zellhülle sich nicht anfärben lässt.
- *Mikrobiom:* Gesamtheit aller Mikroorganismen in und auf dem Menschen (auch Tiere).
- *MRE:* Multiresistente Erreger, die auf mehrere Antibiotikahauptklassen nicht reagieren.
- *MRSA Methicillin-resistenter Staphylococcus aureus*: Der »berühmteste« unter den multiresistenten Keimen, der oft als Synonym für das Phänomen Multiresistenz verwendet wird und häufigster Verursacher von Infektionen nach Operationen ist. Es gibt inzwischen diverse Stämme, und sie sind weit verbreitet – etwa in Pflegeheimen oder in der Landwirtschaft, Landwirte inklusive.
- *Nosokomial*: im Krankenhaus erworbene Infektion.

- *Reserveantibiotika:* Antibiotika, die eingesetzt werden, wenn die Wirkstoffe aus der ersten Reihe nicht mehr helfen, die aber meist mit stärkeren Nebenwirkungen einhergehen.
- *Superbug:* multiresistentes Bakterium.
- *Superspreader*: ein Infizierter, der besonders viele andere ansteckt.
- *Viren*: organische Gebilde, die sich weder eigenständig vermehren können noch über einen Stoffwechsel verfügen; sie benötigen eine Wirtszelle.
- *Zoonosen:* Erreger (sowohl Bakterien als auch Viren), die zwischen Menschen und Tieren hin und her übertragen werden. Das Gefahrenpotenzial von Zoonosen wird im Zusammenhang mit Massentierhaltung, Handel mit Wildtieren und dem Vordringen in fremde Lebensräume diskutiert. Durch die Covid-19-Pandemie wurden Zoonosen stärker öffentlich wahrgenommen.
- *3-MRGN:* multiresistente gramnegative Bakterien, die gegen drei Antibiotika-Hauptklassen resistent sind.
- *4-MRGN:* multiresistente gramnegative Bakterien, die gegen alle vier Antibiotika-Hauptklassen resistent sind.

Ein Zauberwort und die antibakterielle Überschätzung

All diese Erkenntnisse stehen nicht im Widerspruch zu den Gefahren krank machender Mikroben. Es ist unbestritten, dass es sehr ungemütliche Gesellen unter Viren und Bakterien gibt, die in der Menschheitsgeschichte unzählige Opfer gefordert haben. Und sowohl bekannte als auch unbekannte Erreger bergen auch im 21. Jahrhundert ein gewaltiges Bedrohungspotenzial, wie die Covid-19-Pandemie uns zeigt. Bis heute sind Infektionskrankheiten die zweithäufigste Todesursache weltweit. Allerdings verdeutlichen die skizzierten Zusammenhänge, dass Lebensprozesse, die durch Bakterien und Viren gesteuert werden, und potenziell krank machende Erreger nicht getrennt betrachtet werden können und sollten.

Kehren wir aber zunächst zu den Anfängen der Antibiotikaforschung zurück, in jene Zeit, als es für eine Weile so aussah, als seien die Infektionskrankheiten, die durch Bakterien ausgelöst werden, besiegt. Das Zauberwort heißt damals wie heute: Penicillin. Sein Entdecker ist Alexander Flemming, seine Geschichte legendär. Zufällig, so wird berichtet, entdeckte Flemming 1928, dass sich auf einer Bakterienkultur von Staphylokokken (die er vergessen hatte) ein Pilz angesiedelt und die Bakterien offensichtlich teilweise abgetötet hatte. Es sollte noch mehr als ein Jahrzehnt dauern, bis andere Forscher aus dem Stoffwechselprodukt von Schimmelpilzen ein Medikament entwickelten, das als Penicillin 1942 auf den Markt kam. Es war eine Revolution, denn vielen Krankheiten nahm dieses Antibiotikum fortan ihren Schrecken.

Bereits vor Flemming hatte Paul Ehrlich ein Antibiotikum entdeckt, das aber nur gegen den Erreger der Syphilis wirkte. Allerdings war Ehrlichs Forschungsarbeit zukunftsweisend, weil er nicht auf den Zufall setzte, sondern systematisch nach Substanzen suchte, die gezielt Bakterien angreifen, ohne den Körperzellen zu schaden. So wird auch weiterhin nach neuen antibiotischen Substanzen gesucht.

Heute gibt es verschiedene Stoffklassen, die selektiv und mit verschiedenen Strategien Bakterien angreifen, ohne auf die Zellen höherer Lebewesen zu wirken. Das funktioniert bei Viren nicht, da sie in die Funktionen der Körperzelle eingreifen, sie also zu ihrer eigenen Reproduktion übernehmen. Trifft ein Medikament das Virus, trifft es auch die Zelle. Deshalb gibt es keine Antibiotika gegen Viren, ihre Einnahme bei viralen Infekten ist in der Regel nutzlos (bzw. kann nur wirken, wenn sich auf den viralen Infekt ein bakterieller legt).

Die Strategien antibakterieller Substanzen basieren zum einen auf natürlichen Anpassungsmechanismen, die in der Umwelt seit Jahrmillionen ablaufen, und ergeben sich zum anderen aus dem spezifischen Aufbau der jeweiligen Bakterien. So wirkt zum Beispiel Penicillin auf grampositive Bakterien mit einer dünnen Zellhülle, aber nicht auf Bakterien mit einer dicken äußeren Wand (gramnegative Bakterien) wie etwa den Darmkeim *Escherischia coli*. Heute gibt es vier Antibiotika-Hauptklassen: Penicilline, Cephalosporine, Chinolone und Carbapeneme; dazu einige kleinere Klassen.

Die Antworten der Bakterien, um sich vor der Wirkung von Antibiotika zu schützen, sind passgenau. Wesentliche Resistenzmechanismen zur Abwehr sind:[74]

- Refluxpumpen: Die Antibiotika werden über Pumpen aus der Bakterienzelle herausgeschleudert.
- Alternative Stoffwechselwege: Über deren Nutzung können für das Bakterium überlebenswichtige Substanzen gebildet werden, obwohl die ursprünglich genutzten Versorgungswege durch das Antibiotikum blockiert sind.
- Bildung inaktivierender Enzyme: Über Enzyme kann die Bakterienzelle Antibiotikamoleküle strukturell verändern, sodass diese ihre antibakterielle Wirkung verlieren. Außerdem können Enzyme Antibiotika spalten und so unwirksam machen.
- Undurchlässigkeit der Zellemembran: Antibiotika können die Zellmembran nicht durchdringen und deshalb nicht an ihren Wirkungsort gelangen.
- Änderung der Zielstruktur: Häufig wird die Wirkung von Antibiotika durch die Bindung an bakterielle Enzyme ausgelöst. Ändert sich diese Zielstruktur, kann ein Antibiotikum sich nicht mehr binden und verliert seine Wirksamkeit.

Die einige Jahrzehnte währende Hoffnung, mit Antibiotika der Infektionskrankheiten dauerhaft Herr zu werden, hat sich nicht bewahrheitet. Sie hat dazu geführt, dass bis heute antibakterielle Substanzen in riesigen Mengen bei Mensch und Tier eingesetzt werden, ohne die zugrunde liegenden Lebensprozesse zu achten (oder zu begreifen?), die nicht außer Kraft gesetzt werden können. Auch angesichts des heraufziehenden Wirkungsverlusts dieser lebensrettenden Substanzen hält die antibakterielle Selbstüberschätzung an, und wir sind mit von uns provozierten multiresistenten Erregern (Superbugs) konfrontiert, die von der einstigen Wunderwaffe kaum noch beherrschbar sind und als größte Bedrohung für die menschliche Gesundheit angesehen werden. Neue Forschungsansätze sind derzeit nicht in Sicht.

Schwarze Liste der gefährlichsten Superbugs (Auswahl nach WHO)[75]

Klebsiella pneumonia
Einer der gefährlichsten Krankenhauskeime, kann schwere Magen-Darm-Infektionen, Lungenentzündungen und Blutvergiftungen auslösen

Pseudomonas aeruginosa
Hochresistent und vielfach in Krankenhäusern vorkommend; löst u. a. schwere Wundinfektionen aus.

Acinetobacter baumannii
kann schwere Lungenentzündungen, Wundinfektionen und Blutvergiftungen verursachen.

Methicillin-resistenter *Staphylococcus aureus* (MRSA)
Der »berühmteste« unter den multiresistenten Keimen ist für zahlreiche schwer zu behandelnde Infektionen verantwortlich.

Neisseria gonorrhea
Gegen Gonorrhö (Tripper) helfen nur Antibiotika, die aber bei der immer noch weltweit verbreiteten Geschlechtskrankheit zunehmend wirkungslos werden. 2018 und 2019 wurden in Australien und Großbritannien Fälle von sogenannter Super-Gonorrhö gemeldet.

Mit dem Rücken zur Wand? Oder: Prinzip Leben

Als Forscher 2011 im Permafrost Alaskas 30 000 Jahre alte Bakterien entdeckten, die Resistenzen gegen Penicillin zeigten, klang das nach einer Sensation, war aber in Wahrheit nur ein winziges, im Maßstab der Erdgeschichte sehr junges Puzzleteil für eine neue Sicht auf das Prinzip Resistenz als Treiber der Evolution, also als naturgeschichtliches Phänomen.

Resistenz wird in der öffentlichen Wahrnehmung oft als Ausrutscher missverstanden, den wir beheben müssen – und dann ist alles wieder gut. Dem ist nicht so. Resistenz bedeutet Widerstand. Antibiotikaresistenz bedeutet, dass Bakterien Möglichkeiten gefunden haben und immer finden werden, Substanzen, die ihnen nach dem Leben trachten, außer Kraft zu setzen. Das ist ein zentraler Mechanismus des Überlebens. Man kann es sich vereinfacht so vorstellen, dass Bakterien etwa durch einen antibiotischen Wirkstoff attackiert und in die Ecke gedrängt werden; viele werden vernichtet, aber einige finden eine Lösung, dem Angreifer zu widerstehen. Und diese neue Variante überlebt, und ihre neuen Eigenschaften werden dann in den kurzen Vermehrungszyklen von Bakterien schnell weitergegeben und vervielfacht. Resistente Bakterien sind entstanden. Die jeweilige antibiotische Substanz ist künftig dagegen machtlos.

Bei der Frage, wie aussichtsreich dieser »Krieg« ist, könnte man sich daran erinnern, dass wir Menschen auf der Erduhr um eine Minute vor zwölf die Weltbühne betraten und dort auf Wesen trafen, die bereits seit fünf Uhr morgens wach sind und alle Lebensräume besetzt haben.

Wie Bakterien das Ausschalten antibiotischer Angreifer bewerkstelligen, ist je nach Art und Angreifer unterschiedlich und Gegenstand komplexer Forschung. Es gibt, wie oben beschrieben, einige auch für Laien nachvollziehbare Strategien. Als besonders wirkungsvoll hat sich die erwähnte Refluxpumpe erwiesen, die zahlreiche

Antibiotikagruppen außer Kraft setzt. Hier kommt erneut das schon erwähnte Reserveantibiotikum Colistin ins Spiel, das diesen bakteriellen Pumpeffekt umgeht und daher bei vielfach resistenten Erregern noch wirksam ist, allerdings mit starken Nebenwirkungen für den Menschen. Dass ausgerechnet dieses Antibiotikum in der Geflügel- und Schweinemast breit eingesetzt wird, gehört zu den skandalösen Selbstverständlichkeiten der gegenwärtigen Massentierhaltung.

Der ständig ablaufende evolutionäre Prozess der Resistenzentwicklung gegen Umwelteinflüsse oder Angreifer wird durch Antibiotikagaben forciert. Erfolgen diese Gaben ohne klare Indikation, also ohne nachgewiesenen krank machenden Auslöser, wie etwa in der Massentierhaltung, wird mutwillig ein evolutionärer Mechanismus strapaziert und beschleunigt, dessen Ergebnis vielfach offen und auch unverstanden ist und den wir daher nicht bis ins Letzte kontrollieren können. Die Wirkungen und Zusammenhänge, die von den beschriebenen allgegenwärtigen Antibiotikarückständen in Nahrung und Umwelt ausgehen, sind weitgehend unerforscht. Mettwurst und Badesee lassen grüßen.

Die Regel ist also einfach und für jeden verständlich: je mehr Antibiotika, desto mehr Resistenzen. Je mehr Angriff, umso mehr Verteidigung. Man könnte auch sagen: Der Selektionsdruck wird durch jede Antibiotikagabe erhöht. So zwingen wir der Resistenzentwicklung in den letzten Jahrzehnten ein beispielloses Tempo auf, eine Art »Evolution im Zeitraffer«.[76]

Neue Antibiotika müssen her, lautet eine weitverbreitete Forderung – und dann weiter wie bisher? Sie weiterhin tonnenweise an Nutztiere verfüttern? Sie leichtfertig verordnen?

Nach dem Gesagten ist dies ein gefährlicher Irrtum, der vor den Gesetzen des Lebens die Augen verschließt. Selbst wenn wir neue Antibiotika entwickeln (können), wenn wissenschaftliche Kreativität und Geld ausreichen würden, können wir das Prinzip Resistenz nicht aufheben. Wir können also nicht so weitermachen wie gehabt.

Mit jeder Antibiotikagabe heizen wir den Lebensprozess Resistenz an. Die Mikroben werden immer schneller bleiben, weil sie im Überlebensprozess der Evolution in viel schnelleren Zyklen agieren, daher viel schneller auf Versuch und Irrtum sowie den Zufall bauen, weil sie unfassbar widerstandsfähig und weil sie in so viel höherer Zahl existieren, als wir uns das nur ansatzweise vorzustellen vermögen. Ihr Veränderungspotenzial, wir könnten auch sagen: ihr Erfindungsreichtum ist dem unseren uneinholbar überlegen. Sie haben uns Milliarden Jahre an Erfahrung voraus. »Der Mensch ist Teil eines hochkomplexen Wechselspiels von Organismen auf dieser Erde, von klein bis groß. Wobei die Größe der Arten nicht zwangsläufig eine Aussage darüber impliziert, welchen Einfluss ein Organismus auf die Umwelt oder die Welt im Ganzen ausübt. Immerhin waren es eher unscheinbar kleine Cyanobakterien …, die überhaupt erst das vielfältige Leben dieses Planeten möglich gemacht haben, indem sie irgendwann gasförmigen Sauerstoff zu erzeugen begannen. Anfangs band dieser Sauerstoff Metalle in der Erdkruste, dann Methan und Kohlenstoff; und es dauerte Hunderte von Millionen Jahren, bis diese Verbindungen gesättigt waren. Erst dann reicherte sich freigesetzter gasförmiger Sauerstoff in der Atmosphäre an und schuf schließlich vor rund 800 Millionen Jahren die Lufthülle der Erde – ein globaler geochemischer Prozess, ausgelöst von kleinsten Organismen.«[77]

Resistenz können wir nicht abstellen, denn dieses Phänomen gehört zum mikrobiellen Überlebensrepertoire, ist also ein Lebensprinzip. Wir können nur mit äußerster Behutsamkeit die Wirkkraft von Antibiotika gegen für uns gefährliche Bakterien nutzen, um diese *nicht* zu einer massiven Gegenwehr zu provozieren. Das bedeutet also auch hier: Viel weniger und nur zielgerichtet darf er sein, der Einsatz antibiotischer Substanzen.

All dieses Wissen bleibt abstrakt, bis es zum erlebbaren Alltag wird, sei es als Resistenzerfahrung oder in einer Pandemie, die sich nicht in Afrika oder in begrenzten gesellschaftlichen Gruppen entwickelt, sondern alle betrifft.

Wir reden nicht der Krise als Chance das Wort. Aber es mag sein, dass die Erfahrbarkeit drohender Folgen unserer Lebensweise mehr Menschen die Augen öffnet und Änderungen auf den Weg bringt.

Es gibt keine Wunderwaffen gegen die Natur, die unsere eigene ist.

Blickwechsel
Kein bisschen altmodisch

Multiresistente Tuberkulose auf dem Vormarsch

Tuberkulose klingt altmodisch und weckt Erinnerungen an lange Liegekuren in abgelegenen Sanatorien wie dem »Zauberberg«, von dem Thomas Mann in seinem legendären Roman erzählt. Ruhe und gutes Essen sollten das Immunsystem stärken, um der Krankheit Herr zu werden. Ende des 19. Jahrhunderts starben in Deutschland mehr als 100 000 Menschen an der Lungenkrankheit – jährlich. Erst mit dem Einsatz von Antibiotika wurde Tuberkulose medikamentös behandelbar. Heute ist sie hierzulande selten geworden; doch die Zahlen steigen wieder.

Tuberkulose ist heute gefährlicher denn je, weltweit auf dem Vormarsch und tötet so viele Menschen wie keine andere Infektionskrankheit, auch mehr als das HI–Virus. Viele Tausend verschiedene Tuberkulosestämme sind nachgewiesen. Mehr als 50 Prozent der Erkrankungen werden von multiresistenten bis extrem resistenten Bakterien verursacht.[78] Weil der Erreger (*Mykobakterium tuberculosis*) sich sehr langsam vermehrt und in eine Art Dauerschlaf fallen kann, bleibt die Gefahr eines erneuten Ausbruchs latent bestehen. Bis heute sind die Infektionsabläufe nicht gänzlich verstanden. Infizierte müssen daher zum Teil über lange Zeiträume (bis zu zwei Jahren) mit mehreren Reserveantibiotika gleichzeitig und mehrfach wechselnd behandelt werden; diese gehen mit schweren Nebenwirkungen einher. Insbesondere die extrem multiresistenten Infektionen nehmen oft schwere Verläufe.

Die Weltgesundheitsorganisation schätzt die Zahl der Infizierten auf 10 Millionen in 77 Ländern; bei vielen sind extrem multiresistente Erregerstämme am Werk; die WHO hat bereits um die Jahrtausendwende ein Programm gegen die multiresistente Tuberkuloseepidemie DOTS gestartet, das vor allem kontinuierliche Behandlungsabläufe sichern soll,[79] um die Heilungschancen zu verbessern und weitere Resistenzprozesse zu verringern.

4 Fresserproduktion

Wie die Pillen vor die Säue kamen

> Der Staat schützt auch in Verantwortung für die künftigen Generationen die natürlichen Lebensgrundlagen und die Tiere im Rahmen der verfassungsmäßigen Ordnung.
>
> *Artikel 20a des Grundgesetzes*

Kehren wir in den folgenden Kapiteln in den Alltag zurück, den Alltag in den Ställen und auf den Feldern, an der Ladentheke, aber auch in den Schlachthöfen und Fleischfabriken, auf den Tiertransportrouten und überall dort, wo entscheidende Weichen für unser Essen, unsere Umwelt und unsere Gesundheit gestellt werden. Dass diese Realitäten von einem »Irrsinn ohnegleichen« geprägt sind, wie ein Kommentator im Juli 2020 schrieb,[80] wissen wir längst. (Wie überhaupt dieses »wir wissen es doch seit Langem« die Beschäftigung mit diesen Themen durchzieht.) Dazu hätten wir keine Corona-Pandemie gebraucht. Aber über dieser Wirklichkeit liegt seit einem halben Jahrhundert ein Schleier aus Wegsehen, Verdrängen, Lügen, Schönfärberei, Gier und Profit, an dem viele mitweben. Dieser Irrsinn hat eine Vielzahl von Namen. Einige davon wollen wir in der Folge benennen und deren Hintergründe ausleuchten.

Ein Irrsinn namens Colistin

Sie erinnern sich an Colistin? Wir sind diesem sogenannten Reserveantibiotikum aus der Humanmedizin bereits begegnet. Es gehört heute im medizinischen Repertoire gegen multiresistente Keime und schwer beherrschbare Infektionen zu den Hoffnungsträgern. Aufgrund seiner speziellen chemischen Struktur greifen die Abwehrmechanismen vieler Bakterien (noch) nicht. Da Colistin, ein natürliches Antibiotikum, das bereits seit 50 Jahren bekannt ist, beim Menschen teilweise starke Nebenwirkungen hat, wurde es lange nur selten eingesetzt. Diese medizinische Kostbarkeit gehört, so denkt der unvoreingenommene Betrachter, in den Tresor, als vielleicht letzte Möglichkeit. Aber weit gefehlt. Colistin ist das Lieblingsantibiotikum der Geflügel- und Schweineindustrie, mit steigender Tendenz.

Bereits anlässlich eines Forums zu den ethischen Herausforderungen der Antibiotikaresistenz im Jahr 2016 berichtete der Vorsitzende des deutschen Mukoviszidose-Vereins von einer erstaunlichen Beobachtung: Als Patient, der zweimal im Jahr auf Antibiotika wie Colistin therapeutisch angewiesen ist, stieß er im Internet auf Angebote von 25-Kilogramm-Säcken für die Tierhaltung.[81] Wie passt das zusammen? Ein Antibiotikum für schwer beherrschbare Infektionen in der Humanmedizin, das vielleicht noch gegen multiresistente Keime wirkt, wird tonnenweise in der Mast von Hühnern, Puten und Schweinen eingesetzt? Seit Jahren wird dieser Widerspruch diskutiert und kritisiert. Ärzte weisen immer wieder darauf hin, dass Reserveantibiotika überhaupt nicht in die Tiermast gehören. Grundsätzliche Verbote von Reserveantibiotika und von Antibiotika für Gesamtbestände, also außer für einzelne erkrankte Tiere, stehen im Raum.

Die WHO hat auf ihrer Liste der für Menschen wichtigsten Antibiotika dem Reserveantibiotikum Colistin höchste Priorität eingeräumt. Ungerührt davon, hält die Geflügelindustrie den Wirkstoff in den großteils riesigen Tiermastbetrieben für unverzichtbar – und zwar zur standardmäßigen Behandlung gesamter Bestände (pro Jahr rund 80 Tonnen). Im Klartext heißt das: Masthühner und Mastputen werden regelmäßig über die Fütterung oder das Trinkwasser damit »versorgt«. Die EMA (European Medicines Agency) geht davon aus, dass in Europa etwa 90 Prozent der Antibiotika für die Therapie ganzer Tiergruppen eingesetzt werden. Das heißt, einzelne Tiere sind erkrankt, alle werden behandelt.[82] Das nennt man heute Metaphylaxe anstelle der verbotenen Prophylaxe; Kritiker halten dies für eine schlichte Umetikettierung.

Wachsender politischer Druck vor dem Hintergrund der Resistenzentwicklung und ihrer möglichen Folgen für Menschen hatte 2014 zu einer Reform des deutschen Arzneimittelrechts geführt mit dem Ziel, den Einsatz von Antibiotika in der Intensivtierhaltung zu verringern. Insgesamt verpflichtet es etwa 60 000 Betriebe, halbjährlich ihre Antibiotika-Einsätze zu melden. Als nach fünf Jahren erste Ergebnisse einer Überprüfung bekannt wurden, zeigten sich bei den Tiergruppen mit dem höchsten Einsatz von Antibiotika, Schweinen und Geflügel, unterschiedliche Befunde: Bei Mastferkeln und Mastschweinen lag der Rückgang zwischen 40 und knapp 50 Prozent; kaum Veränderungen hingegen gab es mit unter 1 bis knapp 4 Prozent beim Geflügel.[83] Auch bei Mastkälbern lag der Rückgang lediglich bei knapp 4 Prozent. Bei der Evaluierung bleiben einige Betriebe in der Lieferkette von Nutztieren unberücksichtigt. So werden etwa Kälber teilweise in den Viehhandelsunternehmen mit Antibiotika vorbehandelt, ohne dass diese das melden müssen. Auch Ferkelerzeuger müssen Medikamentengaben nicht melden, verabreichen aber augenscheinlich Antibiotika prophylaktisch: »Berichten zufolge sollen Mastbetriebe oft – unabhängig von einer diagnostizierten Erkrankung – nur mit Antibiotika behandelte Tiere von Erzeugerbetrieben abnehmen.«[84] Bei Legehennen und Milchkühen müssen im Übrigen keine Behandlungen gemeldet werden.

Besonders beunruhigend ist in diesem Zusammenhang weiterhin der Einsatz von Reserveantibiotika, allen voran Colistin bei Puten und Hühnern. Reserveantibiotika machen etwa die Hälfte der eingesetzten Antibiotika aus, davon entfielen 2019 rund 66 Tonnen auf Colistin. Die Geflügelwirtschaft verwies darauf, dass Colistin beim Geflügel ein wichtiger und derzeit nur schwer zu ersetzender Wirkstoff sei.

Das nannte selbst die deutsche Bundeslandwirtschaftsministerin Klöckner inakzeptabel und forderte die Geflügelindustrie auf, Vorschläge für eine Strategie zur Verringerung vorzulegen. Die Ärztegewerkschaft Marburger Bund forderte ein rigoroseres Vorgehen bei den Reduzierungsmaßnahmen. Wenn die Geflügelwirtschaft nicht selbst auf den Einsatz von Reserveantibiotika verzichte, müsse die Politik den Einsatz verbieten oder auf klar definierte Einzelfälle erkrankter Tiere begrenzen.

Daraufhin bot der Zentralverband der Deutschen Geflügelwirtschaft im Frühjahr 2020 an, Colistin ab Ende 2023 (!) für Hähnchen und Puten nicht mehr zu verwenden. Gleichzeitig schlug er vor, den Einsatz der ebenfalls als Reserveantibiotika geltenden Gruppe der Fluorchinolonen um 20 Prozent zu senken, forderte aber als Gegenleistung, diese Wirkstoffe nicht komplett zu verbieten. Ein solches Verbot schien mit dem neuen Tierarzneimittelgesetz der EU, das 2022 in Kraft treten soll, in greifbare Nähe zu rücken; insbesondere weil seit der Zulassung von Fluorchinolonen für den Einsatz bei Geflügel ein Anstieg gegen diesen Wirkstoff resistenter Keime festgestellt wird, die sich wiederum auch in der Umwelt finden. Im Rahmen des von ihr angebotenen »Deals«[85] fordert die Geflügelindustrie des Weiteren, dass die sogenannten Wartezeiten, also antibiotika-freie Zeiten vor der Schlachtung, etwa bei Fluorchinolonen, verringert werden bzw. bei einigen Wirkstoffen ganz wegfallen. Diese Zeiten sollen verhindern, dass Fleisch später Rückstände der Medikamente enthält. Was, wie gesehen, oft nicht gelingt.

Als Verbraucher oder möglicher Patient, der auf Colistin oder andere Reserveantibiotika angewiesen ist, könnte man diesen »Deal« als unanständig empfinden, wenigstens aber als Ausdruck fehlender Einsicht in die Brisanz massenhaften Einsatzes von Antibiotika, und das meist ohne Diagnosestellung am einzelnen erkrankten Tier. Es geht also um eine gefährliche Form der Normalität in deutschen Ställen. In dieser Normalität werden Antibiotika in Tonnen gerechnet.

Für diese riskante Normalität finden sich inzwischen Belege, dass große Tierhaltungsbetriebe häufiger mit Antibiotika therapieren als kleine und mittlere Betriebe. Der Einfluss der Betriebsgröße auf die Therapiehäufigkeit ist in allen Nutzungsarten deutlich erkennbar. Außerdem werden insbesondere Colistin und Fluorchinolone bei großen Betrieben häufiger eingesetzt.[86]

Colistin-Resistenzen, die springen

Beim Nobelpreisträger-Treffen in Lindau 2017 waren die Resistenzforschung und die Allgegenwart von resistenten Keimen ein Thema. Untersuchungen aus China zeigten, dass der massenhafte Einsatz von Colistin in der dortigen Schweinemast bald zu Colistin-resistenten Bakterienstämmen führte. Die Resistenzgene befinden sich in einem Plasmid. Solche Plasmide können sehr schnell zwischen verschiedenen Bakterienstämmen weitergegeben werden. Innerhalb weniger Monate fanden sich die Gene in Supermärkten und bei Krankenhauspatienten. Ein weiterer Beleg, dass Resistenzen sich in beispiellosem Tempo ausbreiten.[87]

Übrigens gibt es Länder, in denen Colistin überhaupt nicht in der Tierhaltung eingesetzt wird, etwa Finnland.

Insgesamt wertete ein interner Bericht des Bundeslandwirtschaftsministeriums, aus dem im Jahr 2019 einige Medien zitierten, die Monitoringergebnisse kritisch, da die Verbrauchsmengen »nahezu unverändert« seien und zum Beispiel das kritische Antibiotikum Colistin »insbesondere bei Masthühnern erheblich höher dosiert angewendet wird, als in den Zulassungsbedingungen vorgesehen«.[88]

Diese Ergebnisse bestätigen, was die Geflügelwirtschaft mit ihren unverblümten Forderungen sichtbar macht: Die Forderung nach immer stärkerer Reduzierung von Antibiotika in ihren Großställen ist naiv, solange sich sonst nichts ändert. So stellte denn auch das *Bayerische Ärzteblatt* angesichts der oben skizzierten Evaluierungsergebnisse fest, dass die Daten »eine Erschöpfung des Einsparpotenzials vor allem in Hühner-, Puten- und Kälbermast nahelegen«, und ergänzt: »Gleichzeitig scheinen die Vorgaben zur Antibiotikaeinsparung aber auch mit Veränderungen in der Verordnungspraxis einherzugehen. Mengenmäßig häufig eingesetzte einfache Wirkstoffe werden offenbar durch besser wirksame Fluorchinolone ersetzt oder wie Colistin in höheren Dosierungen verordnet.«[89] Übrigens verstößt der breite Einsatz von Colistin gegen die seit Anfang 2020 wirksame Empfehlung der EMA, wonach Polymyxine, dazu gehört Colistin, in der Tiermedizin nur restriktiv eingesetzt werden sollen.

Wir sehen hier die Auswirkungen eines Systemkonflikts, den weder der einzelne Landwirt noch der einzelne Tierarzt lösen kann.

Reizwort »Massentierhaltung«

Für das komplexe Phänomen der heute gängigen industriellen Intensivtierhaltung wird vielfach der Begriff »Massentierhaltung« verwendet. Diese Bezeichnung ruft Gegenwehr bei Landwirten und Funktionären hervor; sie wird als Kampfbegriff empfunden. Natürlich ist ein kleiner bäuerlicher Betrieb nicht per Definition gut für Mensch und Tier. Wobei zumindest mit Blick auf den Verbrauch von Antibiotika festzustellen ist, dass mit der Menge der Tiere auch die Menge der Antibiotika-Gaben steigt.[90] In niederländischen Studien hat sich ein statistischer Zusammenhang zwischen Betriebsgröße und Antibiotika-Einsatz bestätigt.[91] Uns erscheint die Debatte um dieses Reizwort wie ein Begriffsspektakel, das eher der Ablenkung als der Klärung von Sachverhalten und Lösungsansätzen dient. Deshalb bestimmen wir hier einmal das Verständnis von industrieller Tierhaltung laut UN:

Massentierhaltung definiert sich über fehlende Flächenbindung der Tierhaltung; der Eigenanteil bei der Produktion von Futter liegt unter 10 Prozent; Zukauf von Futter auf dem Weltmarkt ist erforderlich; fehlende Nährstoffkreisläufe begünstigen Überdüngung und Wasserbelastung; Hochleistungszucht geht mit geringer genetischer Vielfalt einher und große Produktionseinheiten mit geringem Personalbedarf.

Der Duden definiert Massentierhaltung wie folgt: technisierte Tierhaltung in Großbetrieben zur Gewinnung möglichst vieler tierischer Produkte.

Wir sehen die Realität von Zehntausenden Hühnern auf engstem Raum, von Tausenden Schweinen auf Spaltböden und ohne Freiflächen als das, was sie ist: hohe Bestandsdichte ohne artgerechte Bedürfnisbefriedigung, das nur den Zweck hat, Tiere sehr schnell auf jene Normgröße zu mästen, die das System aus Fleischindustrie, Handel und Verbrauchern wollen. Wir sehen Tiere, deren Leistung bis an deren körperliche Grenzen getrieben wird. Deshalb entspricht der Begriff »Massentierhaltung« durchaus der Realität in vielen Großställen.

Antibiotika erobern die Ställe

Dreh- und Angelpunkt des immensen Verbrauchs von Antibiotika im Veterinärbereich ist also die Tierhaltung. Dort werden heute die meisten aller Antibiotika in Deutschland eingesetzt (weltweit 70 Prozent), insgesamt derzeit knapp 800 Tonnen jährlich. Noch vor wenigen Jahrzehnten war eine solche Entwicklung unvorhersehbar.

Im Lehrbuch *Tierärztliche Arzneiverordnungen* von Prof. Dr. K. Ullrich aus dem Jahr 1952 findet sich kein Hinweis darauf, dass in der Tierheilkunde Antibiotika eingesetzt werden. Erst Ende der 1960er-Jahre zogen antibiotische Wirkstoffe langsam in die Tiermedizin ein, waren allerdings noch sehr teuer. Hinzu kam, dass es keine geprüften Dosierungshinweise gab. Erst ab Mitte der 1970er-Jahre war es wirtschaftlich möglich, Antibiotika flächendeckend in der Nutztierhaltung einzusetzen. Ein gewaltiger Fortschritt, denn auch Nutztiere können an zahlreichen bakteriellen Infektionen erkranken, die häufig tödlich endeten oder durch Abmagerung und/oder versiegende Milchleistung für die betroffenen Landwirte Verluste verursachten.

Tierärzte erkannten schnell die Möglichkeiten, die sich ihnen nun in der kurativen Praxis boten. So konnten komplexe Operationen, wie Fremdkörper-OPs oder Kaiserschnitte, die handwerklich eigentlich kein Problem darstellten, aber häufig aufgrund der nicht optimalen Hygiene bei OPs im Stall schwerwiegende Folgeerkrankungen nach sich zogen, nun mit geringerem Risiko durchgeführt werden. Viel häufiger konnten die Tierärzte die wertvollsten Wirtschaftsgüter der Landwirte, ihre Tiere, mit antibiotischen Substanzen retten, das heißt gesund erhalten.

Doch schon Mitte der 1970er-Jahre zeichnete sich ab, dass Antibiotika, eingemischt ins Futter, insbesondere bei Schweinen zu einer deutlich verbesserten Futterverwertung und damit zu einer schnelleren und kostengünstigeren Mast beitragen können. Der Einsatz von Antibiotika in der Mast breitete sich schnell flächendeckend aus und wurde als Prophylaxe, insbesondere bei der Einstallung, also als Einstallungsprophylaxe, zur Regel. Damit läuft die Entwicklung hin zu mehr Antibiotika parallel zur Spezialisierung in der Tierhaltung, das heißt, der eine Betrieb hält zum Beispiel Muttersauen und produziert Ferkel, der andere mästet die Ferkel zur Schlachthofreife in immer größeren Mengen. Mit dem Durchbrechen des natürlichen Kreislaufs innerhalb eines Hofbetriebes, also Sauen, Ferkel, Mast, wird der Transfer von Krankheitskeimen begünstigt, dem man wiederum mit Antibiotika begegnen muss.

Sogenannte Wachstumsförderer, meist Antibiotika, konnten von den Landwirten bis 2006 direkt, eingemischt ins Futter, ohne Verschreibung durch Tierärzte, über den Handel bezogen werden. Verbunden mit dieser Entwicklung, erkannten geschäftstüchtige Tierärzte, dass mit dem Verkauf von Medikamenten, und hier insbesondere von Antibiotika, mehr Geld zu verdienen war als mit

Beratung und tierärztlicher Dienstleistung. Die Pillen waren endgültig vor den Säuen, Hühnern, Puten und Rindern angekommen. Die Fresserproduktion hatte begonnen.

Eigentlich kommt die Bezeichnung »Fresserproduktion« aus der Kälberaufzucht. Zwei Wochen alte, meist männliche Kälber werden aus einer Vielzahl von Betrieben und häufig nach langen Transporten in einen spezialisierten Betrieb gebracht, wo aus einem Milchkalb ein »Fresser« gemacht wird, der eben keine Milch mehr braucht, sondern mit Wiederkäuerfutter und Wasser gemästet werden kann. Keiner dieser spezialisierten Betriebe kommt ohne den sogenannten strategischen Einsatz (Kritiker sehen darin ein Tarnwort für den verbotenen prophylaktischen Einsatz) von Antibiotika nach Einstallung der Kälber aus. Von Fresserproduktion kann man aber auch im übertragenen Sinn für die gesamte Tiermast sprechen, also insbesondere von Schweinen und Geflügel, wie sie derzeit in fast allen konventionellen Betrieben stattfindet. Es mag sein, dass es hier dem einen oder anderen Landwirt mit einem neuen Stall, optimaler Klimatisierung und zu einer guten Jahreszeit gelingt, einzelne Mastdurchgänge ohne den Einsatz von Antibiotika hinzubekommen. Aber das ist nicht die Regel und verursacht höhere Haltungskosten als die Verabreichung in der Masse billiger Antibiotika. Will man also den Einsatz von Antibiotika drastisch senken, müssen all diese Formen der Tierhaltung umgebaut werden. Als Leitbild sollte das geschlossene System gelten, in dem die Tiere in der Gemeinschaft bleiben, in der sie geboren wurden, dort gemästet werden und von dort aus den möglichst kurzen Weg zum Schlachthof antreten.

Es ist gesellschaftlicher Konsens, dass landwirtschaftlichen Nutztieren, die an einer bakteriellen Erkrankung leiden, mit den für die Nutztierhaltung zugelassenen Antibiotika geholfen werden muss. Entscheidend ist dabei, dass vor der Antibiotika-Therapie eine fachlich fundierte Diagnose durch einen Tierarzt steht und die exakte Bestimmung der Erreger, an denen Tiere erkrankt sind (Antibiogramm).

Die Landwirte haben, getrieben durch die wirtschaftlichen Rahmenbedingungen und die staatliche Beratung, viel Geld in ihre derzeitigen Haltungsformen investiert. Der leichte Zugriff auf kostengünstige Antibiotika ist eingeplant. In Zukunft müssen sich die Haltungsformen nicht mehr nur an der Einsparung von Arbeitskraft, damit von Platz, Hygiene und Fütterung der Tiere richten, wie dies in den zurückliegenden Jahren der Fall war. Sie müssen das Tierwohl und die Tiergesundheit in den Mittelpunkt stellen. Klingt einfach, ist jedoch, wie vielfach zu sehen, insbesondere im Rahmen nationaler und internationaler Agrarpolitik eine Herkulesaufgabe.

Wie machen es andere?

Gern werden die in Deutschland vorherrschenden Haltungsbedingungen als alternativlos dargestellt, wenn man auf den globalen Märkten mithalten will. Innerhalb Europas sind Dänemark und die Niederlande die schärfsten Konkurrenten der deutschen Schweineproduktion. Dort herrschen vielfach ähnliche Bedingungen wie hierzulande, doch hat man vor einigen Jahren begonnen, andere Wege in der Tierhaltung zu erproben.

Dänemark ist ein Hotspot der Schweinefleischproduktion und weltgrößter Exporteur. Seit 2014 betreibt der dänische Marktführer Danish Crown zusammen mit mehreren Forschungsinstitutionen und unterstützt von staatlichen Einrichtungen das Programm einer antibiotikafreien Schweinemast. »Ein ganzes Schweineleben ohne Einsatz antibiotischer Substanzen« (Opdrat uden Antibiotika – gezüchtet ohne Antibiotika), heißt das ehrgeizige Motto dieses Konzepts, das mittelfristig auf weite Teile der Schweinehaltung ausgedehnt werden – bis 2021 zunächst auf 1,5 Millionen Tiere – und zur weiteren Reduzierung von Antibiotika in der Landwirtschaft beitragen soll. Die beteiligten Landwirte entwickeln zusammen mit Wissenschaftlern strenge Hygiene- und Haltungskonzepte sowie ein speziell abgestimmtes Fütterungsprogramm. Die Schweine haben größere Auslaufflächen, Ställe mit Tageslicht und guter Belüftung und werden mit rein vegetarischem Futter, also ohne Fischmehl u. Ä., gefüttert. Erkrankt ein Tier, wird es im Sinne des Tierschutzes auch mit Antibiotika behandelt, fällt aber aus dem Programm. Mittlerweile erreichen 80 bis 85 Prozent der Tiere Schlachtreife ohne Antibiotika. Die Mäster erhalten für den Mehraufwand 20 Cent pro Kilo zusätzlich. Neben den positiven Auswirkungen auf Tiere und Umwelt versprechen sich die Beteiligten auch einen Wettbewerbsvorteil, da bei Verbrauchern die Nachfrage nach antibiotikafreien Produkten wächst.

Im Jahr 2018 stieg der deutsche Fleischverarbeiter Reinert in die Fleisch- und Wurstproduktion mit antibiotikafreiem Schweinefleisch aus Dänemark ein, unter dem Label »HerzensSACHE«. Ab 2021 arbeitet das Unternehmen mit regionalen Landwirten zusammen, die sich am Programm antibiotikafreier Aufzucht von Schweinen in Deutschland beteiligen.[92]

Die dänischen Erfahrungen zeigen, dass Haltung, Zucht, tiergerechte Fütterung und hohe Betreuungsqualität wesentlich zur Antibiotikaminimierung bis zum vollständigen Verzicht beitragen können – und damit einen Weg weisen hin zu einer gesellschaftlich besser akzeptierten Nutztierhaltung. Ein anschaulicher Beweis, dass nicht das Geschacher um einzelne Substanzen und kleine Mengenreduzierungen hier und da den Antibiotikaeinsatz entscheidend verringert, sondern nur die Neuausrichtung der Haltungsbedingungen. Wie gesagt: Das eine ist ohne das andere nicht zu haben.

Dass den Folgen massenhafter Nutztierhaltung auch mit einer Verringerung der Tierbestände (und damit, wie noch zu sehen sein wird, mit niedrigerem Fleischkonsum) begegnet werden muss, zeigt ein aktuelles Programm in den Niederlanden Dort, wo auf einer Fläche kleiner als Niedersachsen 17 Millionen Einwohner und 12 Millionen Schweine leben – das ist die höchste Schweinedichte in der EU –,[93] entwickelte die Regierung ein staatliches Ausstiegsprogramm. »Warme sanering« (warme Sanierung), so der Name, soll Bauern dafür bezahlen, dass sie aus der Schweineproduktion aussteigen. Angestrebt sind zunächst 10 Prozent weniger Schweine; dafür wurden 180 Millionen Euro bereitgestellt. Angesichts der großen Nachfrage (bis zum Bewerbungsschluss Mitte Januar 2020 hatten sich 500 der rund 4000 Schweinehalter beworben) soll das Programm um 350 Millionen Euro aufgestockt werden.[94] Auslöser für dieses Ausstiegsprogramm war übrigens weniger Einsicht in die weitreichenden Folgeschäden der Intensivschweinehaltung als äußerer Druck: Aufgrund eines höchstinstanzlichen Urteils 2019 war die niederländische Regierung gezwungen, die Stickstoffemissionen drastisch zu senken. Doch »dass eine Regierung im heutigen Agrarsystem ihre Nutztierhalter überhaupt fürs Aufhören bezahlt, bedeutet einen Paradigmenwechsel. Er beruht auch auf der Einsicht, dass eine bestimmte Art des Wirtschaftens zwar Profite bringen mag, eigentlich aber schädlich ist, für die Tiere, für die Umwelt und letztlich für den Menschen.«[95]

Die deutsche Landwirtschaftsministerin lehnt solche Anreize für eine Reduzierung der Bestandsdichten ab. Dabei sehen nicht nur Umweltschutzorganisationen, die seit Jahrzehnten auf die Problematik aufmerksam machen,[96] in der sogenannten Flächenbindung der Tierhaltung ein zentrales Steuerungsinstrument für eine ökologischere Landwirtschaft (aufschlussreich in diesem Zusammenhang ist ein Gutachten der wissenschaftlichen Dienste des Deutschen Bundestages).[97] Gemeint ist damit, dass ein Betrieb nur so viele Tiere halten darf, wie er mit seinen Flächen ernähren und dort deren Ausscheidungen ausbringen kann, was insbesondere im Rahmen der Grundwasserbelastung durch Düngung diskutiert wird. Konkret sollten nicht mehr als 2 Großvieheinheiten (GV) pro Hektar gehalten werden, wie es bis Anfang der 2000er-Jahre Standard war. Eine GV entspricht 500 kg Lebendgewicht oder einem Rind, sechs Schweinen oder zehn Schafen. Im Ökolandbau sind derzeit nur 1,5 GV zulässig. In Deutschland wurde die Flächenbindung erst 2006 unter dem damaligen Landwirtschaftsminister Horst Seehofer aufgehoben, was einen starken Anstieg der Tierzahlen nach sich zog. Auch zahlreiche parlamentarische Initiativen konnten daran bisher nichts ändern.

Teile der Fleisch verarbeitenden Industrie in Dänemark und den Niederlanden haben übrigens aus den erheblich höheren Auflagen in Dänemark bzw. in den Niederlanden (etwa beim Arbeitsrecht) den Schluss gezogen, die Schweine lieber im Billiglohnland Deutschland schlachten zu lassen, wo die Kosten nur halb so hoch sind. Im Zuge dessen gingen in den beiden Ländern seit der Jahrtausendwende die Hälfte der rund 20 000 Arbeitsplätze verloren, viele Schlachthöfe wurden geschlossen.[98]

In beiden Ländern werden aufgrund unterschiedlicher, teils engmaschiger Kontrollstrukturen weitaus weniger Antibiotika eingesetzt als in der deutschen Tierhaltung: in Dänemark 44,9 mg pro Kilogramm Biomasse (in ganz Skandinavien lediglich 23,8 mg), in den Niederlanden 69,9 mg, in Deutschland 88,4 mg[99] (im europäischen Durchschnitt laut European Medicines Agency EMA 135,5 mg). Vor allem in Dänemark tragen wohl auch scharfe Überwachungsmechanismen und strenge Haltungsvorschriften (es gibt zum Beispiel gelbe Karten für Betriebe mit hohem Verbrauch) zu den niedrigen Zahlen bei. In Dänemark selbst wird auch die Tatsache ins Feld geführt, dass Tierärzte Antibiotika verschreiben, aber nicht verkaufen dürfen,[100] im Unterschied zum deutschen Dispensierrecht, das wir später erläutern werden. Die Nachbarländer Österreich (42,8 mg pro Kilogramm Biomasse)[101] und Schweiz (38 mg/kg)[102] haben in ihrer eher kleinteiligen Tierhaltung den Antibiotikaeinsatz ebenfalls kontinuierlich auf niedrige Werte gesenkt.

Zucht und Fütterung schwächen Nutztiere

Die Problematik der Haltungsformen ist, wie wir noch sehen werden, in der öffentlichen Diskussion inzwischen angekommen, auch durch den Druck der Verbraucher und den daraus resultierenden Druck des Lebensmitteleinzelhandels auf die Landwirtschaft. Weitgehend unbemerkt bleibt das Thema Zucht, die jedoch entscheidenden Einfluss auf die Gesundheit der Nutztiere hat. Die Ausrichtung der Zucht hatte in den letzten 30 Jahren nur ein Ziel: mehr Milch, mehr Fleisch, mehr Eier. Das hatte Folgen für das Immunsystem der Tiere, für ihre Abwehrkräfte. Gerade bakterielle Erkrankungen, die Tiere mit einem stabilen Immunsystem ohne Antibiotika mühelos überstanden hätten, bringen Tiere aus den modernen Zuchtprogrammen in Lebensgefahr. Hinzu kommt, dass der hohe Grad an Spezialisierung mit der züchterischen Förderung einer tierischen Funktion, etwa viele Eier legen, einhergeht, eine Art Mononutzung, im Unterschied zu den bis Mitte des 20. Jahrhunderts üblichen Mehrnutzungstieren. Diese Reduzierung erzwingt das Töten des anderen Geschlechts, beim Beispiel Eierlegen das der 45 Millionen männlichen Eintagsküken. Heute haben Landwirte mühsam begonnen, Mehrnutzungsrassen zurückzugewinnen, zum Beispiel das Zweinutzungshuhn für Eier und Fleisch. Beides wird aber nur durch Reduzierung der Mengenerwartung zu erreichen sein und muss durch realistische Preise vom Verbraucher honoriert werden.

Ein weiterer Faktor, der die öffentliche Diskussion noch nicht erreicht hat, ist die Fütterung. Um die gewünschte Leistung zu erbringen, kommen raffiniert ausgetüftelte Diäten (manche sprechen von Astronautenkost) zum Einsatz, die bei bestimmten Komponenten, insbesondere bei einem hohen Anteil an Eiweiß (wenn proteinreiche Futtermittel beigemischt werden), eine Verstoffwechselung durch den Verdauungstrakt nicht mehr vollständig ermöglichen. In diesem Sinne problematisch wirkt etwa bei Milchkühen das Verfüttern von Glycerin, Propylenglykol oder Harnstoff. Schon bei geringsten Störungen des Verdauungssystems erkranken die Tiere an bakteriellen Infektionen, und es wird, um Verluste zu verhindern, auf ein Antibiotikum zurückgegriffen. Hinzu kommt außerdem eine grundsätzliche Schwächung des Immunsystems durch Stress mit Artgenossen bei zu wenig Raum, schlechter Luft und Dreck sowie Mangel an Licht. So geschieht genau das, was die Schweizer Strategie Antibiotikaresistenzen StAR ablehnt: »Der Einsatz von Antibiotika darf nie darauf abzielen, Mängel in der Fütterung, Hygiene oder Haltung auszugleichen.«[103]

In einer zukunftsfähigen Landwirtschaft, so eine erste Zwischenbilanz, darf der Einsatz von Antibiotika nicht als leicht zugängliches, äußerst preiswertes Produktionsmittel betrachtet werden. Eine zukunftsfähige Landwirtschaft muss Tiere züchten, die ein stabiles Immunsystem haben, die entsprechend ihrer Art gefüttert werden und die in Haltungsformen untergebracht sind, die weitestgehend auf die Bedürfnisse dieser Tiere ausgerichtet sind.

Antibiotika werden bei Erkrankungen weiterhin nötig sein, sollten aber mit größtem Sachverstand und unter Abwägung aller Risiken eingesetzt werden, wie es in Veterinär- und Humanmedizin Best Practise ist. Geschieht dies in möglichst sachgerechter Weise (Dosierung und Anwendungsdauer), kann der Einsatz maximal reduziert werden und damit gleichzeitig die Gefahr, dass sich Resistenzen bilden.

Qualzucht

Tierzucht findet statt, seit der Mensch sich in Gemeinschaft mit Tieren begeben hat. Ziel von Zucht war es immer, jene Eigenschaften der Tiere zu verbessern, die für Menschen nutzbar sind. Die Methode war bis vor wenigen Jahrzehnten sehr einfach: Man beobachtete bzw. maß die gewünschte Eigenschaft und paarte jene Tiere miteinander, die die gewünschten Eigenschaften und Leistungen am besten erbrachten. Ohne mathematische Modelle, nur aufgrund von Beobachtung und mit Gespür erzielten die Züchter in den zurückliegenden Jahrtausenden enorme Fortschritte.

Als Beispiel sei hier das Pferd genannt. Was für eine züchterische Leistung steckt dahinter, aus Wildpferden schwere Kaltblutpferde für die Arbeit auf dem Acker und im Wald, schnelle Rennpferde oder kleine Ponys für die Arbeit unter Tage zu züchten!

Zucht beanspruchte je nach Tierart lange Zeiträume. Begrenzt war auch die Zahl der Tiergruppen, aus der man selektieren konnte, da die Nachkommen sowohl der Väter als auch insbesondere der Mütter begrenzt waren. Dies hat sich mit der Erfindung und Verbreitung der künstlichen Besamung verändert. 100 000 Nachkommen eines Bullen waren nun problemlos möglich. Gleichzeitig stand nun mehr der Begriff »Leistung« im Mittelpunkt der Zucht. Leistung hieß mehr Eier, mehr Milch, mehr Fleisch.

Leistungsmessung lieferte viele gut auswertbare Daten. Statistische Modelle und großes Wissen über Vererbungswege ermöglichten der Zucht, die nicht mehr in den Händen der Tierhalter lag, sondern zum Beispiel bei genossenschaftlichen oder privatwirtschaftlichen Unternehmen, erstaunliche Ergebnisse. Grundlage waren sogenannte Tiermodelle, in denen für die Milchkuh der wichtigste Parameter die Milchmenge pro Laktation in Kilogramm war, beim Schwein die tägliche Zunahme und beim Legehuhn die Zahl der produzierten Eier pro Jahr. Parameter wie Fitness sind erst seit wenigen Jahren in solche Zuchtprogramme aufgenommen worden.

Dieser höchst effektive Werkzeugkasten der Genetiker führte in wenigen Jahrzehnten zu den gewünschten Erfolgen, insbesondere beim Geflügel, zum einen durch die hohen Reproduktionsraten, zum anderen durch einen Effekt, der bei der Züchtung von Mais so ungeheuer erfolgreich war: den Heterosis-Effekt, der bei der Hybridzucht genutzt werden kann.

Hier werden die mathematischen Regeln außer Kraft gesetzt, und aus eins und eins wird drei, indem man Vater- und Mutterlinien züchtet, die ein herausragendes Merkmal besitzen, zum Beispiel Größe. Eine weitere Linie ist zwar klein, hat aber viel Muskelfleisch. Im Idealfall ist der Hybride groß *und* hat viel Muskelfleisch.

Bei der Mast von Truthühnern hatte das fatale Folgen. Die Tiere waren groß und hatten einen so hohen Fleischansatz, dass das schwache Knochengerüst des großen Hühnervogels den Fleischansatz des Hybriden nicht tragen konnte, sodass die Brust am Boden »schleifte« und sich dieses Areal der Brust entzündete.

Schon vor zirka 15 Jahren hat der Tierzuchtprofessor Herzog aus Hessen, damals Präsident der Hessischen Tierärztekammer, auf diese »Qualzucht« hingewiesen. Die Folge war nicht, dass die Tierärzteschaft sich dieser Auffassung anschloss. Im Gegenteil: Der damalige Präsident des Deutschen Bauernverbandes beschwerte sich beim damaligen Präsidenten der Bundestierärztekammer. Dieser wiederum entschuldigte sich im Namen der deutschen Tierärzte. Es dauerte viele Jahre, bis die Bundestierärztekammer sich dem Thema Qualzucht in der Nutztierhaltung widmete.

Dabei ist das Problem bei den Puten längst nicht gelöst. Die Probleme bei den Muttersauen, die mehr Ferkel bekommen, als sie säugen können, werden gleichfalls ignoriert. Längst kann man auch in der Milchrinderzucht von Qualzucht sprechen. Riesige Milchkühe mit minimaler Bemuskelung, einem viel zu schwachen Fundament (Beine, Klauen), bei denen ein hoher Prozentsatz zu einer Verlagerung des Labmagens neigt (der nur mit chirurgischen Methoden behoben werden kann), eine solche Zucht kann man objektiv ebenfalls nur als Qualzucht bezeichnen. Bei all diesen »Turbotieren« ist nachweisbar die Zahl von bakteriellen Erkrankungen signifikant höher als bei Züchtungen, bei denen die tierische Leistung nicht auf die Spitze getrieben wurde.

Zuchtziele dürfen nicht dem Gusto der Zuchtorganisationen überlassen werden. Es bedarf ordnungspolitisch verbindlicher Grenzen. Tierzucht war in den vergangenen Jahrhunderten eine öffentliche Aufgabe, und es ist höchste Zeit, dass der Staat sich wieder in die Zucht einmischt und Rahmenbedingungen formuliert, die nur die Zucht von gesunden, immunstarken Tieren vorsieht und diese fördert.

Außer dass ein äußerst wichtiger Beitrag zum Tierschutz erreicht wäre, würde gleichzeitig die Notwendigkeit, Antibiotika einzusetzen, deutlich reduziert.

Alles dreht sich ums Tier

Die Folgen einer tierzentrierten Landwirtschaft sind weitreichend; wir wollen hier zunächst die unmittelbaren Auswirkungen anreißen – auf die Kollateralschäden kommen wir im nächsten Kapitel zurück. Dass sich in der hiesigen Landwirtschaft fast alles ums Tier dreht, bedeutet (unter anderem):

- umfänglicher Antibiotikaeinsatz (wie gesehen).
- Der Tierfutteranbau beansprucht etwa 70 Prozent der landwirtschaftlichen Nutzflächen. Hinzu kommt der hohe Einsatz von Wasser und Energie (übrigens auch in den Ursprungsländern etwa beim Sojaanbau).
- Der Aufwand für die Produktion einer tierischen Kalorie ist bis zu siebenmal so hoch wie für die einer pflanzlichen.
- Der Futterbedarf ist vielfach höher, als im jeweiligen landwirtschaftlichen Betrieb produziert werden kann. Die Tierhaltung ist also nicht flächengebunden.
- Für Kraftfutter werden große Mengen etwa von Soja importiert (65 Prozent des importierten Tierfutters), mit den bekannten Folgen anderswo wie die Abholzung von Regenwald.
- Viele Tiere werden auf engem Raum gehalten.
- Leistungsorientierte Zucht reduziert die Nutztierarten (bereits heute sind viele alte Rassen verschwunden) und schwächt die Tiere bis hin zur sogenannten Qualzucht (siehe Kasten Seite 83 ff.).
- Haltungsformen, die natürliche Bedürfnisse der Tiere ignorieren, sind an der Tagesordnung.
- Auch die angebauten Sorten von Feldfrüchten verringern sich. Die Vielfalt wird auch hier eingeschränkt; alte Sorten gehen verloren. Heute werden bei uns vor allem Mais, Weizen (50 Prozent aller Ackerflächen), Raps angebaut. Das Saatgut ist fast ausschließlich hybrid, das heißt, es ist nur einmal einsetzbar und schafft starke Abhängigkeiten von den vier weltweit agierenden Saatgutkonzernen.

- Monokulturen breiten sich aus.
- Pestizid und Kunstdünger werden in der konventionellen Landwirtschaft flächendeckend eingesetzt.
- Gülle (200 Millionen Kubikmeter/Jahr in Deutschland) gefährdet Grundwasser und Böden.
- Hohe Stickstoffüberschüsse verändern Lebensräume und belasten das Klima.
- Die Weidehaltung geht zugunsten der Stallhaltung und Silagefütterung zurück.
- Grünland wird zugunsten von Ackerflächen umgebrochen; das trägt zum Klimawandel bei, da Grünland CO_2-Speicher ist. Das Umweltprogramm der UN schätzt, dass die Produktion von Nahrungsmitteln, insbesondere von Fleisch und Futter, für etwa 60 Prozent des weltweiten Biodiversitätsverlusts verantwortlich ist.[104]
- Millionen Tiere erreichen die Schlachtreife nicht, zum Beispiel aufgrund von Verletzungen oder Krankheiten.
- Männliche Tiere werden als nicht nutzbar aussortiert; so werden allein in Deutschland jährlich 45 Millionen männliche Küken vergast und geschreddert; 200 000 männliche Kälber werden auf qualvolle Transporte geschickt. Männliche Ferkel wurden bis Ende 2020 ohne Betäubung kastriert.

Das Ergebnis: Innerhalb von fünfzig Jahren wurde aus einer vielfältigen, strukturierten Landwirtschaft eine Agrarindustrie, die sich an Intensivierung, Effizienz, Produktivitätssteigerung orientiert und sich damit in ein Geflecht aus Abhängigkeiten von Saatgutkonzernen, Großschlachtereien, Maschinen- und Pharmakonzernen, von Handelsketten und von Subventionen verstrickt hat. Mit fatalen Folgen für die Existenz des Bauernstandes und der natürlichen Ressourcen, auf denen sie fußt. Eine über Jahrhunderte von Bauernarbeit geprägte artenreiche Kulturlandschaft verwandelt sich in eine monotone, artenarme grüne Ödnis.

Leistung, Leistung, Leistung[105]

Erträge deutscher Landwirtschaft

Aus einem Hektar Weizen:

1950	2580 Kilogramm
1980	4890 Kilogramm
2016–2018 (im Durchschnitt pro Jahr)	7387 Kilogramm

Aus einem Hektar Kartoffeln:

1950	24 490 Kilogramm
1980	25 940 Kilogramm
2016–2018 (im Durchschnitt pro Jahr)	42 197 Kilogramm

Milchleistung pro Kuh und Jahr:

1950	2480 Kilogramm
1980	4538 Kilogramm
2018	8059 Kilogramm

Legeleistung einer Henne pro Jahr:

1950	120 Eier
1980	242 Eier
2018	298 Eier

Das System Antibiotika

Antibiotikaeinsatz in der Tierhaltung ist also kein sensationsheischendes Luxusthema. Es ist das zentrale Indiz für einen Systemfehler, ein Systemindikator für die brisante Lage in der Tierhaltung im Besonderen und der Landwirtschaft als Gesamtsystem. Und Antibiotika sind gleichzeitig ein Systemstabilisator. Das heißt, um Funktion und Bedeutung von Antibiotika im Stall zu verstehen, müssen wir ins Innere der industriellen Landwirtschaft schauen; nur so lässt sich erkennen, warum Forderungen nach Antibiotika-Reduzierung allein ins Leere laufen. Im Zentrum der deutschen Agrarwirtschaft steht die Produktion tierischer Produkte mit hoher Intensität und hohem Leistungsdruck. Antibiotikaverbrauch ist damit wesentlicher Indikator für die Art der Tierhaltung.[106] Dadurch ist die Fleisch-, Milch- und Eierproduktion, sind der Konsum und Export tierischer Produkte Schlüsselfaktoren für das, was die deutsche (und teilweise europäische) Landwirtschaft ausmacht – und für alles, was daraus folgt. Deshalb stehen die Pillen vor den Säuen für das System Antibiotika und damit für das System industrielle Landwirtschaft mit ihrem Motor, der Massentierhaltung.

Den Antibiotikaeinsatz unter diesen Bedingungen so weit zu senken, dass nur noch das einzelne kranke Tier behandelt wird, ist nicht möglich. Zu Recht heißt eine Kernaussage, die sich auch in Programmen des Landwirtschaftsministeriums und der europäischen Agrarpolitik findet: Es ist eine Frage der Haltung. Hier den Veränderungshebel anzusetzen scheint unabdingbar – und allein erfolgversprechend.

Man kann mit Fug und Recht sagen: Antibiotika sind in der Produktion tierischer Erzeugnisse systemrelevant. Und das galoppierende Resistenzgeschehen, das Umwelt und unser aller Gesundheit bedroht, ist diesem System immanent.

Knapp zusammengefasst: Antibiotika-Einsatz und industrielle Tierhaltung sind zwei Seiten einer Medaille. Wer das Erstere nicht will, muss das Zweite verändern und – um etwas vorzugreifen – kann nicht weiter so viel Fleisch, so viele Eier essen und so viel Milchprodukte konsumieren wie bisher. Damit spielt der Fleischkonsum eine Schlüsselrolle beim Umbau der Landwirtschaft und in der Folge für den Kampf gegen Klimawandel, Artensterben, Biodiversitätskrise, für Wasser- und Bodenschutz, ist also eine Schlüsselfrage für die Weltgesundheit und die ökologische Tragfähigkeit der Erde.[107]

Schauen wir hier nochmals auf die anfangs beschriebene Bedeutung des Reserveantibiotikums Colistin für den an Muskovizidose Erkrankten zurück, sehen wir die weitere Assoziation unserer titelgebenden Aussage: die tonnenweise Verfütterung von Pillen, die für

Kranke eine Kostbarkeit sind, ganz im Sinne von seltenen Perlen im Schrank der modernen Medizin – und vielleicht ihre letzte Chance.

Antibiotikaminimierungskonzepte

Seit den 1990er-Jahren werden immer wieder Versuche unternommen, den Einsatz von Antibiotika zu regulieren und zu reduzieren. Denn die Gefahren und die heraufziehende Gesundheitskrise, die mit der enorm beschleunigten Resistenzentwicklung einhergeht, wurden, wie gesehen, längst erkannt. Die Ergebnisse sind ernüchternd. Einige Versuche haben wir bereits skizziert, andere Programme wie etwa die Deutsche Antibiotika-Resistenzstrategie DART (in Österreich Ages, in der Schweiz StAR), GERMAP – Antibiotikaresistenz und -verbrauch, das Zonoosen-Monitoring,[108] um wichtige zu nennen, haben zwar die Aufmerksamkeit in der Öffentlichkeit immer wieder aktiviert, aber für sich genommen keine entscheidende Wende in der Tierhaltung gebracht.

Bezogen auf die Situation in Deutschland, gilt: Für eine effektive fachliche Überwachung des Antibiotikaeinsatzes in der Tierhaltung fehlen bis heute flächendeckende Kontrollmechanismen. Es wurde zwar im genannten Evaluationsbericht 2019 öffentlich, dass seit der ersten Messung im Jahre 2011 die Auslieferung von 1706 Tonnen auf 733 Tonnen 2017 zurückgegangen ist, was schön klingt, aber nichts über den wahren Verbrauch aussagt. Es gibt Antibiotika, die mit 20 mg/kg Körpergewicht dosiert werden, und es gibt Antibiotika die mit 400 mg/kg Körpergewicht dosiert werden. Wenn Züchter oder Mastbetriebe das Antibiotikum wechseln, können sie den Verbrauch leicht erheblich senken, ohne die Mittel tatsächlich seltener einzusetzen. Tonnen als abstrakte Zahl sagen also sehr wenig aus über die Häufigkeit und Zeitdauer, in denen Tiere während eines Mastdurchganges behandelt werden. Insbesondere der Einsatz von Reserveantibiotika verzerrt die Gesamtbilanz. Von diesen kritischen

Medikamenten benötigt der Tierarzt deutlich geringere Mengen. Ob ein Antibiotikaeinsatz überhaupt notwendig war, lässt sich aus solchen Zahlen ebenfalls nicht erkennen. Eine effektive Kontrolle scheint über die zur Verfügung stehenden Systeme nicht möglich. Das sei im Folgenden verdeutlicht:

Seit dem zweiten Halbjahr 2017 müssen, wie gesehen, die Mäster von Rindern, Schweinen, Hühnern und Puten ihre Antibiotikaabgaben melden. Es wurde ein äußerst aufwendiges und komplexes System geschaffen. Nach der Änderung des Arzneimittelgesetzes mit der 16. AMG-Novelle im April 2014 hatte sich gezeigt, dass die Gesetzesänderung viele Fragen aufwarf. Eine zusätzliche Verordnung, die »Tierarzneimittel-Mitteilungen-Durchführungsverordnung«, die im Juni 2017 veröffentlicht wurde, hat zunächst die heftig diskutierte Frage geklärt, ab wie vielen Tieren ein Mäster verpflichtet sei zu melden. Aus den Daten wird für jeden Betrieb halbjährlich eine Therapiehäufigkeit ermittelt, aus ihnen werden durch Benchmarking bundesweite Kennzahlen für die jeweiligen Nutzungsarten errechnet. Die Mäster werden hierbei durch die Kennzahl 1 und 2 jedes Halbjahr erneut in drei Kategorien eingeteilt. Unter der Kennzahl 1 liegen 50 Prozent der Betriebe; diese Betriebe müssen keine weiteren Maßnahmen im Rahmen dieses Gesetzes treffen, außer weiterhin ihre Daten ordnungsgemäß zu übermitteln. Oberhalb der Kennzahl 1, aber noch unter der Kennzahl 2 liegen die darauffolgenden 25 Prozent der Betriebe. Hier müssen sich die Tierhalter unter Hinzuziehung eines Tierarztes Gedanken über die Ursachen ihres Antibiotikaeinsatzes machen und prüfen, wie die Menge verringert werden kann. Weitere 25 Prozent liegen über der Kennzahl 2 und somit in der höchsten Kategorie des Benchmark; die Tierhalter müssen in Zusammenarbeit mit ihrem Tierarzt bei den Behörden einen Maßnahmenplan einreichen. Jeder Tierhalter muss selbstständig seine Therapiehäufigkeit mit den bundesweiten Kennzahlen abgleichen und die notwendigen Maßnahmen treffen.

In den Bundesländern ist die Zuständigkeit für die Überwachung dieser Gesetzesänderung unterschiedlich geregelt. In Niedersachsen wurde durch das Landesamt für Verbraucherschutz und Lebensmittelsicherheit (LAVES) ein für alle nachvollziehbares Beratungs- und Überwachungssystem aufgebaut. Durch den Willen der amtierenden Regierung (SPD/CDU) wird die Zuständigkeit von der Landesbene wieder zurück auf die lokalen Veterinärämter verlagert. Offensichtlich war die Umsetzung so erfolgreich, dass man wieder zum alten System zurückkehrt. Mit der Einführung der Antibiotika-Minimierung zeigt sich ein schon zuvor einsetzendes deutliches Absinken der Antibiotikamengen, die in der Tiermedizin verbraucht werden. Doch die Entwicklung stagniert mittlerweile, bzw. in bestimmten Bereichen ist der Verbrauch erneut angestiegen.

»Steak oder Leben« oder: Weiter wie immer

Die zynisch klingende Überschrift wählte der *Spiegel* im Oktober 2020 für einen Bericht über den Entwurf der EU zur Neuregelung von Antibiotikagebrauch in der Tierhaltung, die im Rahmen eines neuen europäischen Arzneimittelrechts für 2022 geplant ist.[109] Im Jahr 2018 war die EU den Empfehlungen der WHO-Liste endlich gefolgt und hatte beschlossen, dass die Reserveantibiotika der Humanmedizin vorbehalten bleiben sollten. Doch der nun den Ländern vorgelegte Entwurf lässt den Einsatz bei Tieren weiter zu und kleidet diesen in schwammige Formulierungen, so soll das Tierwohl als Kriterium für den Einsatz von Reserveantibiotika gelten. Eine Liste der ausgeschlossenen Wirkstoffe liegt bislang nicht vor.

Das Bundeslandwirtschaftsministerium legte derweil eine Novelle des Arzneimittelgesetzes vor, die keine wesentlichen Veränderungen enthält, erst recht keine nur der Humanmedizin vorbehaltenen Antibiotika. Bevor die für 2022 europaweit geplanten Regelungen nicht geklärt sind, will Deutschland nicht vorgreifen. Als kleine Änderung müssen nun Landwirte auch melden, wenn sie keine Antibiotika eingesetzt haben. Weitere Neuerungen sollen erst mit den neuen EU-Regelungen zur Erfassung der Antibiotikavergabe bei allen Tierarten kommen. Ein Komplettverbot von Reserveantibiotika für Nutztiere hält das Ministerium für unmöglich – im Sinne des Tierschutzes bei kranken Tieren, die, so könnte man sich dem *Spiegel* anschließen, aus Platzmangel leider keinen Abstand zum gesunden Nachbarn halten können, weshalb allen anderen auch der kostbare antibiotische Wirkstoff verfüttert werden muss. So redet man sich erbärmliche Haltungsformen schön, spricht von Tierwohl – und macht weiter wie immer in der europäischen und deutschen Agrarpolitik.

Wie es schnell gehen könnte – ein Planspiel

Zusammen mit seinem Team von der ETH Zürich hat der Mikrobiologe Thomas van Boeckel Vorschläge erarbeitet, wie der Einsatz von Antibiotika in der Tierhaltung verringert werden könnte, und zwar beispielhaft für die aktuelle Situation.

Drei Szenarien für eine weitreichende Reduzierung haben die Forscher entwickelt:

»Ein weltweiter **Grenzwert** von 50 Milligramm Antibiotika je Kilogramm Fleisch pro Jahr in den OECD-Ländern würde den weltweiten Verbrauch um bis 60 Prozent reduzieren, ohne die landwirtschaftliche Entwicklung in Ländern mit niedrigem Einkommen zu beeinträchtigen. Zum Vergleich: In Deutschland werden 98 Milligramm, in Dänemark 42 und in Schweden knapp 12 Milligramm Antibiotika je Kilogramm Nutztier benötigt.

1. Die **Begrenzung des Fleischkonsums** auf das Äquivalent eines Fast-Food-Burgers mit maximal 40 Gramm pro Person und Tag könnte den Antibiotikaverbrauch bei Tieren um 66 Prozent verringern. – Zum Vergleich: In Deutschland liegt der durchschnittliche Verzehr bei 164 Gramm pro Tag und Person.

2. Eine **Abgabe auf Antibiotika** für Tiere könnte den weltweiten Verbrauch um 31 Prozent senken. Zugleich würden je nach Höhe der Abgabe jährlich Einnahmen von über 1,7 Milliarden US-Dollar generiert, die z. B. für die Erforschung neuer Antibiotika genutzt werden könnten.«[110]

Trotz vermehrter Öffentlichkeit für die Thematik Antibiotikaresistenz sieht auch Thomas von Boeckel viel Reden, aber wenig Handeln.

Fassen wir bis hierher zusammen: Die Zahlen zum Antibiotikaverbrauch bei Nutztieren in Deutschland sehen im Jahr 2020 zwar schöner aus, doch real hat sich wenig verändert. Weil sich an den Ursachen wenig verändert hat. Weil tierische Produkte mehr denn je im Zentrum der Landwirtschaft stehen. Weil die Tierbestände nicht zurückgefahren werden – und die Landwirte für Reduzierung nicht bezahlt werden wie in den Niederlanden –, sondern das Wachsen der landwirtschaftlichen Betriebe immer noch als Zielmarke gilt. Restriktivere Maßnahmen für Tierhalter und Veterinäre, strengere Überwachung, Monitoring führen nur zu einer Verschiebung, noch dazu hin zu Reserveantibiotika, die eigentlich tabu sein sollten.

Die Dramatik der mit dem Resistenzgeschehen heraufziehenden Gesundheitskrise haben wir bereits skizziert, und sie ist seit Jahrzehnten in nationalen und internationalen Debatten präsent. Dass das gesellschaftliche Bewusstsein in den Themenfeldern Umwelt, Tierhaltung, Fleischkonsum, Ernährung wächst, zeigen Umfragen, zum Beispiel im November 2020 zur ARD-Themenwoche »Wie leben«, wonach drei Viertel der Deutschen den Umgang mit der Umwelt kritisch bewerten und insbesondere große Missstände in der Tierhaltung sehen.

Klare Aussagen finden sich auch auf den Leserbriefseiten überregionaler Zeitungen. Obgleich sie nicht repräsentativ sind, vermitteln sie doch einen Eindruck, wie die folgenden Stimmen aus der Gesellschaft zeigen[111]:

- »Die Bedeutung der wirksamen Antibiotika in der Medizin entspricht der Bedeutung des elektrischen Stroms für die Funktion unserer modernen Lebenssysteme. Daher hat das Thema wirksamer Antibiotika im Gesundheitsbereich dieselbe infrastrukturelle Wichtigkeit wie die Stromversorgung unseres Landes.«
- »Wir kontrollieren das Leben nicht, wir haben hier – mit oder ohne Antibiotika – bei Weitem nicht alles im Griff. … Wenn wir Monokulturen pflegen, tun sich Nischen auf, die besetzt werden. Wenn wir Tiere in den Ställen eng zusammenpferchen, dann breiten sich Infektionen schneller aus.«
- »Agrarpolitik ist in Deutschland fest in den Händen einer mächtigen Lobby aus Bauernverband, Futtermittellieferanten, Schlachtindustrie und dem Oligopol der Handelsketten. Ihnen allen geht es um Profitsicherung mithilfe von Billigfleisch. Nun, wo die Mängel unübersehbar sind, sieht sich Frau Klöckner zu einer Tierwohlabgabe gedrängt, die aber nicht viel zur Verbesserung beitragen wird, wenn sie der einzige Schritt bleibt.«
- »Die Politik und den Handel sehe ich in der Pflicht, dem Verbraucher zeitnah durch Aufklärung ein Umdenken beizubringen. Im Handel sollte kein superbilliges Fleisch mehr angeboten werden, weil dies unter für Tier und Mensch unwürdigen Bedingungen hergestellt wird. … Zur Zeit ist es doch so, dass der Verbraucher an der Ladentheke etwas kauft, von dem er zwar den Preis, nicht aber den Wert kennt. Bis zur Einführung eines einheitlichen Labels würde ich, wie bei Zigaretten, auf Billigfleischprodukten einen gut sichtbaren Warnhinweis anbringen. Wenn es Politik und Handel gelingt, mit glaubhafter Transparenz eine veränderte Kaufkultur zu schaffen, werden auch höhere Preise akzeptiert.«
- »Die Lobbyisten der verschiedenen Industriezweige – Futtermittelhersteller, Produzenten von landwirtschaftlichen Maschinen,

Herbiziden, Antibiotika, Düngemittel etc. – haben die Politik seit Jahrzehnten mit sehr großem Erfolg gegen demokratische Prinzipien beeinflusst.«

- »Politik und Gesellschaft müssen noch ganz andere Baustellen in der heutigen konventionellen Landwirtschaft im Fokus haben … Intensivtierhaltung, Grundwasserbelastung, Antibiotika-Einsatz, Klimabelastung, Pestizide usw.«
- »Nur mehr Bedacht beim Eier- und Hühnerfleischkonsum kann dem Federvieh helfen. Also zurück zum Normalhuhn, das zwar weniger Eier legt und weniger Fleisch auf den Schenkelchen hat, aber bis zum frühen Tod vielleicht ein kleines Hühnerglück erleben durfte.«
- »Die meisten landwirtschaftlichen Betriebe unterliegen einem enormen Preisdruck auf der Absatzseite durch den Lebensmitteleinzelhandel. Dieser ist leider durch die ›Geiz ist geil‹-Mentalität der Verbraucher bestimmt.«
- »Was muss noch alles an Nachrichten und Veröffentlichungen erscheinen, bis breite Kreise unserer Bevölkerung endlich wach werden und die brutalen Tierquälereien in unseren Schlachthöfen wahrnehmen?« (vor Corona)
- »Wen ethische Erwägungen kaltlassen, sollte sich vor Augen führen, dass auch auf rein materieller Ebene das Fleisch gequälter und gestresster Tiere – neben Antibiotika und anderen Medikamenten – Stoffe enthält, die auch die menschliche Gesundheit beeinträchtigen.«
- »Bei Fleisch und Wurstwaren ist es fast unmöglich, Produkte zu finden, für deren Herstellung nicht Tiere gequält wurden … Von unseren Politikern erwarte ich, dass sie dem Klima-, Umwelt- und Tierschutz den Vorrang einräumen vor niedrigen Preisen.«

Blickwechsel
Das kurze hässliche Leben eines Masthähnchens

»Bei den untersuchten Zuchtdurchgängen kamen über die Lebensdauer der Tiere (30 bis 35 Tage) eine Vielzahl von Wirkstoffen zum Einsatz, teilweise bis zu acht verschiedene Antibiotika. Im Durchschnitt wurden drei verschiedene Wirkstoffe verabreicht. Die Dosierung mit Antibiotika betrug bei 53 Prozent der Behandlungen nur ein bis zwei Tage und lag damit außerhalb der Zulassungsbedingungen für bestimmte Antibiotika. In Einzelfällen musste eine Behandlungsdauer von 26 Tagen festgestellt werden. Im Durchschnitt wurden den Tieren 7,3 Tage lang Antibiotika verabreicht.«[112]

Diese Untersuchungsergebnisse, die zeigen, dass ein Masthähnchen ein Fünftel seiner kurzen Lebenszeit mit antibiotischen Substanzen getränkt/gefüttert wird, sind zehn Jahre alt und standen mal wieder im Zentrum einer kurzen Debatte um Massentierhaltung. Trotz neuer Kontrollmechanismen hat sich auch nach einer Dekade nichts Wesentliches an den Lebensverhältnissen der Masthähnchen und Hühner verändert.[113] Auch wenn die Geflügelindustrie ein zu Herzen gehendes Bild von ihren Ställen zeichnet:

»Hähnchen werden in Deutschland niemals in Käfigen, sondern ausschließlich in Bodenhaltung aufgezogen. Bodenhaltung bedeutet, dass die Tiere in weitläufigen, oft über tausend Quadratmeter großen Ställen gehalten werden. In den Ställen können sich die Hähnchen jederzeit frei bewegen – und sie haben stets freien Zugang zu frischem Tränkwasser und altersgerechtem Futter. Der Boden ist mit einer natürlichen Einstreu aus Strohhäckseln oder Hobelspänen bedeckt. Lichtöffnungen und Beleuchtung sorgen für einen natürlichen Tag-Nacht-Rhythmus.

Hähnchen können im Stall so ihre natürlichen Verhaltensweisen wie Picken, Scharren oder Staubbaden jederzeit ausleben.«[114]

Klingt ein wenig nach Beautyfarm, und vom millionenfachen Kükenschreddern ist auch keine Rede.Wie anders liest sich ein Befund aus jüngster Zeit, der auf Videos aus einer Hühnermästerei von einer Tierschutzorganisation beruht: »Es ist zu sehen, wie tote Tiere durch die Gegend geworfen werden. Es ist zu sehen, dass tote zwischen lebenden Tieren verwesen. Es ist zu sehen, welche Qualen die Massenhaltung lebendigen Hühnern zufügt, deren Beine entstellt sind und die nicht mehr aufstehen können.«[115]

Was die Massenhaltung von Geflügel Menschen zumutet, zeigt der Bericht einer Anwohnerin in der Nähe eines Großstalls: »Seit Jahrzehnten werden wir mit mörderischem Gestank belastet, und durch die Abluft werden Keime in die Luft geschleudert. Eine Million Hühner werden hier jeden Monat gemästet.«[116]

5

Nicht zukunftsfähig

Ein System zerstört sich selbst

Dass die derzeitigen Haltungsbedingungen eines Großteils der Nutztiere nicht zukunftsfähig sind.
Wissenschaftlicher Beirat für Agrarpolitik beim Bundesministerium für Ernährung und Landwirtschaft

Erinnern wir uns: Intensive Landwirtschaft in Deutschland bedeutet nach wie vor industrielle Tierhaltung von Schweinen, Hühner, Puten auf engem Raum, bedeutet Ertragsleistung bis an die körperlichen Grenzen etwa von Milchkühen, bedeutet massenhaften Küken- und Kälbertod.[117] Und bedeutet auch permanenten Einsatz von Antibiotika. Gleichzeitig können viele Landwirte von dieser Art der Haltung kaum noch leben, sind Subventionen vielfach kurzfristiger Rettungsanker, hat sich die Zahl der Höfe in Deutschland innerhalb von zwanzig Jahren fast halbiert, bei fast gleichbleibender landwirtschaftlich genutzter Fläche und wachsender Tierzahl in den verbleibenden Betrieben. Während die Kleinen aufgeben, wachsen Große.[118] Die langjährige Devise von Bauernverbänden und anderen Lobbyisten »Wachse oder weiche«/»Go big or go home« zeigt ihre Konsequenz heute in nicht mehr zu übersehender Brutalität. Viele Bauern sind gewichen und mit ihnen Insekten, Feldvögel, Lebensräume.

Der Status quo ist, vorsichtig ausgedrückt, unbefriedigend. Andere sagen, es ist ein Skandal für Mensch, Tier und Umwelt, eine ökologische, wirtschaftliche und gesellschaftliche Katastrophe. Nicht zu vergessen die Gesundheitskrise, die mit massenhaft eingesetzten Antibiotika und daraus folgenden Resistenzen heraufzieht. Landwirte und Wissenschaftler, die seit Jahrzehnten grundlegende Veränderungen fordern, sind desillusioniert, wie der Allgäuer Milchbauer Hans Foldenauer: »Die Zeichen der deutschen und der europäischen Agrarpolitik stehen nach wie vor auf immer größere Betriebe, immer noch billigere Preise für unsere Produkte, immer noch mehr Intensivierung der Produktion. Die Agrarpolitik richtet sich nach den Interessen der Agrar- und der Lebensmittelindustrie, nicht nach denen der Menschen und der Tiere.«[119] Oder der renommierte Biologe Josef Reichholf: »Die Debatte um eine naturverträglichere Landwirtschaft geht ja schon seit Jahrzehnten. Am Ende hat sich stets die Agrarlobby durchgesetzt. Inzwischen denke ich, unser Agrarsystem ist unreformierbar, es müsste erst zusammenbrechen, damit es eine Perspektive für die Bauern selbst und die Tier- und Pflanzenwelt gibt.«[120] Selbst wenn man sich dieser Schlussfolgerung (noch) nicht anschließen will, zeigen doch viele Analysen der aktuellen Realität, dass die Beziehung zwischen Landwirtschaft und restlicher Gesellschaft angespannt ist. »Über die Jahre und Jahrzehnte haben sich so Landwirte und Verbraucher, wie abhängig auch immer sie voneinander sind, entfremdet. Bauernhöfe, wie sie einst viele Dörfer prägten, haben dichtgemacht oder die Ortschaft verlassen.«[121]

Von der Scholle geschubst

Höfesterben in Deutschland und der EU

Mit der nur auf den ersten Blick witzig klingenden Überschrift titelte das Wissenschaftsmagazin *Spektrum* einen Beitrag zum Bodenverlust von kleinbäuerlichen Betrieben.[122] Insgesamt setzt sich seit Jahrzehnten der Verlust landwirtschaftlicher Betriebe in Deutschland und EU-weit ungebremst fort:

Zwischen 1980 (knapp 800 000 Betriebe) und 2020 gaben fast drei Viertel aller Landwirte auf. Prognosen sehen einen weiteren Rückgang in den kommenden 20 Jahren von derzeit knapp 270 000 Höfen auf nur noch 100 000. Die verbleibenden Betriebe werden große, intensiv wirtschaftende Agrarunternehmen sein mit einer eher industriell und weniger bäuerlich geprägten Struktur.[123] Insbesondere der Druck auf die Tierhalter führt zu Hofaufgaben. Von deutschen Schweinezuchtbetrieben hat in zehn Jahren die Hälfte aufgehört, von deutschen Milchbauern hat ein Drittel zugemacht.

EU-weit ist der Trend fast noch deutlicher. Auch dort verringert sich die Anzahl der Betriebe schnell, während die genutzte Fläche weitgehend gleich bleibt. Zwischen 2005 und 2015 gingen 4 Millionen bäuerliche Betriebe verloren (pro Tag 1000, diagnostizierte der neue EU-Kommissar für Landwirtschaft Janusz Wojciechowski).[124] Dass die Tendenz zur Konzentration sich auf Kosten der kleinen Betriebe fortsetzen wird, ist zu befürchten, da innerhalb der EU derzeit noch zwei Drittel aller Bauernhöfe über weniger als 5 Hektar Land verfügen.

In der Debatte über die Ursachen dieser Entwicklung, die ländliche Strukturen wesentlich verändert, kleinteilige Landnutzung weiter zurückdrängt und eine alte bäuerliche Kultur zerstört, werden vielfach der Druck immer neuer Umweltauflagen und gesellschaftliche Forderungen an die Landwirtschaft genannt. Andererseits zeigt sich hier ein weiteres Mal die Konsequenz einer Agrarpolitik, die uneingeschränkt auf Größe, Intensivierung und Weltmarkt setzt, dabei sowohl die Menschen hinter dem Höfesterben als auch die Zerstörung der natürlichen Grundlagen jeder Landnutzung unbeachtet lässt. Die Kleinen unter den Bauern werden nur dann bemüht, wenn es darum geht, gesellschaftliches Mitleid zu mobilisieren, wie etwa anlässlich des bayerischen Volksbegehrens gegen Insektensterben zu beobachten war.

Der Wissenschaftliche Beirat für Agrarpolitik beim Bundesministerium für Ernährung und Landwirtschaft (WBA), also dem Zentrum deutscher und europäischer Agrarpolitik, erklärt insbesondere die Nutztierhaltung für nicht zukunftsfähig und fordert:

»Es gilt, ökonomische Chancen für die notwendigen Veränderungen der Tierhaltung zu erschließen und eine neue Kultur der Erzeugung und des Konsums tierischer Produkte einzuleiten.« Und mit Blick auf die ethisch problematischen Aspekte heutiger Tierhaltung: »In vielen gängigen Tierhaltungssystemen besteht ein hohes Risiko für das Auftreten von Schmerzen, Leiden und Schäden für die Tiere … Sie setzen für ihre ungestörte Funktion vielfach schmerzhafte Eingriffe am Tier voraus.« Der Blick auf mögliche Konsequenzen aus ökologischer und ökonomischer Sicht geht eindeutig in Richtung De-Intensivierung: »Sollten die empfohlenen Maßnahmen nicht zu den gewünschten Ergebnissen führen, sieht der WBA mittelfristig keine Alternative zur Reduktion von Tierbeständen in den gegenwärtigen ›Ballungsregionen‹ der Tierhaltung. Entsprechend dem niederländischen Modell sollten dann regionale Bestandsobergrenzen eingeführt werden.«[125]

Ein Planspiel könnte für unsere Thematik die Perspektive umkehren: Antibiotika werden nur noch für einzelne kranke Tiere eingesetzt, was eine Tierhaltung auf mehr Platz, mit Frischluftbereichen, artgerechtem Futter und Berücksichtigung arttypischer Bedürfnisse nach sich ziehen und automatisch die Zahl der Tiere reduzieren würde. (Wofür die Bauern natürlich entschädigt werden und wir Verbraucher ein paar Cent mehr für weniger täglichen Fleischkonsum zahlen müssten.) Klingt eigentlich einfach, sprengt aber das komplexe System Massentierhaltung mit seinen Stellschrauben: Fleischindustrie mit wenigen Großen, wie etwa der Marktführer Tönnies; billig als Kaufkriterium; Handelsketten, deren Macht bis in den kleinen Kuhstall reicht; und ein Preisdruck, dem fast alles geopfert zu werden scheint. Weniger wäre mehr, vorausgesetzt, alle sind bereit, für eine andere Landwirtschaft, deren Umbau natürlich nicht morgen vollendet sein könnte, aber heute beginnen müsste, ihren Beitrag zu leisten.

Sprengkraft? Aldi bekennt sich zu artgerechter Hühnerhaltung

Solche Möglichkeiten auszuloten und voranzutreiben versuchen Landwirte, oft jenseits des Deutschen Bauernverbandes, wie etwa die Arbeitsgemeinschaft bäuerliche Landwirtschaft oder Zusammenschlüsse von Tierhaltern oder die Europäische Masthuhn-Initiative, die im November 2020 weitreichend auf sich aufmerksam machte, als Aldi bekannt gab, diese Initiative zu unterstützen, »um die Haltungsbedingungen von Masthühnern deutlich zu verbessern«. Damit will der Discounter die schlimmste Form der Masthuhnzucht und -haltung bis 2026 beenden. Die Wirkung dieser Entscheidung kann stellvertretend die systemischen Folgen (auch mit gewisser Sprengkraft) von solchen Eingriffen zeigen. Einer der ganz Großen im System der Fleischproduktion und Vermarktung verpflichtet sich, perspektivisch keine Hühner aus Qualzucht und artfremder Haltung von seinen Lieferanten zu übernehmen, und setzt auch Großproduzenten wie die Wiesenhof-Gruppe (eigentlich PHW-Gruppe, die mit 2,7 Milliarden Euro Jahresumsatz der Big Player der deutschen Geflügelwirtschaft ist) unter Handlungsdruck. Denn gerade dieser Marktführer für Geflügel in Deutschland steht immer wieder massiv in der Kritik für die Haltungsbedingungen seiner Lohnmästereien.[126]

Zum beispielhaften Verständnis: Die Europäische Masthuhn-Initiative wurde von europäischen Tierschutzorganisationen gegründet und ist eine Selbstverpflichtung für mehr Tierwohl, das es ja endlich auch auf die große politische Bühne geschafft hat. Damit ist verbunden, in der Zucht langsam wachsende Hühnerrassen zu fördern. Bisher sind die Tiere so gezüchtet, dass sie innerhalb ihres kurzen Lebens (eigentlich kommen sie aus dem Kükenalter kaum heraus) möglichst viel Fleisch ansetzen, was Kreislauf und Bewegungsapparat nicht mitmachen. Die Tiere können kaum noch aufstehen und haben Mühe zu atmen. Nach den Vorgaben der Initiative sollen die

Tiere außerdem mehr Platz, frische Luft, Sitzstangen und die Möglichkeit zum Picken haben, und vor der Tötung sollen sie zuverlässig betäubt werden. Alles kein bisschen selbstverständlich; auch wenn das Tierschutzgesetz es vorsieht.

Inzwischen haben sich mehr als 350 Unternehmen der Initiative angeschlossen, darunter Schwergewichte der Lebensmittelproduktion wie Dr. Oetker, Nestlé, Iglo oder Unilever. O-Ton Aldi: »Die Veränderungen stellen alle beteiligten Akteure vor eine große Herausforderung, da hiermit eine Reihe von tiefgreifenden Veränderungen angestoßen werden muss« – gemeint ist die gesamte Lieferkette, von den Landwirten bis zu den Schlachtbetrieben. »Wir wollen eine ganze Industrie umstellen, und das dauert ein paar Jahre … Hierfür brauchen wir die Unterstützung der Politik und aller Marktbegleiter. Und Landwirte, die mehr Tierwohl umsetzen, müssen für diesen Mehraufwand honoriert werden.«[127]

Natürlich wirbt Aldi mit großformatigen Anzeigen für seine gute Tat und verschafft dadurch der Masthuhn-Initiative und dem Thema große Öffentlichkeit mit starkem Signal zum Thema Tierhaltung an die Verbraucher. Und dass die Geflügelindustrie ein Hotspot sowohl beim Antibiotikaeinsatz wie bei der Qualhaltung ist, ist vielfach belegt.[128] Die Albert Schweitzer Stiftung bezeichnet die Aldi-Selbstverpflichtung als »Meilenstein für den Tierschutz in Deutschland«.

Kein Luxusleben, aber immerhin …

Im normalen Mastbetrieb leben 26 Tiere auf einem Quadratmeter in kargen Ställen mit künstlichem Licht, ohne »Beschäftigung«. Das Fleischwachstum hat sich stark beschleunigt auf 4,2 Kilogramm in 56 Tagen (1957: 0,9 Kilogramm). Trotz hoher Antibiotikagaben sterben 5 Prozent der Tiere vor der Schlachtreife, das sind bei insgesamt 67 Millionen Tieren immerhin 3,35 Millionen, die sich in die weiteren Millionen verendeter Nutztiere einreihen.

Verbesserte Haltung nach Kriterien der Europäischen Masthuhn-Initiative[129]

Platz:	bis zu 26 Tiere pro m^2 ($39 kg/m^2$)	bis zu 20 Tiere pro m^2 ($30 kg/m^2$)
Zucht:	stark überzüchtet	begrenzt
Tageslicht:	teilweise	ja
Sitzstangen:	keine	2 m pro 1.000 Tiere
Pickmöglichkeit:	keine	2 Teile pro 1.000 Tiere

Tierwohl in aller Munde?

Nimmt man nach Beschlüssen zum Kastenstand für Sauen und Ferkelkastration noch das Thema Töten von männlichen Eintagsküken hinzu, scheint sich wachsende Bereitschaft zur Arbeit am Tierwohl zu entwickeln. Auch zeigen sich einige Discounter und Lebensmittelkonzerne als Vorreiter. Dabei setzen sie zum einen auf eine Technik zur Geschlechtsbestimmung im Ei, die eine Tötung des ungeborenen männlichen Embryos ermöglicht, zum anderen verpflichten sie sich zur Aufzucht der sogenannten Bruderhähne. Slogans wie »Wir schaffen das Kükentöten ab« reagieren auf gesellschaftliche Kritik und geben den Verbrauchern ein gutes Gewissen. Dass hier Marketing und ökonomisches Kalkül am Werk sind, verwundert nicht. So verklagte die Verbraucherschutzorganisation foodwatch Aldi Ende 2020 wegen seiner irreführenden Werbung zur Kükenrettung: Die Behauptung, das Kükentöten zu beenden, beziehe sich nur auf die Schaleneier, nicht auf die in vielen Produkten verarbeiteten Eier, die zwei Drittel der Nutzung ausmachen. »Aldi nutzt den Wunsch der Verbraucherinnen und Verbraucher nach mehr Tierschutz schamlos aus und macht vollmundige Versprechen, die das Unternehmen nicht halten kann. Der Discounter sollte bei den Fakten bleiben und seine irreführende Heile-Kükenwelt-Werbung umgehend stoppen«, erklärte Matthias Wolfschmidt, Veterinärmediziner und Strategiedirektor bei foodwatch. Auch der Discounter Lidl wurde wegen Falschbehauptungen abgemahnt und zog seine Werbung zurück.[130]

Im Herbst 2020 legte Landwirtschaftsministerin Klöckner einen Gesetzentwurf zum Schutz männlicher Legeküken vor, der im Januar 2021 vom Kabinett gebilligt wurde. Danach soll ab 2022 die heute gängige Praxis, die männlichen Küken der Legezuchtlinie nach dem Schlupf zu töten, verboten werden. Die Problematik des Kükentötens entstand durch die Aufteilung der Hühnerrassen in Lege- und Mastrassen, um deren Leistung/Ertrag zu erhöhen. Stattdessen würde der Kükentod künftig vorverlagert in die Embryonalentwicklung. Bei diesem Vorgehen stirbt das männliche Küken im Ei. Es ist noch nicht so niedlich, und wir können uns einbilden, es spüre noch nichts – obwohl Gutachten dieser Annahme widersprechen. Das Sterben von Tieren wird auch hier unsichtbar.

Bioverbände kritisieren die frühzeitige Geschlechtsbestimmung und Tötung des männlichen Embryos und fordern einen Systemwechsel in der Zucht, sodass beide Geschlechter aufgezogen werden. Inzwischen gibt es zahlreiche Projekte unter dem Stichwort »Bruderhahn«, die der Verbraucher durch einen 4-Cent-Aufschlag auf Eier mitfinanziert. Außerdem wird an der Züchtung eines Zweinutzungshuhns gearbeitet; diese robusteren Rassen eignen sich sowohl für die Eier- wie für die Fleischproduktion.[131]

Das Tierwohl kommt also langsam bei Entscheidungsträgern an, und sei es nur aufgrund wachsenden gesellschaftlichen Drucks und massiven Einspruchs von Wissenschaftlern und Ethikern. Julia Klöckner plädierte im Herbst 2020 für eine Tierwohlabgabe (prognostiziert waren 35 Euro/Jahr für jeden Bürger), die dazu dienen soll, die Tierhaltung in Deutschland tierwohlgerecht umzubauen[132] und den Tierhaltern die Umbaukosten zu erstatten. In diesen Rahmen gehören auch die Pläne für ein Tierwohlkennzeichen.[133]

Label »Haltungsform«

Praktisches Beispiel für Tierwohlkennzeichnung im Supermarkt als Entscheidungshilfe beim Fleischkauf

Das Label Haltungsform ist in vier Stufen eingeteilt. Stufe 1 ist am billigsten und steht für Stallhaltung und wenig Platz. Stufe 2, Stallhaltung plus, bietet etwas mehr Platz. Stufe 3 sieht einen überdachten Außenbereich vor; Stufe 4 steht für den meisten Platz im Stall und einen Auslaufbereich.

Platz nach Haltungsform:

Masthuhn

Stufe 1: $0{,}038\,m^2$
Stufe 2: $0{,}043\,m^2$
Stufe 3: $0{,}060\,m^2$
Stufe 4: $0{,}071\,m^2$

Schwein

Stufe 1: $0{,}75\,m^2$
Stufe 2: $0{,}825\,m^2$
Stufe 3: $1{,}05\,m^2$
Stufe 4: $1{,}5\,m^2$

Rind

Stufe 1: $2{,}2\,m^2$
Stufe 2: $3\,m^2$
Stufe 3: $7\,m^2$ inkl. $3\,m^2$ Freilauf
Stufe 4: $8\,m^2$ inkl. $3\,m^2$ Freilauf

Legehennen

$0{,}080\,m^2$ Käfighaltung in Kleingruppen
(nur noch bis 2025 zulässig)
$0{,}111\,m^2$ Bodenhaltung
$4{,}111\,m^2$ Freilandhaltung (davon $4\,m^2$ Auslauffläche)
$4{,}167\,m^2$ Ökohaltung (davon $4\,m^2$ Auslauffläche)[134]

Trotz der geringfügigen Verbesserungen haben die Tiere immer noch erschreckend wenig Platz. Auf einer Zeitungsseite müssen 2,5 Hühner sitzen.

Noch allerdings ist das alles nicht die Regel. Noch ist auch nicht ausgemacht, ob eine Mehrheit der Verbraucher tatsächlich Bauernhöfe statt Agrarfabriken will, mit den daraus resultierenden Konsequenzen. Und noch gibt es die dunkle Seite der Tierhaltung, das Leid, die alltäglichen Tierschutzverstöße, die nur selten konsequent geahndet werden bis hin zur Tolerierung von tierquälerischem Umgang. Wie das Gutachten des WBA weisen auch andere Studien darauf hin, dass die gängige Praxis der gegenwärtigen Tierhaltung wenig geeignet ist, den verfassungsmäßig garantierten Tierschutz umzusetzen, ja ihn vielfach unterläuft. So fällte denn auch der Sprecher der Arbeitsgruppe Tierwohl im Deutschen Ethikrat Steffen Augsberg 2019 ein scharfes Urteil: »Ich kenne kein einziges Rechtsgebiet, in dem so heuchlerisch vorgegangen wird wie im Tierschutzrecht.« Die Vorsitzende des Ethikrates Alena Buyx ergänzt, dass eklatante Tierwohlverletzungen keine Ausnahme seien, sondern in der Praxis viel zu oft vorkämen. Und fügt hinzu: »Ernährung mag ein Menschenrecht sein. Täglich ein T-Bone-Steak ist es aber nicht.« Mit dieser Kritik und der Forderung, Tierwohl in der Nutztierhaltung stärker zu achten, gehört der Ethikrat zu einer wachsenden Zahl von Kritikern, die sich aktuell an die Öffentlichkeit wenden.

Leid, das nicht zu rechtfertigen ist

»Das Leiden der Tiere in der Massentierhaltung ist für unsere Gesellschaft eine moralische Bankrotterklärung«, sagt die Grünen-Politikerin und ehemalige Landwirtschaftsministerin Renate Künast.[135] In den Debatten über Tierhaltung wird Kritikern denn auch gern Überemotionalisierung und Moralisieren vorgeworfen. Doch derer bedarf es nicht. Wir sprechen über Schmerz, Angst, Töten als Prinzip. Wir sprechen nicht über einzelne Skandale, derer es reichlich gibt, die aber schnell wieder vergessen sind. Wir sprechen nicht über Ausnahmen, schwarze Schafe oder was der Entschuldigungen mehr sind.

Wir sprechen über Leid, das dem System Massentierhaltung immanent ist. Und da bedarf es nur nüchterner Urteilskraft, um zu erkennen: Dieses Leid ist nicht zu rechtfertigen. Es widerspricht nicht nur dem im Grundgesetz verankerten Tierschutz; es widerspricht den Werten, die unsere Gesellschaft für sich in Anspruch nimmt. Ein System, das auf alltäglichem Schmerz, Angst, Elend beruht, das millionenfaches überflüssiges Sterben als eine Art Abfallprodukt für selbstverständlich hält, gehört gesellschaftlich sanktioniert und abgeschafft. Und dieses System mit seinen Profiteuren, das viel zu viele zu Opfern und Schuldigen degradiert, zögert nicht, uns auch noch das Mitgefühl abzukaufen. Mitgefühl für die Opfer, sowohl die Tiere wie die Menschen.

»Es geht dem Menschen wie dem Vieh: wie dies stirbt, so stirbt er auch … Sind nicht nur die Arbeiter (und Bauern) und die Schweine krank? Ist es nicht auch ein System, das duldet, was den Tieren angetan wird?«[136]

Jeder Bürger, jeder Entscheider, jeder sollte sich wenigstens die folgenden Zahlen vergegenwärtigen:

- 13 Millionen Schweine vor der Schlachtreife verendet
- 8,6 Millionen Ferkel eingegangen (28 Prozent Verluste entlang der Schweineproduktion)
- 360 000 Kälber verendet
- 45 Millionen Küken geschreddert
- 3,5 Millionen Masthühner vor Schlachtreife verendet

Insgesamt sterben in Deutschland jährlich etwa 100 Millionen Nutztiere, ohne dass ihr Fleisch gegessen wird.[137] Auf jeden Bundesbürger kommen damit pro Jahr etwa 1,25 sinnlos verendete Nutztiere.

Angesichts dieser mit nichts zu rechtfertigenden Millionen Kollateralopfer des Systems Massentierhaltung klingt der Versuch, massenhafte Antibiotikagaben mit dem Hinweis auf Tierschutz zu rechtfertigen, zynisch.

Und um noch einmal auf den Vorwurf der Emotionalisierung zurückzukommen: Betrachten wir die Millionenzahlen weggeworfener Tiere, die Millionen Tonnen weggeworfener Nahrungsmittel, die verlorenen bäuerlichen Existenzen und weiten wir dann den Blick auf die Kollateralschäden an Boden, Wasser, Artenvielfalt, Gesundheit, gibt es nur eine nüchterne sowohl ökonomisch wie gesellschaftspolitisch begründete Antwort: Wir müssen mit aller Kraft und Leidenschaft die Landwirtschaft aus der Sackgasse holen.

Denn die einen haben es satt und demonstrieren seit zehn Jahren. Die anderen sind voller Zorn, dass man sie mit Forderungen überhäuft und ihnen an allem, was falsch läuft, die Schuld gibt. »Landwirte fühlen sich an den Pranger gestellt«, titelte im Spätherbst 2019 die *SZ*, als kilometerlange Traktorschlangen durch deutsche Großstädte rollten. Ihr Protest richtete sich gegen weitere Umweltauflagen, insbesondere die neue Düngeverordnung, die teils stark nitratbelastete Wasserreservoire entlasten sollen. Wenn von Landwirtschaft die Rede ist, gehören in der aktuellen Debatte diverse Schuldzuweisungen dazu: Der Landwirt verweist auf die Verbraucher, gern Städter, die Bauernfunktionäre verweisen auf Handel und Lieferketten und alle zusammen auf Europa. Hilfreich ist das nicht.

»Tiere haben einen Eigenwert«

Kehren wir also zu den Empfehlungen, Forderungen und Leitlinien von Ethikrat, Leopoldina, EKD und anderen zurück, die nicht nur entschieden das Ende von Massentierhaltung mit all ihren Konsequenzen fordern, sondern auch mögliche Orientierung und Leitlinien für einen Umbau liefern. Liest man diese fundierten Analysen voller umfassender Detailkenntnis, wünscht man sich, dass sie bei Entscheidungsträgern auf nationaler und europäischer Ebene Gehör finden mögen. Das Urteil von Philosophen, Ökonomen, Ethikern und Naturwissenschaftlern ist in der Grundaussage einhellig und unmissverständlich.

Ihr Fazit: Die Weichen für eine zukunftsfähige Landwirtschaft müssen schnell umgestellt werden. Um dieser Notwendigkeit Nachdruck zu verleihen, haben wir die zentralen Forderungen und Empfehlungen zusammengestellt.

Der **Deutsche Ethikrat** formuliert wesentliche Prinzipien für einen umfassenden Strukturwandel in der Nutztierhaltung und berücksichtigt dabei das Konzept der fünf Freiheiten, das von der Tierforschung priorisiert wird. Sie betreffen das Freisein von Hunger und Durst (1), von Unbehagen (2), von Schmerz, Verletzungen und Erkrankungen (3), von Angst und Stress (4) und zum Ausleben normaler Verhaltensweisen (5).[138]

Allen Nutztieren ist ein artspezifisches Leben zu ermöglichen.

Ihnen dürfen keine vermeidbaren Schmerzen zugefügt werden; ökonomische Interessen gelten nicht als unvermeidbar.

Bedingungen von Zucht, Haltung, Tötung und Verwertung sind mit guten Gründen zu rechtfertigen.

Aus Respekt vor dem Tier ist acht- und sparsam mit ihm umzugehen; das schließt aus, dass Nutztiere aussortiert und vernichtet werden.

Vorgaben des Tierschutzgesetzes dürfen nicht unterlaufen werden.

Die **Evangelische Kirche Deutschlands EKD** empfiehlt in ihrer grundlegenden Studie in Wertschätzung der Nutztiere die Rückkehr zum Prinzip Sonntagsbraten und formuliert Kernsätze einer nachhaltigen Nutztierhaltung:

1. Mensch und Tier gehören als Gottes Geschöpfe zusammen.
2. Als Mitgeschöpfe haben Tiere eigene Würde, Schönheit und Lebenssinn. Die Revision des durch Industrialisierung geprägten Verhältnisses zum Tier ist nicht nur im Kontext der Nutztierethik, sondern auch im Kontext der globalen ökologischen Krise unabweisbar.
3. Landwirtschaftliche Tierhaltung ist nicht nur Agrarwirtschaft, sondern auch Agrarkultur im Sinne von Pflege-, Hege- und Für-

sorge-Wirtschaft. Leistungssteigerung um jeden Preis kann kein Prinzip für eine ökologisch und ethisch verantwortliche Landwirtschaft sein.

4. Die fünf Freiheiten sind Parameter für das Wohlbefinden der Tiere.[139]

Der **Wissenschaftliche Beirat für Agrarpolitik** formuliert Leitlinien für eine zukunftsfähige, gesellschaftlich akzeptierte Tierhaltung:

1. Zugang aller Nutztiere zu verschiedenen Klimabereichen, vorzugsweise Außenklima
2. Angebot unterschiedlicher Funktionsbereiche mit verschiedenen Bodenbelägen
3. Angebot von Einrichtungen, Stoffen und Reizen zur artgerechten Beschäftigung, Nahrungsaufnahme und Körperpflege
4. Angebot von ausreichend Platz
5. Verzicht auf Amputationen
6. deutlich reduzierter Arzneimitteleinsatz, insbesondere von Antibiotika.

Im August 2020 ergänzte der Beirat in seinem Gutachten »Politik für eine nachhaltigere Ernährung«, bezogen auf den nach wie vor hohen Konsum von tierischen Produkten, seine Empfehlungen:

- nachhaltigere Landbewirtschaftungssysteme weiterzuentwickeln,
- Konsum von tierischen Produkten global verträglich zu gestalten.

Dabei nahm er Bezug auf sein Gutachten von 2015 und diagnostizierte keine weitreichenden Fortschritte in Richtung zukunftsfähige Tierhaltung, Rückgang des Fleischkonsums sowie tiergerechte Produkte. Der Beirat forderte die Bundesregierung nachdrücklich auf, jetzt im Sinne von Umwelt, Klima, Gesundheit und Tieren zu handeln.[140]

Die **Deutsche Akademie für Naturforscher Leopoldina** warnte im Herbst 2020 in einem Diskussionspapier, das von Wissenschaftlern verschiedener Disziplinen erstellt worden war, vor den weitreichenden Folgen des Artensterbens und legte einen 10-Punkte-Plan vor.[141] Darin fordert sie u. a.:

- Reduktion des Fleischkonsums und der Nahrungsmittelverluste
- Neuorientierung der EU-Agrarpolitik durch schrittweise Abschaffung der Direktzahlungen (1. Säule der GAP)
- schrittweise Transformation der Landwirtschaft
- Förderung und Finanzierung der Biotopvielfalt in der Agrarlandschaft.

Ein **Verbund europäischer Akademien**[142] fordert eine radikale Trendwende in der Landwirtschaft: »Die Situation ist dramatisch, der Handlungsbedarf akut.« Und die Botschaft lässt an Deutlichkeit nichts zu wünschen übrig: »Um einerseits das Funktionieren des Ökosystems aufrechtzuerhalten und andererseits ein wirtschaftliches Arbeiten in der Landwirtschaft weiterhin zu ermöglichen, ist es notwendig, die Rahmenbedingungen unserer Landwirtschaft grundlegend zu überdenken.«

Aus der Analyse resultieren Empfehlungen:

- Komplexe Rahmenbedingungen erfordern eine systemische Herangehensweise.
- Es bedarf eines gesamtgesellschaftlichen Wandels hin zu einer nachhaltigen Landwirtschaft, die den Schutz biologischer Vielfalt einbezieht.
- Subventionszahlungen der EU im Rahmen der gemeinsamen Agrarpolitik (GAP) sollten stärker an messbare Ökosystemdienstleistungen gekoppelt werden.
- Vollzugsdefizite bei der Umsetzung von Rechtsvorschriften sollten beseitigt werden.
- Kommunen stehen in der Pflicht, biologische Vielfalt auf ihren Flächen zu schützen.
- Die gesellschaftliche Wahrnehmung, welche Bedeutung der biologischen Vielfalt für alle zukommt, muss gestärkt werden.

Harte Kritik an Tierhaltung und Fleischproduktion äußerte im Sommer 2020 ein Bericht der internationalen **Investorenvereinigung FAIRR**, die auf nachhaltige Investitionen spezialisiert ist. Im Zentrum stand die Massentierhaltung. Diese sei »anfällig für Pandemien und zugleich deren Verursacher. Es ist ein sich selbst zerstörender Kreislauf, der Werte vernichtet und Leben gefährdet«.[143] Und es fehle »an sicheren Arbeitsbedingungen, einem Erhalt der Artenvielfalt und verantwortlichem Einsatz von Antibiotika«.

Die Borchert-Kommission, eigentlich **Kompetenznetzwerk Nutztierhaltung**, befasste sich 2020 unter Leitung des Ex-Agrarministers Jochen Borchert mit dem Umbau der Tierhaltung. Im Abschlussbericht wird insbesondere auf den fortschreitenden Akzeptanzverlust der Tierhaltung in der Gesellschaft hingewiesen, der zusammenhängt mit der Vielzahl von Tierschutzproblemen, Haltungsmängeln und unbefriedigendem Fortschritt beim Umbau der Tierhaltung. Dieser Umbau sei unumgänglich; das Geld könnte aus geringen Preisaufschlägen für den Verbraucher kommen. Konkret: 40 Cent pro Kilo Fleisch und Fleischprodukte, 2 Cent pro Kilogramm Milch und Frischmilchprodukte sowie Eier und 15 Cent pro Kilogramm Butter und Käse. Wobei wichtig sei, dass der Verbraucher etwa durch ein einheitliches und verbindliches staatliches Tierwohllabel die Qualität der Haltungsformen erkennen kann. Das Gesamtkonzept nimmt Politik und Gesellschaft in die Pflicht; damit könnte es vielleicht den Weg ebnen für einen in der Debatte oft gewünschten Gesellschaftsvertrag.

Ob dieser Vertrag realistisch ist, bleibt abzuwarten. Zunächst wurde vor dem Hintergrund der andauernden Bauernproteste 2019 eine Zukunftskommission Landwirtschaft eingesetzt. Beobachter reagierten kritisch auf dieses weitere »Kaffeekränzchen der Agrarbranche« (Branchenblatt *Agrarheute*) und »Noch ein Kommissiönchen« *(FAZ)*: Warum sollte es mehr erreichen als alle bisherigen Versuche dieser Art? »Die größte Gefahr ist wohl, dass die Zukunftskommission das Regieren verzögert. Ihr Bericht wird frühestens im Frühjahr 2021 fertig. Dann ist längst Bundestagswahlkampf. Doch harte Interessenkonflikte lassen sich nicht mit Konsenskreisen lösen – sondern nur mit Prioritäten und Konfliktbereitschaft, mit dem Werben um Mehrheiten, schließlich mit Gesetzen. Bei denen es dann Sieger und Verlierer geben wird.«[144] Inzwischen liegt Medien ein erster Zwischenbericht vor, den etwa die *Süddeutsche Zeitung* unter der Überschrift »Bauer sucht Zukunft« wie folgt kommentiert: »Die Kommission ruft sich darin quasi selbst auf, mehr zu liefern als ›lediglich eine lineare Fortschreibung des Status quo‹. Sie müsse sich ›von bekannten Konfliktmustern bisheriger Agrar-Umwelt-Debatten‹ lösen, ›um überhaupt eine Chance auf Durchtrennung dieses gordischen Knotens zu haben‹. Nach großen Fortschritten auf dem Weg zum gemeinsamen Zukunftsentwurf klingt das erst einmal noch nicht.«[145] Dass der Präsident des Deutschen Bauernverbandes und starke Mann der deutschen Landwirtschaft Joachim Rukwied bis dato nicht an den Beratungen teilgenommen hatte, wurde von vielen Seiten bis hin zur Kanzlerin mit Erstaunen registriert. Dass dringender Handlungsbedarf besteht, ist also unbestritten. Wissenschaftliche Belege, ökonomische und ökologische sowie ethische Erkenntnisse und Empfehlungen sind geradezu überwältigend – und mit Blick auf die Tierhaltung scheint grundlegende Veränderung »alternativlos«.

»Die Zeit ist reif für bessere Ställe. Aber ist die Politik auch reif für diese Debatte? … Die Landwirte wollen häufig selbst einen Wandel haben. Brüssel, die Spinne im Netz der Agrarpolitik, werkelt an einem großen grünen Deal. Unter Verbrauchern wächst die Sehnsucht nach einem reinen Gewissen, auch bei der eigenen Ernährung. Auch der Handel will plötzlich raus aus der Ramschecke. Nie waren die Bedingungen für eine Wende in den Ställen besser. Diese Gesellschaft hat sich schon größere Kraftakte vorgenommen … Mehr Platz und Auslauf fürs Vieh, frische Luft in den Ställen, ein Ende der Quälerei – das alles, finanziert von den Verbrauchern, dürfte da doch noch drin sein.«[146]

An dieser Stelle sei an das Leitbild Nutztierhaltung des Deutschen Bauernverbandes[147] erinnert, das eine Tierhaltung voller Respekt gegenüber Tier und Natur zeichnet: »Wir sehen Tiere als Teil der Schöpfung. … Wir wissen, dass die Haltung von Nutztieren stets ein verantwortungsvolles Abwägen zwischen vielfältigen Anforderungen (z. B. Tierwohl, Umwelt- und Klimaschutz, Lebensmittelsicherheit, Wirtschaftlichkeit) bedeutet. Wir stellen uns dieser Verantwortung und fühlen uns dem Schutz der Tiere verpflichtet.«

Welten liegen zwischen diesem vollmundigen Selbstbild und der Realität in deutschen Ställen.

Was auf dem Spiel steht: Kollateralschäden

Um noch besser zu verstehen, was über das bisher Gesagte hinaus auf dem Spiel steht, und die Chance zu begreifen, die sich uns auch in der Zuspitzung vieler Krisen eröffnet, fassen wir einige Kollateralschäden der industriellen Landwirtschaft mit ihrem Treiber Massentierhaltung zusammen.

Wie ernst die Lage ist, haben Ende 2020 zwei »Berichte zur Lage der Natur in Europa« der Europäischen Kommission und der Europäischen Umweltagentur EEA gezeigt. Europaweit setzt sich der Verlust biologischer Vielfalt, also von Tieren, Pflanzen und Lebensräumen, in der Agrarlandschaft ungebremst fort. »Die EU-Biodiversitätsziele konnten nicht erreicht werden.«[148] Von allen Faktoren, die auf die Natur einwirken, ist die intensive Landnutzung mit Zerstörung von Strukturen wie Hecken, Feuchtarealen oder Feldrainen inklusive hohem Einsatz von Pestiziden und Kunstdünger zentral. »Die Berichte zum Zustand der Natur zeigen, dass wir weiterhin unser überlebenswichtiges natürliches Netzwerk verlieren«, warnt EU-Umweltkommissar Virginijus Sinkevičius. Und Hans Bruynickx von der EEA ergänzt: »Um die Funktionsfähigkeit der Natur in Europa zu erhalten und damit auch die Gesundheit und das Wohlbefinden der Menschen sicherzustellen, müssen wir fundamentale Änderungen vornehmen – an der Art und Weise, wie wir Lebensmittel herstellen und konsumieren, wie wir mit Wäldern umgehen und wie wir Städte bauen.« Ob dafür auf Europaebene für die kommenden sechs Jahre die Weichen gestellt werden, ist, bei optimistischer Betrachtung, derzeit noch offen.

So schnell vom Schädling zur bedrohten Art

Der Feldhamster als Beispiel des rasanten Artensterbens in der Agrarlandschaft

Er hat die Größe eines Meerschweinchens, ist plüschig braunweiß, mit spitzer Nase und Knopfaugen: der Feldhamster. Heute bekommt man ihn kaum noch zu Gesicht. Vor dreißig Jahren gehörte er zu den Feldschädlingen und wurde nicht nur von den Bauern verfolgt, sondern auch vom Rotmilan, dessen bevorzugtes Beutetier er war. Mit der Monotonisierung der landwirtschaftlich genutzten Flächen sowie mit dem Verlust vielfältiger Strukturen und Erntezeitpunkte hat der Feldhamster wie so viele andere Tiere des Offenlandes, insbesondere Kiebitze, Lerchen oder Insekten, seinen Lebensraum verloren. »Lange hat niemand zur Kenntnis nehmen wollen, wie schlimm das Artensterben auf Europas Feldern bereits fortgeschritten ist, so der Biologe und Feldhamster-Experte Tobias Erik Reiners … Er fordert eine ›grundsätzliche Wende in der Agrarlandschaft‹. … Und der Tierarzt Moritz Franz-Gerstein, der bei der Deutschen Wildtierstiftung das bundesweit größte Projekt zum Schutz des Feldhamsters leitet, ergänzt: »Wenn wir Menschen eine Allerweltsart wie den Feldhamster in nur drei Jahrzehnten an den Rand des Aussterbens gebracht haben, dann sollten alle Alarmglocken klingeln.«[149]

Zu ähnlichen Ergebnissen kommt der fünfte internationale Bericht zur biologischen Vielfalt vom Herbst 2020. Auch er zieht eine bittere Bilanz: Die Kurve der Artenvielfalt zeigt weiter steil nach unten.

Kein einziges der vor zehn Jahren von den 196 Vertragsstaaten im Übereinkommen über die biologische Vielfalt (CBD) gesetzten Ziele wurde vollständig erreicht.[150]

Der neue Bericht des Weltbiodiversitätsrats IPBES[151] ergänzt mit Blick auf den Zusammenhang von Naturzerstörung und Entstehung von Pandemien diese Lageberichte. »Die Welt könnte ein ziemlich unangenehmer Ort werden«, kommentiert der Studienleiter Peter Daszak.[152]

Zur Biodiversitätskrise gesellt sich der Klimawandel. Um die Einsparungsziele bei Treibhausgasen in der Landwirtschaft zu erreichen, ist aus Sicht vieler Experten eine Verringerung der Tierbestände der einzige Weg, da Emissionen aus der Tierhaltung einschließlich der Futterproduktion etwa 70 Prozent aller Agraremissionen ausmachen.[153] Die exportgetriebene Vergrößerung von Tierbeständen war, so Germanwatch, »in den vergangenen Jahren der wichtigste Grund für wachsende Emissionen«.

Die Landwirtschaft steht an einem Scheideweg, so auch der Titel des 2018 erschienenen Weltagrarberichts der IAASTD,[154] der von 400 Wissenschaftlerinnen und Wissenschaftlern im Auftrag der Weltbank und der UN erstellt wurde. Das herkömmliche agrarindustrielle System stoße an seine Grenzen, und seine Fortschreibung sei nicht sinnvoll. Man könnte auch sagen: Das System frisst sich selbst, weil es seine natürlichen Ressourcen über die planetarischen Grenzen hinweg ausbeutet.

Landnutzung weltweit und ihre Folgen[155]

- eisfreie Landoberfläche (in Milliarden Hektar): 13,4
- Anteil, der landwirtschaftlich genutzt wird (Milliarden Hektar): 5
- Zunahme der Ackerflächen seit 1961 (in Prozent): 31
- Agrarfläche in Quadratmetern/Kopf/Jahr/Industrieländer: 5484

- Agrarfläche in Quadratmetern/Kopf/Jahr/Entwicklungsländer: 1730
- Weltweite Ackerflächen für Nahrungsmittel (Anteil in Prozent): 18
- Weltweiter Anteil für Viehwirtschaft (Weiden und Futteranbau): 78
- Verlorene Fläche fruchtbaren Bodens/Jahr (in Mio. Fußballfeldern): 14
- Anteil der Landwirtschaft am Trinkwasserverbrauch (in Prozent): 69
- Rückgang der Wildkräuterarten auf intensiv genutzten Agrarflächen (in Prozent): 95–99

Versagenskontinuum und Veränderungsresistenz

Kommen wir noch mal auf das Stichwort »verzögern« zurück, das im Zusammenhang mit landwirtschaftlichen Gipfeln, Kommissionen und Strategien häufig fällt. Solche Kommissionen, Studien, Absichtserklärungen, Programme sind Legion, genauso wie wohlklingende Worte à la Ursula von der Leyen, Präsidentin der Europäischen Kommission: »Eine gesunde Natur tut uns gut und hält uns gesund. Nur eine gesunde Natur kann dem Klimawandel und Epidemien trotzen. Eine gesunde Natur ist der Kern unserer Wachstumsstrategie, des europäischen grünen Deals und unserer Wiederaufbaustrategie, denn wir wollen Planeten ökologisch nichts mehr schuldig bleiben.«[156]

Trotzdem verwässert, blockiert, beschönigt die deutsche und europäische Agrarpolitik munter weiter. Wir wissen genau, dass diese Landwirtschaft nicht zukunftsfähig ist. Aber nur nichts überstürzen. Wie schrieb Julia Klöckner in der Einleitung des aktuellen Tierschutzberichts:[157] »Tierwohl ist eine Frage der Haltung – nicht nur in den Ställen, sondern auch in den Köpfen der Menschen.« Und im Vorwort zur »Nutztierstrategie« ihres Ministeriums[158] schreibt sie: »Deutschland soll Vorreiter im Tierwohl werden.« Kritikern ihrer Arbeit begegnete sie zum Beispiel in einer Grundsatzrede in Richtung »urbane Umweltschützer«[159] damit, dass diese von »potemkinschen Streichelbauernhöfen« träumten. Man könnte sich fragen, ob diese Sichtweise angesichts der Lage in Landwirtschaft und Umwelt angebracht ist. Menschen, die eine andere Art von Landwirtschaft fordern, die daran arbeiten und sich dabei von viel Kompetenz unterstützt sehen, werden von der Bundeslandwirtschaftsministerin darüber aufgeklärt, dass »Landwirtschaft nicht die Projektionsfläche für gesellschaftliche Wünsche nach heiler Welt auf dem Bauernhof«[160] sei.

Und dann sind da noch die Lobbyisten, die, von außen betrachtet, wie Mühlsteine in den Speichen der europäischen Agrarpolitik hängen und eine Art chronische Veränderungsresistenz entwickelt haben. In Pandemiezeiten sind einige noch mal zu Höchstform aufgelaufen, frei nach dem Motto: alles Corona! »Ihre Kunst bei alldem ist es, Eigennutz glaubhaft als im Sinne des Gemeinwohls darzustellen. Begrifflich ist dann verklausuliert von einem ›Belastungsmoratorium‹ die Rede … Der Deutsche Bauernverband und die agrarpolitische Lobbyorganisation ›Land schafft Verbindung‹ wollten ein Moratorium, um die bereits beschlossene, strengere Düngemittelverordnung samt höheren Nitratgrenzwerten und Anforderungen an das Tierwohl zu Fall zu bringen. Am besten setze man die EU-Öko-Verordnung gleich ganz aus – das alles vor dem Hintergrund, dass Corona den Bauern so arg zusetze.«[161] (Eine besonders hintergründige Einführung in die Kunst des Lobbyismus verdanken wir Martin Häusling, erfahrener EU-Parlamentarier für die Grünen.)[162]

Manchmal kann man sich beim Blick nach Brüssel des Eindrucks nicht erwehren, dass keine Lobbyistengruppe seit Jahrzehnten so erfolgreich kämpft, Agrarpolitiker jeder Partei so konsequent mattsetzt und Reformen aushebelt wie die von Großmästern, Großschlachtereien, Pestizidkonzernen, Landmaschinen- und Saatgutherstellern. Und selbst wenn mal ein Rechercheberich über die vielschichtigen Verbindungen kurz für Aufsehen sorgt, stört es das Business as usual wenig.[163]

Auch bei den Weichenstellungen für die Agrarpolitik der kommenden Jahre und die Vergaben im EU-Haushalt 2021 bis 2027 scheinen sie selbst im Sturm von Pandemie-, Klima- und Biodiversitätsdebatten erfolgreich Kurs zu halten und das Schlimmste für ihre Klientel zu verhindern. Es sei denn, der von der EU-Kommission unter Ursula von der Leyen proklamierte Green Deal entwickelt so viel Strahlkraft (oder auch Sprengkraft), dass Kommissionsvize Frans Timmermans, der für Umwelt zuständig ist und mehr Tempo bei Klimaschutz und Agrarreform will, recht behält: »80 Prozent der Gelder gehen an 20 Prozent der Landwirte. Da gibt es einen Mangel an Gleichgewicht.« Dabei bezieht er sich darauf, dass auch im neuen Haushalt die milliardenschweren Subventionen im Wesentlichen von der Größe der bewirtschafteten Fläche abhängen. Außerdem kritisiert er, dass auf Beschluss der nationalen Agrarminister die geplanten Neuerungen erst nach zwei Jahren in Kraft treten sollen, also Ende 2022, und kündigte an, dass die Kommission auf Beschleunigung bestehen werde: »Traditionell war die Agrarpolitik etwas, das die Agrarminister unter sich ausmachten. Sie verplanten das Geld quasi ganz allein, und fast keiner guckte zu. Die deutsche Landwirtschaftsministerin Julia Klöckner verteidigt das auch heute noch, und da irrt sie. Agrarpolitik geht heute alle an. Und die EU-Kommission muss korrigierend eingreifen, wenn die Agrarmittel klimaschädlich eingesetzt werden.«[164]

Das alles fügt sich seit Jahrzehnten zu etwas zusammen, für das der Regisseur Andres Veiel angesichts seiner Arbeit für den Film »Ökozid«, in dem es um das jahrzehntelange Blockieren und Aushebeln konsequenter Umweltpolitik geht, den Begriff des »Versagenskontinuums«[165] geprägt hat. Die Agrarpolitik der zurückliegenden Jahrzehnte scheint uns ein Paradebeispiel für ein solches Versagenskontinuum.

Agrarwende auf Britisch

Kurz vor dem Austritt Großbritanniens aus der EU kündigte der Umwelt- und Agrarminister George Eustice eine radikale Reform von Agrarsubventionen und einen ökologischen Umbau der Landwirtschaft an. Ab 2021 werden die Flächensubventionen kontinuierlich gekürzt, bis sie 2028 auslaufen. Künftig bekommen Landwirte nur noch öffentliche Gelder, wenn sie sogenannte öffentliche Güter produzieren, also ihren Beitrag leisten zur Erhaltung der Umwelt, etwa zum Schutz der Artenvielfalt, für bessere Wasser- und Bodenqualität, zur Verringerung von Pestiziden und Stickstoffeinträgen. Die staatlichen Zahlungen sollen 2,4 Milliarden Pfund betragen. Eustice betonte: »Wir wollen, dass Landwirte öffentliche Gelder bekommen, um ihre Betriebe produktiver und nachhaltiger zu machen, während sie auch die Umwelt, das Tierwohl und den Klimaschutz auf ihrem Land verbessern.«[166]

Green Deal – Hoffnungsschimmer oder Illusion?

Irgendwo »zwischen Kuhhandel und Pokerspiel« verortete der Agrarexperte des BUND Christian Rehmer die Verhandlungen zur künftigen Agrarpolitik.[167] Die GAP, also die Gemeinsame Agrarpolitik der EU-Länder, gründet ihre Subventionsregeln auf die Größe des Agrarlandes, also pauschal auf Hektar, ohne Bedingungen, etwa zum Naturschutz, an die Zahlung zu binden. Das hat dazu geführt, dass die Großen den Hauptteil des Kuchens, immerhin rund 60 Milliarden jährlich (davon etwa sechs Milliarden für Deutschland) und damit den größten Posten im EU-Haushalt, abbekommen. Das heißt, im europäischen Durchschnitt erhalten 20 Prozent der Betriebe 80 Prozent der Subventionen (in Deutschland 69 Prozent). Diese pauschale Flächenprämie (in Deutschland durchschnittlich 281 Euro pro Hektar) steht im Zentrum der Verhandlungen und wird insbesondere von konservativen Politikern verteidigt; sie stemmen sich auch gegen Vorschläge, dass es eine Obergrenze von Subventionen für jeden Betrieb geben soll (vorgeschlagen sind 100 000 Euro). Außerdem soll ab einer Jahressumme von 60 000 Euro schrittweise die Hektarprämie gekürzt werden. Damit soll der sehr ungleichen Verteilung entgegengewirkt werden. Gegen diese Regelung spricht sich vor allem das hiesige Landwirtschaftsministerium aus und pocht mal wieder auf Freiwilligkeit. Im Resultat wird damit einmal mehr Rücksicht auf Großbetriebe genommen.

Seit Jahrzehnten wird kritisiert, dass es bei der Flächenprämie keine Rolle spielt, ob ein Betrieb Leistungen für die Umwelt, das Tierwohl oder den Klimaschutz erbringt. Solange die pauschale Zahlung als »vermeintlich berechtigter Besitz empfunden wird, wird jede Veränderung daran auf erbitterten Widerstand stoßen«.[168] Im Vorfeld der Verhandlungen forderten dann auch mehr als 2500 Experten in einem offenen Brief an das Europaparlament, die bisherige Agrarpolitik zu beenden. Diese habe in der EU zur Intensivierung der Landwirtschaft, zu umfänglichem Einsatz von Pestiziden und zum Rückgang der Artenvielfalt geführt. Auch der Europäische Rechnungshof kritisierte die Vorschläge für den neuen Agrarhaushalt als unzureichend für einen ambitionierten Umweltschutz.[169] Die Kontrollbehörde bemängelte außerdem, dass ihr bisher keine stichhaltige Datengrundlage vorliege, die die Direktzahlungen als, wie vielfach behauptet, unentbehrliche Einkommensunterstützung für Landwirte rechtfertigen würde.

Der Vorsitzende des Wissenschaftlichen Beirats für Agrarpolitik, Ernährung und gesundheitlichen Verbraucherschutz beim Bundeslandwirtschaftsministerium Professor Harald Grethe rät den Landwirten, sich an den Herausforderungen der Zukunft zu orientieren statt an den Besitzständen der Vergangenheit. Mit Blick auf die EU-Agrarpolitik fasste er bezüglich der Verhandlungen des Jahres 2020 die Mindestanforderungen an eine gesellschaftlich, sozial und ökologisch vertretbare Reform in drei Punkten zusammen: »Erstens: Wir müssen uns verabschieden von der Erzählung ›Landwirtschaft ist benachteiligt, deshalb arm und braucht Einkommenstransfers in Form pauschaler Direktzahlungen‹. Stattdessen sollte die Erzählung lauten: ›Landwirtinnen und Landwirte erbringen vielfältige Leistungen in den Bereichen Umwelt-, Klima- und Tierschutz; diese werden am Markt nur eingeschränkt entlohnt, und deshalb machen wir das mit der GAP.‹ Zweitens: Die weitgehend bedingungslosen Flächenprämien sollten auf höchstens 35 Prozent des Agrarhaushaltes beschränkt werden, um einen Ausstieg über zwei Finanzperioden einzuläuten. Drittens: Es sollten mindestens 40 Prozent des Agrarbudgets für Gemeinwohlleistungen in den genannten Bereichen reserviert werden.« Innerhalb von zehn Jahren solle es öffentliches Geld nur noch für die Bereitstellung öffentlicher Güter geben. Damit unterstützt er Forderungen von zwölf deutschen Jugendorganisationen aus der Landwirtschaft, dem ländlichen Raum und dem Ernährungsgewerbe, die gemeinsam mit der Klimabewegung Fridays for Future Ende 2020 einen offenen Brief an die EU-Kommissionsspitze gerichtet haben. Die Kernaussage auch hier: Die GAP muss »Landwirt*innen für ihre Leistungen im Bereich Klima-, Umwelt- und Tierschutz sowie beim Erhalt von Biodiversität honorieren«.[170]

Das derzeitige System funktioniert nur aufgrund massiver gesamtgesellschaftlicher Unterstützung für die Landwirtschaft. Im Durchschnitt beziehen landwirtschaftliche Betriebe in Deutschland etwa 50 Prozent ihrer Einnahmen aus Subventionen. Daraus ergibt sich auch Verantwortung für gesellschaftliche Anliegen wie Schutz, Pflege und Erhalt der natürlichen Ressourcen. Gleichzeitig ist festzuhalten, dass die pauschale Flächensubventionierung in ihrer jetzigen Form dazu führt, dass unter den 15 größten Empfängern kein Landwirt ist (Subventionsempfänger und -höhen können im Netz bei der Bundesanstalt für Landwirtschaft und Ernährung abgerufen werden).[171] Die Gesellschaft subventioniert aufgrund der Flächenregelung unter anderem die Renditen von Investoren, die mehr und mehr ihr Geld in Land anlegen und damit nicht nur die Preise hochtreiben und Landwirte somit unter Druck setzen, sondern auch noch die Subventionstöpfe Europas anzapfen, ohne irgendeine Gegenleistung dafür erbringen zu müssen.

Die Fördermaßnahmen sind in zwei grundsätzliche Elemente aufgeteilt, die sogenannten Säulen. Die erste Säule umfasst derzeit etwa 75 Prozent des Agrarhaushaltes und wird vor allem als Flächenprämien ausgezahlt. Die zweite Säule heißt Förderung des ländlichen Raumes. Damit können unterschiedliche Maßnahmen vor Ort gefördert werden, etwa Umwelt- und Klimaschutz. Doch auch bei den Zahlungen aus der ersten Säule sind zum Beispiel Umschichtungen in die zweite Säule bis maximal 15 Prozent möglich, um dadurch mehr Spielraum für gezielte Förderungen zu gewinnen. Deutschland nutzt diese Möglichkeit bisher nur begrenzt mit derzeit 4,5 Prozent.

Im Rahmen des Green Deal, den die EU-Kommission beschlossen hat, sind auch ambitionierte Ziele für die Landwirtschaft benannt. Dazu gehören die Biodiversitätsstrategie und das Farm-to-Fork-Konzept, also »Vom Hof auf den Tisch«, nach dem Grundsatz: Das, was wir essen, muss zu den Bedürfnissen der Umwelt passen. Konkret bedeutet das etwa eine Halbierung von Pestiziden und 50 Prozent weniger Antibiotika in der Tiermast; außerdem 20 Prozent weniger Dünger und deutlich mehr Öko-Anbauflächen – und das alles bis 2030.

Ein neues Instrument im Subventionsmanagement sind die sogenannten Eco-Schemes, also Ökoregelungen, die in der ersten Säule verankert werden sollen. Es wird über 20 bis 30 Prozent diskutiert. Diese Gelder könnten an extensive Bewirtschaftung von Grünland, Brachen, Streuobstwiesen, Blühflächen oder Verzicht auf chemische Pflanzenschutzmittel gebunden werden. Auch Maßnahmen zum Umbau in der Tierhaltung im Sinne des Tierwohls könnten gefördert werden. Aus Sicht von Experten könnte hier erstmals eine Qualifizierung von Geldern der ersten Säule realisiert werden, also ein Schritt weg von pauschalen Zahlungen. Timmermans: »Die Ökoregelungen sollen der Wegbereiter sein, mit dem die Mitgliedsstaaten gewährleisten können, dass die GAP die Ziele des Green Deals erreicht.« Oder doch nur eine Neuauflage des weitgehend folgenlosen Greenings der ablaufenden Förderperiode.

Die Maßnahmen müssen in nationalen Strategieplänen ausgestaltet und der EU-Kommission vorgelegt werden, die sie genehmigen muss. Entwürfe für den deutschen Strategieplan werden derzeit im BMEL erstellt[172] und können auf den jeweiligen Internetseiten verfolgt werden. Sie bieten einen detaillierten Eindruck von dem, was Landwirtschaft in Deutschland ausmacht.

Ob die Hoffnungen, die sich Ende des Pandemiejahres 2020 an den Green Deal knüpften, auch mit Blick auf unsere Thematik Tierhaltung und, daran gekoppelt, den Einsatz von Antibiotika, sich zumindest im Ansatz erfüllen oder sich als Illusion erweisen, bleibt abzuwarten. Für die endgültige Ausgestaltung, die bei den Ländern liegt und die wiederum viele Möglichkeiten zur Abschwächung, Kritiker sagen: Verwässerung, bieten, haben sich die Politiker zwei Jahre Zeit bis Ende 2022 gegeben. Vielleicht erweist sich der Green Deal am Ende doch als »die vielleicht größte Investition in eine ökologische Wende, die es je gegeben hat«.[173] Oder doch nur als grün überhauchte Fortsetzung der sieben V der Agrarpolitik:

Verzögern, verwässern, verschleiern, verdrängen, verleugnen, vermeiden, verhindern.

Wie geht Veränderung?

»Die weitgehende Reformunfähigkeit der europäischen Agrarpolitik und ihrer Ausgestaltung in den Mitgliedsstaaten ist zum Verzweifeln.« Mit diesem Stoßseufzer reagierte der oben zitierte Professor Grethe Ende 2020 auf die enttäuschenden Beschlüsse zur GAP-Periode ab 2021/22.[174] Tierhaltung, Landwirtschaft, Agrarpolitik – wenige gesellschaftliche Bereiche scheinen so veränderungsresistent. Und gerade sie sind in der jüngsten Vergangenheit in einen Sog von Veränderungsforderungen geraten. Sie stehen im Zentrum von Krisen: Antibiotikakrise, Tierschutzkrise, Gesundheitskrise, Ernährungskrise, Klimakrise, Biodiversitätskrise – und, vielleicht die wichtigste, einer Glaubwürdigkeits- und Vertrauenskrise. Alle Zeichen stehen also auf Veränderung. Eine gewaltige Herausforderung.

»Wir brauchen einen klaren Wandel hin zu nachhaltiger Landwirtschaft, um den wachsenden ökologischen, ökonomischen und sozialen Herausforderungen vor Ort und global begegnen zu können.«[175] Eine der international bedeutendsten Beratungsfirmen, die Boston Consulting Group, hat sich in dieses Spannungsfeld begeben und in einer bemerkenswerten Studie Strukturen, Akteure und Möglichkeiten skizziert.

Dabei weisen die Autoren zunächst daraufhin, dass die Landwirtschaft in Deutschland eine gesamtgesellschaftliche Aufgabe erfüllt; sie spielte eine wichtige Rolle in der Nahrungsmittelproduktion, für den Erhalt des ländlichen Raums und der Kulturlandschaft. Gleichzeitig hat sich die Gesellschaft an niedrige Preise für Lebensmittel gewöhnt, erwartet aber, dass der ökologische Fußabdruck möglichst klein ist, insbesondere im Hinblick auf Emissionen und Schutz von Artenvielfalt und Lebensräumen. Diese auseinanderdriftenden Erwartungen setzen die Landwirtschaft unter Zugzwang.

Hinzu kommt ein Auseinanderdriften von erwirtschaftetem Ertrag und den Kosten, die von der Gesellschaft ausgeglichen werden müssen, etwa in Form von Emissionen, Wasser- und Bodenbelastungen.

Ausgangspunkt sind einerseits zwei ernüchternde Zahlen und andererseits die emotionale Debatte, die in der Gesellschaft geführt wird. Die Zahlen: In der deutschen Landwirtschaft entstehen pro Jahr Umweltkosten in Höhe von etwa 90 Milliarden Euro; diesen externen Kosten, die von der Gesellschaft getragen werden, steht eine Bruttowertschöpfung von 21 Milliarden gegenüber. Der daraus entstehende Druck, dass Landwirte sich dieses Verhältnisses bewusst werden, und die Erwartung einer gesellschaftlich relevanten Gegenleistung, etwa im Sinne von nachhaltiger Produktion, Tierwohl und Naturschutz, lassen sich nicht abwehren. So kann sich die Erkenntnis durchsetzen, dass nachhaltiges Wirtschaften nicht nur die Ressourcen schont und die planetarischen Grenzen achtet, sondern auch Kosten senkt. Entscheidend ist, dass Akteure im komplexen Gefüge von Landwirtschaft, Handel und Zivilgesellschaft nachhaltigen Wandel als gemeinsames Ziel erkennen und seine Realisierung vorantreiben.

In vier Kernszenarien werden zum einen Einsparmöglichkeiten durch Exportminimierung durchgespielt, vor allem bei Schweinefleisch, das die Studie schon vor dem sogenannten Schweinestau als Verlustgeschäft für die Gesellschaft betrachtet, also gesellschaftlich subventioniert. Des weiteren durch die Reduzierung der Lebensmittelverschwendung von 30 Prozent der produzierten Lebensmittel auf Null. In einem dritten Szenario würde der Pro-Kopf-Verbrauch für Fleisch entsprechend der Lancet-Empfehlungen von 164 auf 45 Gramm pro Tag gesenkt, was eine Reduzierung von 70 Prozent bei für das Inland produzierten Fleisch- und Wurstwaren bedeuten würde.

In einem vierten Szenario werden die verschiedenen Möglichkeiten für Kosteneinsparungen kombiniert im Sinne einer für den Inlandsverbrauch optimierten Landwirtschaft. Auch bei diesem Gedankenspiel bleiben externe Kosten bestehen, wenn auch erheblich reduziert. Dies wird sich wohl in naher Zukunft nicht ändern.

Auf der Basis von Modellen, Berechnungen und Szenarien ergibt sich auch für unsere Fragestellungen ein klares Fazit:

»Über alle Szenarien hinweg zeigt sich, dass geringerer Fleischkonsum und weniger Fleischexporte zwei äußerst wirksame und ökonomisch sinnvolle Hebel für eine Landwirtschaft mit geringeren externen Kosten sind. Die Szenarien verdeutlichen darüber hinaus, dass wir hierzulande eine grundsätzliche Debatte benötigen, wie unsere Landwirtschaft langfristig beschaffen sein soll – und dass wir den Mut zu deutlichen Veränderungen brauchen. Wie genau diese aussehen sollen, müssen wir als Gesellschaft gemeinsam diskutieren und entscheiden.«[176]

Um diesen Mut zur Veränderung für den Einzelnen konkret zu machen, leihen wir uns ein Werkzeug aus dem Innovationsmanagement: den Prototyp. Dieses versuchende Machen produziert sofort Erfahrungswerte, und wir lernen durch Gelingen oder Scheitern. Wir haben drei Prototypen ausgewählt:

1. Wir essen geflügelfrei.
   Es ergeben sich Erfahrungen, etwa dass verstecktes Geflügelfleisch in Lebensmitteln ist. Oder Fragen rund um Zucht, Mast, Schlachten.
2. Wir essen einen Tag pro Woche kein Fleisch und keinen Fisch.
   Es ergeben sich neue Erkenntnisse über Angebote, Ernährungsgewohnheiten, Geschmackserlebnisse.
3. Wir wiegen Fleisch/Fleischprodukte, und essen jene 70 Gramm, die wir pro Tag an Fleischprodukten im Durchschnitt zu viel essen, jeden Tag weniger. Um sich besser zu erinnern, könnte man sich ein Gewichtsäquivalent hinlegen.
   Es ergeben sich Fragen nach dem Warum, Erfahrungen mit den eigenen Gewohnheiten, Alternativen – und Gesprächsanlässe.

Die Erfahrungen lassen sich nur bedingt voraussehen. Eine Veränderung zieht andere, auch unerwartete Veränderungen nach sich.

Einen Versuch wäre es wert.

Wissen und Bewusstsein über all den »Irrsinn ohnegleichen«, von dem zu Beginn die Rede war, breiten sich aus, auch angesichts der Pandemie-Erfahrung mit all ihren Fragen nach den Konsequenzen unserer Lebensweise, nach unausweichlicher Veränderung; das Wegsehen wird schwieriger. Bevor wir auf die Alltagsfolgen für jeden von uns schauen und nach Perspektiven für eine andere Lebensweise fragen, blicken wir in eine Welt, die zu den letzten Taburäumen unserer Gesellschaft gehört und manchem wie ein Vorort der Hölle erscheinen mag: die Fleischfabriken mit ihrem millionenfachen Elend, das Corona einmal mehr entblößt hat.

Blickwechsel
Schweineleben im Stechuhrmodus und Kastenstand

Das kurze Leben vieler Zuchtsauen ist durch Effizienz und Profitmaximierung geprägt, die sich im Begriff »Kastenstand« zusammenfassen lassen. Nach langem politischen Gezerre und maximalem Lobbyeinsatz wird der Kastenstand innerhalb der kommenden acht Jahre abgeschafft.

Muttersauen sollen nichts als viele gesunde Ferkel produzieren. Sie haben im Durchschnitt 2,2 Würfe im Jahr, 4,7 in ihrem kurzen Leben. Danach werden sie meist geschlachtet, da ihr Körper die Ferkel nicht mehr satt bekommt, also immer weniger Milch an ihren 14 Zitzen produzieren kann.

Eine Sau ist 116 Tage trächtig, das sind drei Monate, drei Wochen und drei Tage. Kurz vor der Geburt kommt sie in den Kastenstand, auch »Ferkelschutzkorb« genannt. Er ist etwa 2,50 Meter lang und 70 Zentimeter breit – ein enges Metallgestänge, in dem die Sau sich nicht drehen und nur langsam hinlegen kann. Bei mehr Bewegungsspielraum könnte die Sau, so die Befürchtung, Ferkel zerdrücken und den Gewinn des Sauenhalters schmälern. Die Ferkel werden vier Wochen gesäugt; so lange bleibt die Sau eingesperrt. Obwohl die Ferkel nach wenigen Tagen so beweglich sind, dass sie der Sau ausweichen könnten.

Sind die Ferkel nach vier Wochen weg, kommt die Sau von einem Kastenstand in den anderen, um erneut besamt zu werden. Die Besamung dauert zwar nur wenige Minuten, doch die Sau steht wieder vier Wochen im Kastenstand. Damit will man das Einnisten der befruchteten Eier sichern und verhindern, dass es in der späteren Gruppenhaltung bei Rangkämpfen zu Aborten kommt. Außerdem kann so leichter kontrolliert werden, ob die Sau trächtig ist.

Doch auch bei freiem Abferkeln sind die Ferkelverluste nur unwesentlich höher. In diesem Zusammenhang haben sich Ferkelerzeuger zu einem Forschungsprojekt Mütterliche Sauen zusammengeschlossen, um die Mütterlichkeitsmerkmale von Sauen verschiedener Rassen zu testen.

Nachdem der Bundesrat im Juli 2020 die Neufassung der Nutztierhaltungsverordnung beschlossen hat, besteht nun Klarheit, was in der achtjährigen Übergangsfrist in der Sauenhaltung verändert werden muss. Am Ende müssen die Kastenstände aus dem Deckzentrum verschwunden sein. Im Abferkelbereich bleibt es bei der ursprünglich geplanten Übergangsfrist von 15 Jahren. Danach dürfen die Sauen maximal fünf Tage um den Zeitpunkt des Abferkelns im Kastenstand gehalten werden. Nach Ablauf der achtjährigen Übergangszeit für die Kastenstandhaltung im Deckzentrum dürfen Sauen außer im Abferkelbereich nur noch in Gruppen gehalten werden. Lediglich für die Besamung dürfen sie kurzzeitig fixiert werden. In der Gruppe müssen jedem Tier fünf Quadratmeter zur Verfügung stehen. Die achtjährige Übergangsfrist für die Kastenstandhaltung im Deckzentrum ist zeitlich gestaffelt. Drei Jahre nach Inkrafttreten der Verordnung müssen die Betriebe ein Umbaukonzept vorlegen. Nach weiteren zwei Jahren muss ein Bauantrag gestellt werden. Die Umsetzung der Baumaßnahmen muss dann innerhalb von weiteren drei Jahren abgeschlossen sein. Innerhalb dieser Frist muss es den Sauen im Kastenstand ermöglicht werden, dass ihnen beim Ausstrecken der Gliedmaßen in Seitenlage kein bauliches Hindernis entgegensteht.

6

(K)Eine Frage des Abstands – das System Fleisch

Zwischen Sonntagsbraten, Tierelend und Prinzip billig

Ich werde nicht das Schlachten verbieten.
Julia Klöckner, Bundeslandwirtschaftsministerin

»Und das Kälbchen: prrr-prrr, ganz ganz starr, steif, gestreckt sind die Beinchen. Die schwarzen samtenen Augen des Kälbchens sind plötzlich sehr groß, stehen still, sind weiß umrandet, jetzt drehen sie sich zur Seite. Der Mann kennt das schon, ja, so blicken die Tiere, aber wir haben heute noch viel zu tun, wir müssen weitermachen, und er sucht unter dem Kälbchen auf der Bank, sein Messer liegt da, mit dem Fuß schiebt er unten die Schale für das Blut zurecht. Dann ritsch, quer durch den Hals das Messer gezogen, durch die Kehle, alle Knorpel durch, die Luft entweicht, seitlich die Muskeln durch, der Kopf hat keinen Halt mehr, der Kopf klappt abwärts gegen die Bank. Das Blut spritzt, eine schwarzrote dicke Flüssigkeit mit Luftblasen. So, das wäre geschehen. Und furchtbar, furchtbar rasselt und röchelt noch das Tier auf der Bank. Der Kopf zittert am Fell. Der Körper auf der Bank wirft sich. Die Beine zucken, kindlich dünne, knotige Beine. Aber die Augen sind ganz starr, blind. Es sind tote Augen. Das ist ein gestorbenes Tier.«[177]

Schlachthöfe sind düstere Orte. Dort gelten seit langer Zeit die Gesetze der Fleischbarone. »Lange schon ist diese Arbeit uns ekelhaft/Die Fabrik uns die Hölle …/Jetzt/Kann man für zwölf Stunden Arbeit nicht mehr/Das trockene Brot verdienen und die/Billigste Hose.«[178] So ließ Bertolt Brecht 1931 die Schlachthof-Arbeiter klagen. Die Arbeit an diesem Stück wurde angeregt vom legendären Roman

The Jungle von Upton Sinclair über die 1865 eröffneten Schlachthöfe von Chicago, die sich bis Anfang des 20. Jahrhundert zur größten Fleischfabrik der Welt entwickelten, eine Stadt in der Stadt, die damals schon von Migranten aus Osteuropa am Laufen gehalten wurde, wo 13 Millionen Schweine pro Jahr geschlachtet wurden und von wo aus die Welt mit Billigwurst versorgt wurde. Der Maschinentakt des Fließbandsystems, an den sich Menschen anpassen mussten, wurde hier perfektioniert; erst 1913 übernahm ihn die Autoindustrie.[179] Schon damals wollte zunächst niemand den Enthüllungsroman von Sinclair veröffentlichen, den Jack London als »Onkel Toms Hütte der Lohnsklaverei« bezeichnete; als das Buch dann 1906 erschien, reagierten viele entsetzt; schnell wurde es zum Weltbestseller. Neue Gesetze entschärften zumindest die schlimmsten Hygienemängel; das Los der Arbeiter und der Tiere blieb weitgehend unverändert.

Mitte der 1950er-Jahre machte der junge Karl Ludwig Schweisfurth in den Fleischfabriken von Chicago ein Praktikum und nahm viele Anregungen mit in die heimische Produktion. In den deutschen Wirtschaftswunderjahren baute er die Herta-Fabriken zum größten Wursthersteller Europas um. Erst viel später erkannte er, »dass Fleisch von derart gequälten Tieren keine lebensfördernde Nahrung für uns Menschen sein kann«,[180] und begann mit den Hermannsdorfer Landwerkstätten, einer Tiere und Menschen achtenden Landwirtschaft, noch einmal von vorn.

Gemetzel mit Geisterarmee

Die heutigen Verhältnisse für Mensch und Tier in den deutschen Fleischfabriken erinnerten viele Kritiker nicht erst seit dem Corona-Skandal beim Marktführer Tönnies an die Verhältnisse in Chicago. So titelte die *Neue Westfälische* schon 2019 »Endstation Schlachthof: Horrorfilm ohne Zuschauer«, und die Tierschutzorganisation Peta veröffentlichte im Frühjahr 2020 in großformatigen Anzeigen ihre Anklage gegen die Zustände: »Wenn Sie das Blut, den Urin, den Kot und die Innereien auf dem Boden und an den Wänden sehen würden, würde Ihnen der Appetit aufs Mittagessen vergehen. Arbeiter werden krank, die Arbeitsbedingungen sind erschreckend. Die Tiere sind verängstigt. Sie schreien und versuchen zu fliehen. Sie riechen die Angst. Sie ahnen, was auf sie zukommt.«[181]

Nach den Corona-Ausbrüchen in der Fleischindustrie prangerte die katholische Kirche »Ausbeutung und sklavereiähnliche Praktiken« an; der Kölner Weihbischof Ansgar Puff, Vorsitzender der Arbeitsgruppe Menschenhandel bei der Deutschen Bischofskonferenz, wurde deutlich: »Die ausbeuterischen Beschäftigungsverhältnisse in der Fleischindustrie sind ein Skandal.«[182] Politiker wollten endlich »aufräumen« (Arbeitsminister Hubertus Heil).

Inzwischen sind viele Monate seit dem Tönnies-Ausbruch ins Land gegangen, und die Entrüstung hat sich weitgehend gelegt. Das entspricht in der Tendenz der Erfahrung seit Jahrzehnten. Ein kurzer Aufschrei, meist in höchsten moralischen Tönen, und bald kehrt Ruhe ein; Gesellschaft und Politik schauen wieder weg. Darauf konnte sich die Fleischindustrie lange verlassen. Es war ja nie ein Geheimnis, unter welchen Bedingungen, neben der Massentierhaltung, das Billigfleisch, an das wir uns in den Supermärkten gewöhnt haben, produziert wird. Neben vielen anderen Analysen, Recherchen und Dokumentationen sei stellvertretend ein Beitrag aus dem Jahr 2014 genannt, der »Die Schlachtordnung«[183] unmissverständlich festhielt: »In einer idyllischen Gegend in Niedersachsen wird im Sekundentakt geschlachtet, immer schneller, immer billiger, immer schmutziger. Erledigt wird das Gemetzel von einer Geisterarmee aus Osteuropa.«

Viele kleinere und größere Schlachtskandale folgten. Nichts änderte sich. Der Druck, man könnte sagen: die Ausbeutung wuchs weiter. So ist Deutschland, wie die Vorsitzende des Verbandes der

Landwirte mit handwerklicher Fleischverarbeitung Andrea Fink-Keßler im Corona-Sommer, als der Tönnies-Skandal die Schlagzeilen prägte, nüchtern feststellte, schon seit zwanzig Jahren wegen seiner Billiglöhne in der Fleischindustrie in Verruf: »Es geht hier nicht nur um die Tiere; es geht hier auch um die Menschen. Es ist ja ein echter Knochenjob. Den hält auch kaum einer durch. Immer kalt, immer feucht, alles geht auf die Knochen und die Gelenke. Die Männer arbeiten hier ein paar Monate, dann werden sie ausgetauscht.« Und Friedrich Mülln von der Soko Tierschutz ergänzt: »Wo Tiere leiden, leiden auch irgendwann Menschen.«[184]

Wir hätten es also wissen können, wissen müssen. Denn solche Befunde zeigen eine weitere Facette des Systems Antibiotika, will sagen, des Systems Massentierhaltung. Wo massenhaft gemästete Tiere anfallen, muss auch massenhaft geschlachtet werden, um das Gesamtsystem Fleisch am Laufen zu halten. Angesichts der Corona-Ausbrüche in der Schlachtindustrie wurde auf nicht eingehaltene Abstandsregeln hingewiesen. Dass die Zustände allerdings keine Frage des Abstands waren, haben wir gesehen. Doch für das gesamte System Fleisch gilt, dass wir es eigentlich nur ertragen können, weil wir maximalen Abstand halten. Um Veränderungen zu forcieren, müssten wir diesen Abstand verringern, müssten hinschauen.

Kehren wir zunächst zum Schlachten zurück, also dorthin, wohin wir nicht schauen wollen, auf das Töten von Tieren, um sie zu essen.

Das Fleisch schmeckt nach Leben oder nach Todesangst

An einem Oktobertag hängen sieben sorgsam gefederte Putenkörper in der Herbstluft eines Bauernhofes. Im Hofgeschehen hat nicht nur ihr Leben seinen Platz, sondern auch ihr Sterben. Beides ist quasi öffentlich; es gibt nichts zu verheimlichen. Die Menschen auf dem Hof verharren einen Augenblick. Einen Sommer lang haben sie den kleinen Puten auf ihrer Wiese beim Wachsen zugeschaut, haben über ihre Neugier gelacht, ihre Balanceübungen auf Spieltischen und Stangen beobachtet, sie in der Hitze dösen sehen. Ein glückliches oder, vielleicht weniger menschenzentriert gedacht, artgerechtes Leben, so schien es. Wenn alle auch immer wussten, dass sie im Herbst für die Menschen auf dem Hof sterben würden. Es bleibt eine Spur Nachdenklichkeit und Respekt vor diesen Tieren, wie sie über Jahrhunderte im Zusammenleben von Mensch und Nutztier selbstverständlich waren. Das hatte nie etwas mit der Romantik der Kuschelhaustiere zu tun. Das Töten eines Tieres bleibt ein Gewaltakt: »Dem Fleischkonsum geht zwangsläufig ein Gewaltakt voran. … Ob Schlachtfabrik oder Bio-Hof oder sanfte Weideschlachtung, ein Tier muss sterben, damit wir es essen können.«[185] Vor Massentierhaltung und Fleischindustrie war der Nutzen eines Schweins, einer Kuh, eines Huhns immer klar, aber der Wert auch. Gutes Leben und gutes Sterben sind heute fast überall schlechtem Leben und schlechtem Sterben gewichen, beides gehört zusammen. Wenn wir den Tieren kein artgerechtes Leben ermöglichen, warum sollten wir sie sorgsam töten?

Das hat nicht nur Konsequenzen für eine ethische Betrachtung, sondern auch in der nüchternen Beurteilung von Fleischqualität. So verweist zum Beispiel ein Metzger darauf, was kleine rote Stellen im Hühnchenfleisch bedeuten: »Das Tier hatte Stress. Todesangst. … Man kann das trotzdem essen. Aber wenn man weiß, was es bedeutet, ist es was anderes.«[186] Todesangst der Tiere hinterlässt also Spuren, was jeder gute Metzger weiß. Das wird auch im Zusammenhang mit dem Betäubungsvorgang diskutiert, der in Deutschland vor der Entblutung zwingend vorgeschrieben ist und beim massenhaften Schlachten unter hohem Tempo immer wieder fehlerhaft abläuft. (»Von 58 Millionen Schweinen, die allein in Deutschland jährlich geschlachtet werden, wachen etwa eine halbe Million im 60 Grad heißen Brühwasser wieder auf, weil sie nicht richtig ›abgestochen‹

wurden«.)[187] Das hängt mit dem Akkordschlachten zusammen, wo etwa 750 Schweine in einer Stunde getötet werden. (Die Schlachter weigern sich übrigens, von Töten zu sprechen.) Rinder werden mit Bolzenschuss betäubt, Schweine früher elektrisch, heute vor allem mit Gas, weil man mehrere Tiere gleichzeitig betäuben und daher den Schlachtvorgang beschleunigen kann. Die Schweine werden in eine Gondel getrieben, die dann in eine Grube hinunterfährt, wo eine 90-prozentige CO_2-Konzentration herrscht. Nach etwa 100 Sekunden fährt die Gondel mit den betäubten Tieren wieder hoch. Die Betäubung mit dem stark reizenden Gas setzt erst nach 20 bis 60 Sekunden ein. Die Tiere leiden an Atemnot; man hat Hyperventilation und Verbrennungen der Mund- und Nasenschleimhäute festgestellt. Sie zeigen Abwehrreaktionen, Fluchtversuche und schreien. »CO_2 reizt die Atemwege und verdrängt in den Lungenbläschen den Sauerstoff. Das Tier nimmt dies deutlich als Ersticken wahr«, so Kai Braunmiller, Vorsitzender der Bundesarbeitsgemeinschaft Fleischhygiene, Tierschutz und Verbraucherschutz; es sei »der größtmögliche Stress, Angst und Schmerz, den man anhand der bis zur 1000-fachen Ausschüttung von Stresshormonen im Blut des Tieres nachweisen konnte«.[188] Wissenschaftler, Juristen und Veterinäre lehnen diese Form der Betäubung als Verstoß gegen das Tierschutzgesetz ab und fordern, ebenso wie der Bundesrat bereits 2018, eine Videoüberwachung aller tierschutzrelevanten Schlachtabschnitte, also auch der Gasbetäubung. Bisher ohne Ergebnis. Es gibt übrigens Gase, die sich schmerzfreier für die Tiere einsetzen ließen, die aber wesentlich teurer sind.

Erinnern wir uns hier an die Erkenntnis des Metzgers Karl Ludwig Schweisfurth, »dass Fleisch von derart gequälten Tieren keine lebensfördernde Nahrung für uns Menschen sein kann«.

Eine Frage der Haltung

Zwei Stimmen

Eine Haltung einzunehmen und diese zu wahren ist ohne Zweifel weder selbstverständlich noch leicht. Stellvertretend für viele andere zitieren wir hier zwei Menschen, die zum Themenkomplex Fleisch eine unmissverständliche, in der eigenen Erfahrung gegründete Haltung einnehmen.

Hans Glück, seit 40 Jahren Biobauer: »Alle tun so überrascht, was da gerade in der Fleischbranche los ist, dabei wissen wir das doch seit zwanzig, dreißig Jahren! Also zumindest die, die es hätten wissen wollen! Eigentlich haben es alle gewusst, und bisher ist nichts großartig passiert. Keine Ahnung, ob da jetzt wirklich mal aufgeräumt wird. Das ist wie eine moderne Sklavenhaltung, und jeder, der sich für 1,99 Euro ein Kilo Schnitzel kauft, der muss wissen, was er da verursacht und dass er bei dem Spiel mit dabei ist.«[189]

Wilhelm Ahrens, Bauer aus Norddeutschland, der eine Aufzucht ohne Antibiotika und ohne chemische Zusätze im Futter, aber mit viel Auslauf und Bewegung betreibt, ein gutes Schweineleben für seine Susländer Schweine: »Freut mich, wenn der Sklavenhandel aufhört bei Tönnies, Westfleisch. Und anderen.« Aber er ist skeptisch: »Die Schicht derer, die artgerechte Haltung wirklich respektiert und dafür auch den Preis zu zahlen bereit ist, wächst nur minimal.«[190]

Geheimnis der Schlachthöfe und das Verschwinden des Tieres

80 Kilogramm Tier verbraucht jeder Deutsche im Durchschnitt, davon isst er 60 Kilogramm und wirft 20 Kilogramm weg. Natürlich sprechen wir nicht von Tier, sondern von Fleisch, das heute

in den Kühlregalen und Metzgereien nicht mehr an das Tier erinnert, das es einmal war. Füße, Zungen, Schwänze, Herz, Niere oder Leber sind nicht mehr zu sehen. Wir haben größtmögliche Distanz geschaffen zu denen, die wir essen. Die Klage, Kinder wüssten nicht mehr, wie eine Kuh aussieht, ist daher so scheinheilig wie wahr. Hier endet der Prozess des Verschwindens der Tiere hinter Stallmauern, von Weiden, hinter Fabrikfassaden, die Schlachthäuser sind. Wir wollen größtmögliche Sterilität und größtmögliches Vergessen. Nur nichts sehen, nichts riechen, nichts hören. Am Ende dieses gewollten Entfremdungsprozesses steht umfassende Blindheit für die Folgen unseres Tuns, eine systemische (Ver)Blendung, auf die wir zurückkommen werden.

Wir lassen töten. Menschen folgen »im Alltagsleben dem Vorbild der Hyänen: Sie essen, was andere getötet haben. Und diese anderen sind obskure Lebewesen, nicht weniger fern als die Hyänen. Man weiß nicht, wer sie sind. Den überwiegenden Teil ihres Lebens verbringen sie in Schlachthäusern.«[191]

Der Corona-Tönnies-Skandal hat die Menschen, die millionenfach Nutztiere töten und verarbeiten, hat ihre Lebens- wie Arbeitsumstände einmal mehr für Augenblicke sichtbar gemacht, und die sind beschämend für uns alle. »In Deutschlands hocheffizienter Fleischproduktion sind nicht nur die Tiere auf der Strecke geblieben, sondern auch jene, die sie ›verwerten‹.«[192] Genauso empörend wie das, was die Tiere erleiden. »So empörend, dass man nur noch militant oder ignorant werden kann; die meisten entscheiden sich für Letzteres und verdrängen das Unrecht, vielleicht weil sie die Kultur des Hinschauens nur schwer ertragen.«[193] Blut, Leiden, Sterben, alles bleibt verborgen und lastet auf jenen, die das Töten und Verarbeiten übernehmen. Tierverachtung geht mit Menschenverachtung einher. Das System Fleisch fordert überall Tribut.

Top 10 der deutschen Fleischwirtschaft

Fleischindustrie in Zahlen
(nach Umsatz in Millionen Euro 2019)

Tönnies-Gruppe	7300	Rothkötter	1185
Vion Food German	2800	Zur-Mühlen-Gruppe	1000
Westfleisch	2790	Müller-Gruppe	950
PHW-Gruppe	2680	Kaufland	849
Heristo	1328	Sprehe-Gruppe	753[194]

Wissen wir doch alles – Mitleid reicht nicht

Die immer wiederkehrenden Skandale um Tierquälerei bei Schlachtung und Verarbeitung, um die Arbeitsbedingungen in Fleischfabriken, die scheinbar jedweden rechtlichen Rahmen ignorieren können, um verseuchte Wurst oder verkeimtes Geflügel – das alles sind lediglich öffentlich gewordene Ausbrüche eines Systems, die schnell vergessen, verdrängt werden, ja sogar desensibilisieren, die »Man kann ja doch nichts machen«-Reaktion auslösen. Vielleicht noch ein bedauerndes Schulterzucken: Wir haben ja nichts anderes erwartet. Selbst die bis in den Winter 2020 wiederkehrenden Corona-Infektionen in Fleischbetrieben schafften es nicht mehr in die Hauptschlagzeilen. Das System Fleisch, so unsere zentrale These, funktioniert trotz all dem, weil sich seine wesentlichen Komponenten gegenseitig stabilisieren und komplexe Rechtfertigungs- und Beharrensstrukturen bilden. Wir haben bereits gesehen, wie Antibiotikaeinsatz und Massentierhaltung verzahnt sind und das eine mit dem anderen gerechtfertigt wird. Die Verkehrung von Fakten, von wissenschaftlichen Erkenntnissen, offensichtlichen Verstößen und einmütigen Beurteilungen der Situation reichen nicht aus, um Veränderung zu erzwingen. Je nach Bedarf werden gefährdete Arbeitsplätze im deutschen Billiglohnland der Fleischproduktion behauptet, gefährdete Absatzmärkte, der Tierschutz oder die Fleischgier der Verbraucher bemüht, mit besonderer Fürsorge für jene »einkommensschwachen oder sozialschwachen Haushalte«, die sich das tägliche Fleisch sonst nicht leisten können (die billige Wurst schiebt man ihnen nur zu gerne auf die Gabel). Das alles ist perfide, respektlos, leicht durchschaubar – und funktioniert doch wie ein zermürbendes Räderwerk. Wenn auch vielleicht gerade in Corona-, Klima-, Biodiversitätskrisen ein paar Steuerungsprobleme deutlicher werden. Fleischkonsum und Fleischexport sind nicht mehr ganz so unumstritten.

Bevor wir versuchen, das System Fleisch noch etwas durchsichtiger zu machen, erinnern wir uns an zwei Fragen, die wir zu Beginn gestellt haben: Warum ekeln wir uns nicht? Warum schämen wir uns nicht, angesichts der Tatsache, dass zum Thema Tierhaltung, Schlachtung, Fleischkonsum so gut wie alles gesagt ist? Appelle, Studien, Streitschriften, Anklagen haben nichts bewirkt. Der Ekel wird uns, wie gesehen, weitgehend erspart, weil uns der tötende Übergang vom Tier zum Fleisch erspart bleibt, hinter Mauern versteckt wird, uns nichts mehr an das Lebewesen erinnert.

Die Scham ist insgesamt etwas aus der Mode gekommen. Wofür sollen wir uns schämen? Haben wir uns doch alles schön, sauber, wohlhabend eingerichtet. Scham wird zudem überlagert von einer Schamlosigkeit im System. Verfolgt man Behauptungen, Bekundungen, Rechtsverstöße, ist schamlos eine eher sanfte Beschreibung. So spricht der Strafrechtsprofessor Jens Bülte von »faktischer Straflosigkeit institutionalisierter Agrarkriminalität«[195] und spezifiziert: »Eine ernsthafte Bekämpfung gravierender, systematischer, institutionalisierter und strafbarer Verletzungen des Tierschutzrechts, der organisierten Agrarkriminalität, findet dagegen noch nicht statt. Wer eine Tierquälerei begeht, wird bestraft, wer sie tausendfach begeht, bleibt straflos und kann sogar mit staatlicher Subventionierung rechnen.«[196] Von Kritik wird aber gern abgelenkt, Kritiker als moralisierend und emotionalisierend abgewertet, in der Hoffnung, dass wir alle schnell vergessen und den ekelerregenden schamlosen Vorgängen weiter ihren Lauf lassen. Und es funktioniert. Mitleid scheint nicht zu reichen, weder mit Menschen noch mit Tieren.

Gönnen wir uns an dieser Stelle eine kurze Pause und hören, mit welcher Ironie und Weitsicht vor fast 100 Jahren Erich Kästner das System Fleisch entlarvte. In seinem Roman *Der 35. Mai* steht in der Stadt der Zukunft Elektropolis eine Fabrik, genannt »Viehverwertungsstelle«, in die pausenlos Herden von Rindern und Schweinen hineingetrieben werden. Am anderen Ende stehen Waggons, die sich mit Koffern oder Schuhen, mit Käse, Milch oder Fleischsalat selbst beladen. Eine Fehlsteuerung lässt die Maschinen immer schneller laufen.»O weh! Die Fabrik frisst sich selbst auf.« Plötzlich dreht sich der Prozess um, die Maschinen laufen rückwärts; schließlich kommen die Tiere vorne wieder raus. »Die Ochsen, Kälber und Kühe rannten brüllend auf die Straßen und in die Stadt hinein.« Ja, »dass unsere Zivilisation sich selbst auffrisst, ist kein Albtraum mehr«.[197]

Fleisch muss bezahlbar bleiben – vom Sonntagsbraten zur Billigorgie

In Deutschland liegen die Anfänge dieser Entwicklung ein halbes Jahrhundert zurück. Krieg und Hungerjahre waren in lebhafter Erinnerung, die Kriegsgenerationen, vor allem die Frauen, wirtschafteten sorgfältig, warfen nichts weg, der Resteverwertung waren kaum Grenzen gesetzt. Fleisch wurde als wertvolles Nahrungsmittel wahrgenommen. Alle Teile eines Tieres fanden Verwendung. Die Älteren werden sich an die Suppen aus Rinderknochen mit Markklößchen erinnern, die sauren Nierchen, das Eisbein sprich Schweinefuß im Sauerkraut, die gepökelte Zunge in Rotweinsauce. Schon bei dieser Aufzählung wird es manche schütteln. Der kostbare Braten war den Sonn- und Feiertagen vorbehalten; an dieses Prinzip Sonntagsbraten erinnern heute wieder viele Kritiker des grenzenlosen Fleischkonsums. Und dann war da ja auch noch der traditionell fleischlose Freitag, sozusagen ein Veggieday, mit dem die Grünen Jahre später nur Spott ernten sollten, über den aber in Zeiten vegetarischer Ernährungsstile und wachsenden Bewusstseins von den Verheerungen, die unsere fleischlastige Ernährung anrichtet, niemand mehr lacht.

Doch mit dem Wirtschaftswunder und der sich entwickelnden Konsumgesellschaft schnellte der Fleischkonsum hoch, von etwa 35 kg/Kopf/Jahr Anfang der 1950er-Jahre auf rund 80 kg/Kopf/Jahr um 1970. Slogan wie Fleisch als »Ein Stück Lebenskraft« oder »Wenn's die Wurst geht – Herta« zeigen eine Fokussierung der Ernährung auf Fleisch. »Die Zusammensetzung des Essens spiegelt den sozialen Aufstieg innerhalb der Gesellschaft wider: Man kann sich Fleisch auf dem Teller leisten.«[198] Fleisch war zum »Wohlstandsindikator«[199] geworden. Das Tier als Geschöpf und wertvoller Lieferant vielfältiger Nahrungsprodukte verschwand nach und nach aus Metzgereien, Fleischtheken und Bewusstsein. An seine Stelle trat abgepackte Ware ohne Erkennungseffekt, oft auch schon mundgerecht vorgefertigt für das schnelle Braten.

Parallel dazu verlief die Agrarrevolution auf dem Land. Die sogenannte Flurbereinigung vernichtete kleinräumige, über Jahrhunderte gewachsene vielfältige Landschaftsstrukturen, die Äcker wurden den neuen Maschinen angepasst; für Bäume, Hecken, Feuchtbereiche war da kein Platz mehr. Im Wechselverhältnis zur Fleischnachfrage wurde die Tierproduktion hochgefahren, den Bauern wurde eine leuchtende Zukunft ausgemalt, wenn sie expandierten und sich spezialisierten. Viele Schweine oder viel Geflügel oder Hochleistungskühe statt mehrgleisige, an Land und Terrain angepasste Tierhaltung. Zucht, Anbau und Ställe wurden nur noch an möglichst schneller Mast, hoher Milch- oder Legeleistung ausgerichtet. Das eigene Futter reichte nicht aus, Kraftfutter wurde mehr und mehr importiert, mit den bekannten Folgen in den Anbaustaaten. Schließlich wurde die Bestandsdichte an Tieren, wie gesehen, von der betriebseigenen Fläche abgekoppelt, die nicht flächengebundene Tierhaltung ohne Grenzen nahm ihren Lauf. Der Futterbedarf und der anfallende Dünger übersteigen bis heute bei vielen Betrieben die vorhandenen Flächen, mit den bekannten Folgen. »Heute mästen wir Schweine mit Futter, das wir importieren müssen, um Fleisch zu produzieren, das wir gar nicht brauchen. Und ganz nebenbei ertrinken wir in Unmengen von Gülle.«[200] Dass Landwirte im Jahr 2021 angesichts solcher Entwicklungen Geld aus der sogenannten Bauernmilliarde beantragen können, also Zuschüsse für Investitionen in umweltschonende Maschinen, etwa für die Gülleausbringung, mag auf den ersten Blick hilfreich sein. Ob dies grundlegende Veränderungen anstößt, darf bezweifelt werden. »Wir haben an vielen Stellen zu viel Stickstoff im landwirtschaftlichen System. Wenn wir diesen etwas effizienter und präziser ausbringen, ist das gut, löst aber das grundsätzliche Problem nicht. Zu viel Stickstoff bleibt zu viel Stickstoff«, fasst Martin Schulz, Chef der Arbeitsgemeinschaft bäuerliche Landwirtschaft, zusammen.[201] Der Trend zur Problemlösung durch Technik/Digitalisierung ist schon seit Längerem ein Lieblingsthema der deutschen Agrarpolitik. Ob er mehr ist als ein Ablenkungsmanöver von den wesentlichen Herausforderungen der kommenden Jahre und nicht nur den Prozess des »Immer größer« (den sich viele Landwirte nicht leisten können) weiter anheizt, bleibt abzuwarten.

Die Industrialisierung der Landwirtschaft zog und zieht einen Ausleseprozess bei Tier und Mensch nach sich. Wer nicht lieferte, wurde aussortiert. Die harte Auslesedevise unter den Bauern hieß: Wachse oder weiche. Sehr viele blieben auf der Strecke; das Höfesterben setzt sich bis heute fort. Der Konzentrationsprozess auf allen Ebenen der landwirtschaftlichen Produktion, besonders aber der Fleischproduktion zerstörte Existenzen und ließ Große immer größer werden. Die Ergebnisse sehen wir heute überdeutlich. Das Wachstumsmantra, dessen Konsequenzen wir im 21. Jahrhundert mehr und mehr zu spüren bekommen, hat auch die Landwirtschaft gezeichnet.

Die Kuh und der Boden

Eine Anregung des Schweizer Kuhexperten Martin Ott[202]

Reden wir über die Kuh, die heute als eine Art Hochleistungsmilchmaschine in vielen Ställen steht. Von Menschheitsforschern werden das Rind und seine Domestizierung am Beginn von Ackerbau und Viehzucht gesehen, am Beginn des Sesshaftwerdens. »Sesshaftigkeit setzt voraus, dass der Mensch seine Nahrung anbauen lernte, ohne den Boden als Produktionsgrundlage zu zerstören.« Im Unterschied zur Brandrodung immer neuer Flächen für kurze Fruchtbarkeitszyklen muss derselbe Boden über lange Zeiträume in seiner Fruchtbarkeit erhalten und sogar verbessert werden. Und hier kommt die Kuh ins Spiel bzw. ihre Verdauung. »Die Kuh ist das einzige Tier, das auf einer gewissen Fläche der Erde scheißen und fressen kann und dabei in Zusammenarbeit mit Bodenlebewesen, Regenwürmern und sinnvollem Ackerbau den Boden nicht auslaugt, sondern erhält, ... weil der Dünger, den die Kuh produziert, genau so zusammengesetzt ist, wie es die Pflanzen für ihr Wachstum brauchen.« Dieser Zusammenhang ist das Ergebnis gemeinsamer Evolution. »Diese Symbiose entstand in den Böden der Welt über Jahrtausende hinweg dank grasfressenden, wiederkäuenden, scheißenden Büffel- und Rinderherden, und sie bildet heute die Grundlage für die Kornkammern der Welt. Nur die Kuh kann bleiben, wo sie lebt.« Vorausgesetzt, es sind nicht zu viele auf zu wenig Raum und ihre Haltung ist eingebunden in bodenschonenden Ackerbau.

»Im gegenwärtigen Zeitalter des galoppierenden Bodenverlustes sind in den letzten fünfzig Jahren Ackerböden von der Gesamtfläche Indiens zerstört, das heißt der direkten Produktion von menschlicher Nahrung entzogen und der Verdichtung, Vergiftung, Übernutzung, Erosion und einem verheerenden Humus- und Strukturabbau preisgegeben worden. Wir sind also durch die moderne Landwirtschaft dabei, ... die Technik der verbrannten

Erde global wieder einzuführen, nachdem wir sie lokal mit Hilfe der Kuh einmal überwunden hatten.«

Die Fruchtbarkeit des Bodens ist für das Überleben der Menschen wesentlich. Geht sie verloren, wie heute weltweit zu beobachten, können wir nur noch weiterziehen. Doch die Frage ist, wohin?

Fleisch wurde, genauso wie Milch und Eier, massenhaft produziert und immer billiger verkauft/konsumiert. Mit der parallelen Entwicklung der Handelsketten bis hin zur Discounterisierung ging die Entwertung von Fleisch, also von Nutztieren und bäuerlicher Landwirtschaft, weiter. Fleischprodukte fungier(t)en als Lockvogel in der Werbung, weil sie ja jeder jeden Tag auf dem Teller haben sollte/wollte. Eine Studie zeigte die Wirkung solcher Angebote: Zwei Werbeaktionen mit Sonderpreisen für Hackfleisch bei Lidl (1 kg Hackfleisch für 3,39 Euro, also 100 g zu 33 Cent) verdoppelten den Verkauf.[203] Das Prinzip billig, das die gesamte Massenkonsumgesellschaft unserer Tage durchzieht, gilt für die Fleischproduktion ungebrochen, wenn auch die Zweifel angesichts der zerstörerischen Folgen sich mehren. Doch immer noch essen 85 Prozent der Deutschen jeden Tag Fleischprodukte.

Natürlich drängt sich die Frage nach dem richtigen Preis auf, der den Produzenten einen Ausgleich sichert für tiergerechte Haltung, weniger Tiere, andere Formen des Schlachtens und Vermarktens und der für den Käufer diese Verbesserungen auch transparent macht. Fleisch muss teurer werden, wenn sich das System Fleisch verändern soll, wenn sich all die externen Faktoren, von denen mehrfach die Rede war, im Preis niederschlagen. Sieht man von Horrorwarnungen ab – das Fleisch würde dann das 20-Fache kosten –, gibt es diverse seriöse Berechnungen und auch einen spannenden Pilotversuch eines Discounters. Auf diese Aspekte kommen wir im nächsten Kapitel zurück.

Sobald Forderungen nach besserer Tierhaltung, besserer Schlachtung, besseren Arbeitsbedingungen, besseren Preisen für die bäuerlichen Produzenten laut werden, kommt reflexartig Abwehr. Sätze wie »Fleisch muss bezahlbar bleiben« oder »Fleisch nicht nur für Reiche« werfen beim Betrachter die Frage auf, ob das Hackfleisch billiger sein muss als das Katzenfutter, ob die Grillwurst das neue Opium fürs Volk ist und ob zu befürchten ist, dass wir den Reichstag stürmen, wenn das Schnitzel nicht mehr nur 1,99 Euro kostet. Welches Bild von den Bürgern der deutschen Zivilgesellschaft dokumentiert sich in solchen Aussagen? Stimmt der alte Satz immer noch: Erst kommt das Fressen, dann die Moral? Und das heute, wo die Supermärkte überquellen genauso wie das Übergewicht und sich die Wohlstandskrankheiten gefährlich verbreiten. Ist unsere Freiheit nicht mehr als das dritte Stück Fleisch auf dem Grill? Man könnte es meinen, wenn man die Äußerungen von Politikern, Fleischfabrikanten und Lobbyisten anschaut. Dabei machen sich Verbraucher Gedanken über ihren Fleischkonsum, erkennen die gesundheitlichen Folgen des Fleischessens; sie fragen nach Haltungsbedingungen, Antibiotikaverbrauch und Alternativen. Genauso wie Landwirte versuchen, aus dem Teufelskreis des Systems Fleisch herauszukommen.

Gern wird in diesem Zusammenhang das Thema Arbeitsplätze bemüht. Als nach dem Tönnies-Skandal endlich das System der Werkverträge mit seinem Sub-Sub-Sub-Unternehmertum abgeschafft werden sollte, drohten Tönnies & Co. gleich mit der Abwanderung der Fleischindustrie. Dabei gilt Deutschland, wie gesehen, inzwischen als das Billiglohnland der Fleischverarbeitung, wo dänische und niederländische Mäster gern schlachten lassen. »In keiner anderen deutschen Industrie sind die Verhältnisse so anachronistisch wie in der Fleischwirtschaft … In der Fleischindustrie haben es Relikte des Manchester-Kapitalismus bis in die Postmoderne geschafft.«[204] Die heilige Johanna der Schlachthöfe lässt grüßen.

Wir ernähren die Welt? – Exportschlager Fleisch

Parallel zur Intensivierung bei Fleischproduktion und Fleischkonsum vollzog sich ein Internationalisierungs- und schließlich Globalisierungsschub. Deutsches Fleisch wurde zum Exportschlager. Allerdings nur, weil niedrige Preise, also auch niedrige Kosten, wettbewerbsfähig waren. Der permanente Kostendruck auf die Produzenten kam und blieb. »Billig und viel« heißt seither die Devise. So ging zwar innerhalb Deutschlands der Fleischkonsum leicht zurück (derzeit etwa 60 kg/Kopf/Jahr), doch die Fleischproduktion steigt nach wie vor aufgrund der Exporte insbesondere von Schweinefleisch. Die deutsche Fleischindustrie ist der drittgrößte Exporteur weltweit (die Tönnies-Exportquote liegt bei 50 Prozent der Produktion), mit Schwerpunkt China. Seit dem Jahr 2000 hat sich der Export von deutschen Fleisch- und Milchprodukten nach China verdreißigfacht.[205] Von dieser Entwicklung profitieren insbesondere Fleischindustrie und Handelsketten, am wenigsten die Bauern, obgleich man ihnen mit dem vollmundigen Slogan »Wir ernähren die Welt« Anteile an der Eroberung der Weltmärkte in Aussicht gestellt und sie zu immer neuen Investitionen mit immer mehr Tieren bewogen hat. Dass damit auch neue Abhängigkeiten entstehen, die wiederum einen fatalen Abhängigkeitskreislauf verstärken, hat die Corona-Krise gezeigt, aber auch weit weniger einschneidende Einbrüche wie die Schweinepest. Seit deren Nachweis in Deutschland ist etwa Chinas Markt für Schweinefleisch versperrt. Erwähnt sei noch, dass die Welt im Wesentlichen Schweinefleisch und Hühnerfüße essen sowie Milch trinken müsste, wenn sie sich von der deutschen Landwirtschaft ernähren lassen wollte.

Die Exportorientierung der Agrarwirtschaft ist in Deutschland eine relativ junge Entwicklung und aus der Not von Überproduktion seit Ende der 1970er-Jahre geboren. In einem komplexen Zusammenspiel von Weltmarktpreisen und Subventionen festigten sich die

Überschüsse und manifestierten ein wirtschaftliches Interesse an Exporten. Im Rahmen der Gemeinsamen EU-Agrarpolitik seit den 1990er-Jahren und der fortschreitenden Globalisierung verselbstständigte sich das Argument der Wettbewerbsfähigkeit auf den internationalen Märkten. Hinzu kam der Hinweis, dass Wachstum nur noch auf Exportmärkten möglich sei. Der Preisdruck auf die Produzenten landwirtschaftlicher Güter im Inland wuchs – mit heute immer deutlicher sichtbaren Konsequenzen für Landwirte, Tiere und Umwelt: »Der Versuch der EU, auch ohne Hilfe von Exportsubventionen die Absatzmengen auf den Weltmärkten zu steigern, geht weit überwiegend zu Lasten der Landwirte, sowohl in der EU als auch in anderen Ländern. Mit Weltmarktpreisen auf dem derzeitigen Niveau lassen sich weder im Milch- noch im Fleischsektor die Produktionskosten in der EU decken und erst recht keine Verbesserung bei Tier- und Umweltschutz finanzieren.«[206]

In diesem Zusammenhang wird immer wieder darauf hingewiesen, dass Agrarexporte aus den Industrieländern dazu beitragen, den Hunger zu bekämpfen. Weniger Hunger weltweit durch deutsche Landwirtschaftsexporte? Stimmen aus der Fleischwirtschaft hängen dieser Sichtweise an. So zitiert eine Studie der Universität Aachen den Chef der German Meat GmbH Steffen Reiter: »Millenniumsziel der Halbierung des Hungers in der Welt ist knapp verfehlt worden. Zu Beginn der 1990er Jahre litten etwa eine Milliarde Menschen an Hunger. Obwohl die Bevölkerung in den Entwicklungsländern bis heute um 1,7 Mrd. Menschen gestiegen ist, hungern heute weniger Menschen als vor etwa 25 Jahren. Es ist also gelungen, eine erheblich größere Zahl von Menschen zu ernähren, als dies zuvor möglich war. Handelsmöglichkeiten, Innovationen und Produktivitätssteigerungen sind wesentliche Schlüssel dazu.« Und er fügt in Bezug auf die deutsche Fleischindustrie erhellend hinzu: »Die deutsche Fleischexportwirtschaft wird auch künftig eine Spitzenposition im Export einnehmen. Produktionsweise und -strukturen wurden dabei ständig weiterentwickelt und befinden sich auf einem hohen professionellen Niveau hinsichtlich Tiergenetik, Tiergesundheit, Produktionstechnik, Qualitätssicherung und Hygiene. … Wichtigster Schritt zur Sicherung der bisherigen Erfolge sind verstärkte Bemühungen, um auf attraktiven Absatzmärkten z. B. in Asien Marktzugänge für Rind-, Schweine-und Geflügelfleisch sowie Wurstwaren zu schaffen.«[207]

Abgesehen davon, dass diese Sicht auf die Fleischindustrie durchaus nicht überall geteilt wird, geht es hier augenscheinlich nicht darum, landwirtschaftliche Strukturen vor Ort, insbesondere kleinbäuerliche Traditionen, so weiterzuentwickeln, dass sie die Ernährung sichern, sondern Absatzmärkte für hiesige (Über)Produktion zu erschließen. Dabei gilt es zu berücksichtigen, dass Kleinbäuerinnen und -bauern immer noch rund 70 Prozent der Nahrung weltweit produzieren auf Flächen unter zwei Hektar; die großen Betriebe, meist in den Industriestaaten, bearbeiten 65 Prozent der landwirtschaftlichen Flächen weltweit, machen aber nur ein Prozent der Landwirte aus. Das heißt: »Die industrielle Landwirtschaft trägt deutlich weniger zur Welternährung bei als die Kleinbauern des globalen Südens. Sie sorgt jedoch mit hohem Einsatz von Energie, Wasser, Dünger und Hochleistungspflanzen für Überschüsse, die exportiert werden können«[208] – und müssen, könnten wir ergänzen.

Wer die besseren Antworten für die weltweite Ernährungssicherheit der Zukunft hat, darüber wird auf vielen Ebenen gestritten.[209] Dass die Position der Industriestaaten hier nicht ganz uneigennützig ist, mag unser Beispiel der deutschen Fleischindustrie zeigen.

Ein wesentlicher Gesichtspunkt dieser Exportlastigkeit wird oft außer Acht gelassen: Die Folgen von Massentierhaltung und Fleischindustrie bleiben vor Ort und damit auch die wahren Kosten, von denen später nochmals zu reden sein wird. Neben dem systemimmanenten Leid und der Ausbeutung von Tieren, Bauern und Schlachtern sind dies Antibiotikamissbrauch, multiresistente Keime, Naturzerstörung, Bodenverlust, Wasserverschmutzung. Gleichzeitig greifen

Essgewohnheiten hier (vom Hähnchen nur die Brust) und Fleischimporte in regionale Agrarstrukturen anderer Kontinente ein, verändern Märkte und gefährden funktionierende Versorgungsstrukturen vor Ort. Der Slogan »Wir ernähren die Welt« ist ebenso überheblich wie übergriffig, denn er überträgt selbstverständlich hiesige (teilweise schlechte) Konsumgewohnheiten auf andere Gesellschaften und missachtet deren Ernährungssouveränität. Das Bewusstsein für die Gefahren einer Exportwirtschaft, die ungeachtet der Folgen möglichst viel tierische Produkte in andere Märkte drückt, ist inzwischen geschärft und beeinflusst zum Beispiel die Debatte um Freihandelsabkommen.

Ziehen wir eine Zwischenbilanz: Das System Fleisch basiert heute, oberflächlich betrachtet, auf den Prinzipien »viel und billig«, oder auch »billig, weil viel« oder »viel, weil billig«. Das gilt, solange man nur die Zahl an erzeugten Tieren und die Masse des Fleisches sowie der Milch und der Eier betrachtet. Doch wie bereits gesehen, gehören zu viel Fleisch auch viel Wasser, viel Futter, viel Pestizide, viel Gülle, viel Wegwerfen/Verenden, viel Antibiotika, viele multiresistente Keime, viel Biodiversitätsverlust, viele Klimaschäden. (Die Aufzählung ist nicht vollständig.) In Wahrheit kommt uns alle das System Fleisch teuer zu stehen.

Gleichzeitig signalisiert das Merkmal »billig« massive Entwertung von Tieren, Menschen und Umwelt. Tiere werden gewaltsam an die Gesetze der Ökonomie angepasst; dafür wird Tierqual zum Standard; Bauern lassen sich in ein Korsett von Abhängigkeiten zwängen. Man könnte sagen: Sie, die dem Leben, den natürlichen Ressourcen so nahe sind, müssen von deren Zerstörung leben. Dabei streiten die Landwirte heute wieder um ihr Recht auf selbstbestimmtes Arbeiten und prangern jede neue Regulierung als Eingriff in ihre Souveränität an. Blickt man auf die wechselvolle Geschichte des Bauernstandes, sieht man jahrhundertelange Abhängigkeit und Unterdrückung durch Adel und Kirche. Unter großen Opfern haben sich Bauern zum Beispiel in den Bauernkriegen gegen dieses System aufgelehnt und sich schließlich Eigentum am bewirtschafteten Boden erkämpft. Mit harter Arbeit haben sie sich gesellschaftliche Anerkennung, etwa für ihre Versorgung der Menschen nach den großen Kriegen, verschafft. Doch nun bedroht die Industrialisierung der landwirtschaftlichen Produktion ihre ureigenen Kompetenzen und schafft ein gefährliches Netz neuer Abhängigkeiten, das viele von ihnen in ihrer Existenz bedroht und vielleicht auch ihre Empfindlichkeit gegenüber Eingriffen verständlich macht.

Das System Fleisch zerstört den Wert des Fleisches, den Wert des Genusses, den Wert des tierischen Lebens, den Wert der bäuerlichen Arbeit, den Wert der Natur.

Profiteure sind Fleischkonzerne (das Tönnies-Vermögen wird auf 2 Milliarden Euro geschätzt), Handelsketten (die Eigner von Lidl, Aldi oder Rewe haben es zu beträchtlichem Wohlstand gebracht), Saatgut- und Pharmakonzerne sowie die Landmaschinenindustrie.

Verlierer sind wir alle.

Schweinestau oder: Ein sich selbst zerstörender Kreislauf

Im Zuge der Corona-Pandemie haben sich zentrale Strukturen dieses Systems und seine gefährliche Anfälligkeit überdeutlich gezeigt. So definierte die internationale Investorenvereinigung Fairr aus nüchtern ökonomischer Sicht die globale Tier- und Fleischproduktion als einen »sich selbst zerstörenden Kreislauf, der Werte vernichtet und Leben gefährdet«,[210] und beurteilte die Fleischwirtschaft als schlecht vorbereitet auf Risiken.

Wie leicht das System aus dem Takt gerät und damit sehr schnell abhängige Existenzen gefährdet, zeigte infolge der Tönnies-Corona-Schließung der »Schweinestau«. Hunderttausende von schlachtreifen Schweinen standen in der Warteschleife, sprich auf ihren Spaltböden bei den mehreren zehntausend Tönnies-Zulieferern. Und frei nach Bertolt Brecht »In unseren Ställen stehen/Schweine, fressend/teuren Mais/«[211] fraßen sie nicht nur weiter, sie wurden dicker, was den wenigen Platz (0,75 Quadratmeter pro Tier) im Stall noch weniger machte und was den strengen »Gewichtskorridor« sprengte, den die Fleischindustrie Schweinen und Bauern vorschreibt. Denn die Schweinefleischlogik besagt: Zu dicke Schweine sind weniger wert. Sie brauchen überall mehr Platz; vielleicht sterben sie auch langsamer (bei guter Haltung kann ein Schwein 20 Jahre alt werden). Außerdem passt das Kotelett nicht mehr in die Verpackungseinheiten für die Kühltheke. Also passte plötzlich nichts mehr zusammen. Denn auch die Ferkelzüchter warteten bereits mit der nächsten Lieferung von Ferkeln, denen die Ringelschwänze per Stanzmaschine abgeschnitten, die Hoden rausgeschnitten (betäubungslose Kastration bei den Miniebern) und die Vorderzähnchen abgeschliffen waren und die in die Mastställe der nicht geschlachteten schlachtreifen Schweine einziehen sollten/müssten, weil die Sauen ja schon wieder besamt waren – und so weiter. »Die Produktion von Schweinefleisch gleicht heute einem riesigen Räderwerk, in dem für gewöhnlich jedes einzelne Teilchen in das nächste greift. Man kennt solche normierten Prozesse aus anderen Industrien, etwa der Autobranche. Auch hier hat Corona zeitweise Lieferketten gestört und die Maschinerie ins Stocken gebracht. Halb fertige Autos können notfalls auch mal wochenlang herumstehen, ihr Schutz steht ja nicht als Staatsziel im Grundgesetz.«[212] Die Schweine aber schon, auch wenn das angesichts ihrer normalen Lage niemand für möglich halten würde.

Im Januar 2021 gingen Bilder von der Realität des sogenannten Schweinestaus durch die Medien und zeigten, dass die Lage in der Tat tierschutzrelevant ist. Kai Braunmiller, Deutschlands oberster Schlachthofveterinär, verwies allerdings auf die grundsätzlich problematische Situation in der Schweinemast: »Wir haben eine wissenschaftliche Untersuchung machen lassen, was die Liegeschäden angeht. 92 Prozent dieser Tiere bekommen Liegeschäden, 40 Prozent leichte, rund 50 Prozent mittlere und schwere. Das sind eigentlich Straftatbestände, die so überhaupt nicht zu tolerieren sind.«[213] Die Autoren des Bericht schlussfolgern: »Folgt man den Ausführungen des Veterinärs, dann würden in Deutschland von den rund 50 Millionen Schweinen, die pro Jahr hierzulande gemästet werden, mehr als 90 Prozent rechtswidrig gehalten – mehr als 40 Millionen Tiere.«[214]

Während also die Tönnies-Schweine warteten, wurden in Brandenburg die ersten Wildschweine gefunden, die an Schweinepest gestorben waren. Sofort war der Exportmarkt für deutsche Schweineprodukte weg. Der Preis für Schweinefleisch, der schon in normalen Zeiten nur knapp die Kosten einer mit ungenügenden Haltungsbedingungen erkauften Mast übersteigt, brach weiter ein. Im Dezember fiel er unter 1,20 Euro pro Kilogramm. Den betroffenen Landwirten standen die Schweine buchstäblich bis zum Hals, was die anderen Akteure zunächst nicht beeindruckte. Schließlich hatten sich die Landwirte ja schon vor langer Zeit auf ein System eingelassen, bei dem das »Immer mehr« an Produktion ein »Immer weniger« an Erlös nach sich zieht und letztendlich zum Scheitern verurteilt ist. So kommentierte denn auch die Verbraucherorganisation Foodwatch im Dezember die Lage: »Bei allem Verständnis für die Nöte der Bauern: Ihre Probleme sind zu einem erheblichen Teil selbst gemacht. Ihre eigene, enorm einflussreiche Lobby hat die Landwirtinnen und Landwirte in jenen ruinösen Preiswettbewerb getrieben, den sie jetzt beklagen.«[215]

Und es sei auch nochmals daran erinnert, dass dieses System (Billig)Fleisch nach wie vor mit Milliarden Euro öffentlicher Gelder subventioniert wird, einschließlich ihrer Profiteure. »Es ist an der Zeit, diesen Irrsinn endlich zu stoppen und jene zu fördern, die anständig und maßvoll mit Tieren und Ressourcen umgehen.«[216] Irrsinn ist ein Wort, das im Zusammenhang mit dem System Fleisch immer wieder auftaucht und auf dessen Antriebsmechanismen gut zu passen scheint.

Wirft man einen kurzen Blick auf die Gesamtsituation der deutschen Landwirtschaft, wie sie der Deutsche Bauernverband Ende 2020 darstellte, stehen auch hier Verluste im Raum und eine »extrem angespannte Situation«, wie Bauernchef Joachim Rukwied sagte; insbesondere die »aktuell ruinösen Erzeugerpreise für Schlachtschweine und Ferkel sind existenzbedrohend«.[217] Und wieder werden fehlende Wertschätzung seitens der Verbraucher und Niedrigpreispolitik des Handels beklagt. Dass sie die Geister, die sie riefen, nun nicht mehr loswerden, sehen augenscheinlich alle außer sie selbst. Stattdessen werden zum Beispiel vom bayerischen Bauernpräsidenten Walter Heidl wieder einmal der Rückzug aus dem geplanten Insektenschutz und der neuen Düngeverordnung gefordert. Selbsterkenntnis sieht anders aus. Und wir erinnern uns an die nüchtern-skeptische Einschätzung von Josef Reichholf, der das Agrarsystem inzwischen für unreformierbar hält: »Es müsste erst zusammenbrechen, damit es eine Perspektive für die Bauern gibt.«

»Fukushima des Fleisches?« oder: »Sonderrechte für Grillwürste«

Beide Schlagzeilen[218] stammen aus der Debatte um Fleisch und Fleischarbeiter. Wird seit Tönnies und Corona nun endlich alles besser? Sind Menschen nun informiert genug, um sich den Folgen ihres Handelns, sprich ihres Fleischkonsums, ihres Billig-Ehrgeizes zu stellen? Haben Politiker den vollmundigen Ankündigungen endlich Taten folgen lassen und sorgen dafür, dass sich die großen Vier der Fleischindustrie, Tönnies, Vion, Westfleisch und Wiesenhof, an Recht und Gesetz halten müssen, dass nicht länger weggeschaut wird, ob auf kommunaler oder nationaler Ebene? Wird eine neue Zeit in der Branche mit 100 000 Beschäftigten und 40 Milliarden Euro Umsatz im Jahr anbrechen?

Mit Blick auf die angekündigten Verbote von Werkvertragskonstruktionen und Leiharbeit-Subunternehmertum, mit denen sich

Schlachthofbetreiber jeder Verantwortung zu entledigen suchten, und mit der geplanten Festanstellung aller Arbeiter bei Schlacht- und Zerlegebetrieben mit mehr als 50 Beschäftigten hoffte manch einer tatsächlich auf einen Fukushima-Effekt, der plötzlich alles möglich macht. Eine Fleischwende? Nein, gegen die Lobbykraft der Fleischindustrie sind die Energieriesen Zwerge. Hatte doch etwa der nordrheinwestfälische Gesundheitsminister Karl-Josef Laumann schon vor Corona dem Geflecht von Leiharbeit und Subunternehmern den Kampf angesagt: »Dieses System ist schlecht, dieses System hat mit einer humanen Arbeitswelt nichts zu tun … Würde, Recht und Gesetz dürfen nicht mit Füßen getreten werden.«[219]

Nach den harschen Worten Richtung Tönnies, Vion oder Westfleisch (von »einer verseuchten Branche«[220] war die Rede, für die sich alle schämen müssten und in der endlich »aufgeräumt« werden müsste) schienen die Lobbyisten wieder Boden gutzumachen. Die Fleischwirtschaft warnte vor Versorgungsengpässen (war das Menschenrecht auf Fleisch bedroht?) und beschwor reflexartig die Gefahr, dass die Branche abwandern könnte. Der Drohung, Arbeitsplätze könnten durch strengere Kontrollen und gesetzliche Regelungen verloren gehen, begegnen Branchenkenner mit dem Hinweis auf das Billiglohn-Fleischland Deutschland, das mit seinen Dumpinglöhnen Jobs in anderen Ländern vernichtet habe. Schlachthöfe in den Nachbarländern hätten geschlossen, die Tiere würden zum Schlachten nach Deutschland transportiert, so die Kritik des Europäischen Gewerkschaftsverbandes für Ernährung und Landwirtschaft. »Deutschland hat das System des Billig, Billig, Billig auch auf die Schlachthöfe übertragen und es da auch perfektioniert«, so der Europaabgeordnete der Grünen Martin Häusling.[221]

Schließlich wurde gegen das drohende Verbot der gängigen Werkverträge auch wieder die Grill-Leidenschaft der Deutschen bemüht. So befürchtete die stellvertretende Unionsfraktionsvorsitzende Gitta Connemann, dass im Sommer das Grillfleisch knapp werden könnte:

»Im Sommer werden Steaks und Bauchfleisch als Grillgut stärker nachgefragt. Darauf muss ein Unternehmen reagieren können und bei Bedarf die Arbeitskapazitäten ausweiten dürfen.«[222]

Ende November 2020 einigte sich die Große Koalition schließlich auf ein Verbot der bisherigen Praxis von Werkverträgen und Leiharbeitsverhältnissen in der Fleischindustrie. Ab 1. Januar 2021 sind Erstere verboten, Leiharbeit ab 1. April. Ein Sonderrecht bekamen die Grillwürste, für die bis 2023 in der Saison Zeitarbeiter eingesetzt werden. »Ein drohender Mangel an Grillwürsten im kommenden Sommer könnte damit abgewendet sein«, kommentierte die FAZ mit feiner Ironie.[223] Das Ergebnis nannten Beobachter im Dezember 2020 »Operation Fettfleck« und bezweifelten, dass die Schlachtarbeiter ab Januar 2021 nicht mehr ausgebeutet würden. Der Einfallsreichtum der Subunternehmer habe schon bisher nach jeder gesetzlichen Änderung zu neuen Beschäftigungsvarianten geführt, die Lücken in Gesetzen nutzen zugunsten jener Unternehmen, die »bislang noch gegen jede Regel einen Trick gefunden haben«.[224]

Dass Einsicht nicht die stärkste Eigenschaft der Fleischbranche sein könnte, vermuteten manche Beobachter im Januar 2021, als eine Entscheidung des Bundesverfassungsgerichts bekannt wurde. Das Gericht wies einen Eilantrag von mehreren Firmen aus der Fleischwirtschaft und von Fleisch verarbeitenden Betrieben gegen das neue Gesetz ab. Die endgültige Entscheidung wird erst viel später fallen, doch an diesem ersten Votum ist zu erkennen, dass das Gericht durchaus Verständnis dafür zeigt, wenn der Gesetzgeber bessere Arbeitsbedingungen in der Fleischindustrie realisieren möchte.[225]

Grauen auf Rädern – Tiertransporte

Nein, es reicht noch nicht. Neben all den ganz normalen Grausamkeiten rund um die Fleischproduktion haben wir den vielleicht dunkelsten Teil noch nicht betrachtet, die Tiertransporte.

»205 Stunden Tortur«:[226] Und sie fahren in den Tod

Die Tierschutzschutzorganisation Animals' Angels begleitete zwei Viehtransporte nach Usbekistan und dokumentierten folgenden Ablauf:

Start im Emsland mit 60 trächtigen Kühen am 13. Februar 2019 um 22 Uhr.

Fahrt ohne Pause bis an die weißrussische Grenze. Die Tiere werden entladen. 14 Stunden Pause bei 10 Grad minus. Das Heu ist aufgebraucht, das Wassersystem eingefroren.

Zwischen Busuluk und Orenburg 24 Stunden Pause; die Tiere bleiben bei minus 7 Grad im LKW, da kein Stall existiert, wie eigentlich vorgeschrieben.

In Chagan werden die Tiere zum ersten Mal nach 43 Stunden getränkt.

Zielankunft Fergana/Usbekistan am 22. Februar 2019 um 11 Uhr. Die Tiere sind 118 Stunden ununterbrochen im LKW. Insgesamt haben die Tiere neun Tage, 6000 Kilometer in der Enge des LKW verbracht, teilweise ohne Futter und Wasser, davon 118 Stunden ohne Unterbrechung.[227]

Jede Begegnung mit einem Tiertransporter löst bei vielen Menschen genau diese Bilder aus: Hunger, Durst, Angst, Qual, Sterben. Dokumentationen von Tierschutzorganisationen, die den Transporten folgen, Aussagen von Tierärzten, die an den bekannten Strecken die vorgeschriebenen Raststellen kontrollieren, zeigen seit Jahren immer wieder eines: Gesetze werden ignoriert, Tierschutz mit Füßen getreten. Und wieder und wieder und wieder schauen Landespolitiker, Bundespolitiker, Europapolitiker weg, schauen wir alle weg. Mutige Tierärzte, die das Elend mit ihrer Selbstverpflichtung zum Schutz der Tiere nicht länger vereinbaren können, versuchen, vor Ort Widerstand zu leisten, verweigern Unterschriften auf vorgeschriebenen Transportpapieren; Landräte stärken ihnen den Rücken. So geschehen zum Beispiel 2019 in Passau, Landshut oder Aschaffenburg. Der Präsident des bayerischen Landkreistags sah die Notwendigkeit, die verantwortlichen Tierärzte zu schützen: »Die Transporte sind höchst umstritten, weil auf ihnen oder spätestens bei der Schlachtung der Tiere an den Zielorten mit an Sicherheit grenzender Wahrscheinlichkeit massiv gegen Tierschutzvorgaben verstoßen wird.«[228] Damit setzen sich die Amtstierärzte dem Vorwurf aus, sich strafbar zu machen.

So hat denn auch die Tierschutzorganisation Vier Pfoten im Sommer gegen Verantwortliche in Veterinärämtern, bei Export- und Transportunternehmen Anzeige wegen des Verdachts auf Beihilfe zur Tierquälerei gestellt. Entgegen dem Urteil des Europäischen Gerichtshofes von 2015 würden »systematisch rechtswidrige Transporte beantragt und durchgewunken«.[229] Der EU-Gerichtshof hatte entschieden, dass Transporte lebender Tiere in Nicht-EU-Länder nur zulässig sind, wenn die Einhaltung der europäischen Tierschutzstandards gewährleistet ist. Veterinäre weisen immer wieder darauf hin, dass die jahrzehntealten Verordnungen der EU dringend verschärft werden müssen. Denn auch hier gilt, was wir im System Fleisch wieder und wieder sehen: Schlupflöcher werden im großen Geschäft gesucht und gefunden.

Und das Elend ist so riesig wie das Geschäft, und es wächst. Jährlich werden mehr als 40 Millionen Rinder, Schafe und Schweine plus 1,5 Milliarden Hühner (deren Schutz noch weniger gewährleistet ist) durch Europa gefahren; dazu kommen Transporte in sogenannte Drittstaaten; ein Milliardengeschäft. Und mit jedem männlichen Kalb, das zur Erhaltung der Milchleistung geboren wird, aber für den Landwirt nutzlos, weil nur ein Kostenfaktor ist, wächst die lebende Fracht; mit jedem regionalen Schlachthof, der schließt, werden die Transportwege länger. Seit Jahren laufen Tierschutzorganisationen, Tierärzte und Juristen dagegen Sturm, schreiben offene Briefe, fordern von der EU-Kommission schärfere Vorgaben und Kontrollen. Ohne Erfolg. »Bei Erzeugern stoßen solche Forderungen auf taube Ohren, weil der Transport lebender Tiere für sie billiger kommt als der von Schlachtfleisch. Eine Rechnung, die nur aufgeht, weil EU-Recht systematisch missachtet wird.«[230] Das bekannte Bild. »Die Diskussion um Tiertransporte rückt auch die negativen Folgen einer Fleischproduktion ins Licht, die jedes vernünftige Maß verloren hat. Das gilt auch für Deutschland, einen der größten Erzeuger von Schweinen, Geflügel und Milch in Europa. »Immer mehr immer günstiger produzieren«, so lautet nach wie vor die Devise … Eine Überproduktion, die zur Folge hat, dass immer mehr Tiere auf eine lange Reise geschickt werden.«[231]

Im Februar 2019 nahm der Agrarausschuss des Europäischen Parlaments einen Bericht an, der belegt, dass Regeln und Kontrollen von vielen Mitgliedsstaaten nicht umgesetzt werden, und das Parlament setzte schließlich 2020 einen Untersuchungsausschuss ein, der im November seine Arbeit aufnahm. Es besteht Hoffnung, dass die EU-Kommission in der Folge die unzureichenden Regelungen überarbeiten muss.

100 g Hackfleisch für 49 Cent, 100 g Katzenfutter für 1,49 Euro

Mit Blick auf die Bedeutung unseres Verhaltens als Verbraucher – und damit als weitere wichtige Akteure im System Fleisch – wird im folgenden Kapitel nachzuhaken sein. Bis hierher fällt die Bilanz von Antibiotikaeinsatz, Massentierhaltung, hohem Fleischkonsum, also des Systems Fleisch mit seinen zentralen Treibern, für fast alle(s) negativ aus. Viele sind sich in dieser Schlussfolgerung einig. Also scheint Veränderung angesagt. Vielleicht ist es gar nicht so aussichtslos, trotz aller Komplexität? Versuchen wir doch noch mal, als Gedankenspiel Veränderung zu denken:

Weniger Fleisch heißt weniger Tiere mit besseren Lebensbedingungen (bei Zahlungsausgleich für die Bauern), heißt weniger bis gar keine Antibiotika, heißt weniger Tiertransporte, heißt weniger Schlachtelend bei Mensch und Tier. Gewinner wären fast alle: Bauern, Tiere, Bürger. Natürlich würden einige etwas verlieren, aber sie haben vielleicht trotzdem genug. Naiv? Nicht komplex gedacht? Realitätsfern?

Mag sein. Aber wie hieß der Satz in Herbert Achternbuschs Film »Die Atlantikschwimmer« von 1976: »Du hast keine Chance, aber nutze sie.« Vielleicht ist diese Aufforderung doch mehr als ein geflügeltes Wort. Vielleicht ist es einer dieser Trotzdem-Sätze, die wir jetzt brauchen. Denn es ist genug Zeit vergangen, genügend Studien geschrieben, genügend Appelle und Programme verbreitet. Warten wir nicht länger, dass irgendwer irgendwann irgendwas verbietet. Zum Beispiel, dass Katzenfutter uns mehr wert ist als das Fleisch aus der Kühltheke. Essen wir für den Anfang ab sofort weniger Fleisch, alle. Kaufen wir kein Billigfleisch mehr, sondern investieren das Eingesparte in Tierhalter unserer Umgebung, die das System Fleisch nicht länger am Laufen halten wollen. Es gibt sie überall.

Und dann schauen wir, was passiert.

Wir haben einen Traum und arbeiten an der Realisierung

Fast 60 Milliarden Euro fließen derzeit pro Jahr in die europäische Landwirtschaft. Das sind 114 Euro pro Bürgerin und Bürger. Was wollen wir Europäer für unsere 114 Euro in der Landwirtschaft erreichen? Viele von uns haben einen Traum: Wir wollen eine artgerechte Tierhaltung, Schutz von Landschaft, Boden, Wasser, Biodiversität, wir wollen gesunde Lebensmittel. Und wir sind bereit, nicht nur unsere 114 Euro jedes Jahr dafür einzusetzen, sondern auch jeden Tag gerechte Preise für Lebensmittel zu zahlen, wenn sie transparent sind und eine andere Landwirtschaft fördern. Heute zahlen wir für etwas, das viele von uns nicht mehr wollen. Es hilft wenig, Bauern und Verbraucher gegeneinander auszuspielen und das Billigdiktat weiter fortzuschreiben. Das System Fleisch zeigt, dass es sich selbst zerstört. Gegenseitige Schuldzuweisungen blockieren Veränderung seit Langem und nutzen den Interessen weniger.

Längst haben sich überall Bauern und Bürger auf den Weg gemacht, neue Perspektiven zu entwickeln, um aus dem erdrückenden System der industriellen Landwirtschaft auszusteigen. Sie zeigen, dass eine andere Form des Wirtschaftens viel eher Ernährungssicherheit gewährleistet als fleischlastige Massenproduktion, die eigentlich exporthörig ist und sich längst im Teufelskreis des »Immer billiger, Immer mehr« verausgabt. Sie stellen die Behauptung, nur die Massen-Mono-Landwirtschaft könne die Welt vor dem Hunger bewahren, mit ihrer Arbeit infrage. Und das sind nicht nur die ökologisch wirtschaftenden Betriebe (2019 etwa 12,9 Prozent mit 9,7 Prozent der landwirtschaftlichen Nutzfläche); es sind auch konventionell arbeitende Landwirte, die ökologischer werden wollen. Sie wollen ihre Tiere besser halten, sie wollen sich der Schlachtmaschinerie entziehen, denn auch die meisten Bio-Tiere sterben den Tönnies-Tod; sie probieren die neuen Möglichkeiten der mobilen Schlachtung dort, wo die Tiere gelebt haben, aus, die auch seitens der EU endlich Aufmerksamkeit bekommt. Verbraucher stützen die Rückbesinnung auf lokale und regionale Strukturen, die Rückkehr zu regionaler Fleischverarbeitung, die zum Teil auch durch immer ausgefeiltere Hygienevorschriften ausgehöhlt wurde. Die wenigen Großen waren auch in diesem Bereich zum Maßstab von (negativer) Regulierung geworden, ohne dass man die Verstöße hat eindämmen können.

Im Zentrum steht mehr Qualität, weniger Quantität, weniger Produktionsdruck für Tiere und Menschen, die Arbeit mit den natürlichen Ressourcen und nicht gegen sie. Hier setzt der Druck der Zivilgesellschaft an und findet mehr und mehr Unterstützung – auch wenn die machtvollen Bremser das alte System mit vielen Mitteln verteidigen. »Andererseits«, so hofft zum Beispiel die Präsidentin des Umweltbundesamtes Professorin Beate Jessel, »werden die wachsenden gesellschaftlichen Ansprüche hinsichtlich höherer Umweltleistungen in der Landwirtschaft hoffentlich den Handlungsdruck auf die Politik erhöhen – die jüngsten Erfahrungen nicht nur mit dem Volksbegehren in Bayern haben gezeigt, dass bürgerschaftliches Engagement und wachsendes gesellschaftliches Bewusstsein zu mehr und zu rascherer Veränderung führen können als das bisherige politische ›Business-as-usual‹.«[232]

In diesen Zusammenhängen ist viel von Nachhaltigkeit die Rede. Auf diesen strapazierten Begriff werden wir am Schluss unserer Überlegungen zurückkommen. Bevor wir auf weitere zentrale Akteure blicken, die unsere Ernährung prägen, schließen wir uns als Zwischenfazit der schon erwähnten BCG-Studie an, die empfiehlt, verhärtete Fronten aufzubrechen und den Blick auf die Gesellschaft zu weiten: »Landwirte wollen ihren Beitrag zum Umweltschutz leisten, sie wollen nachhaltig wirtschaften, um ihre Höfe über Generationen hinweg zu erhalten, und sie wollen langfristig Arbeitsplätze im ländlichen Raum sichern … Es reicht nicht, auf die intrinsische Motivation der Landwirte zu hoffen, vielmehr müssen das gesamte Agrarsystem und die Rahmenbedingungen betrachtet werden. Es wäre auch falsch, die gesamte Last der notwendigen Veränderungen einfach den Landwirten aufzubürden. Hier stehen alle Akteure in der Pflicht, und eine gesamtgesellschaftliche Debatte ist notwendig, um gemeinsam zu definieren, wie eine nachhaltige Landwirtschaft für Deutschland aussehen kann und wie wir das Potenzial nachhaltiger Methoden und Maßnahmen gemeinsam realisieren können.«[233]

Blickwechsel
Die Sache mit dem Gebärmuttervorfall

Handwerkliches Können gefragt

Es gibt wohl wenige Berufe, die neben intellektuell hohen Ansprüchen an die Strukturierung der eigenen Arbeit auch solch handwerkliche und körperliche Ansprüche stellen wie die des Großtierarztes.

Ist in der Geflügelhaltung und auch weitestgehend in der Schweinehaltung die Einzeltierbehandlung aus wirtschaftlichen Gründen nicht mehr darstellbar, so spielt sie in der Rinderpraxis aufgrund des doch häufig recht beachtlichen wirtschaftlichen Wertes des Einzeltieres noch eine gewisse Rolle. Doch wie bei allen handwerklichen Fähigkeiten gilt, sie müssen erlernt und geübt werden. Außerdem ist die schnelle Verfügbarkeit eines Tierarztes mit solchen Fähigkeiten Grundvoraussetzung, dass ein Eingriff gelingt.

Tierärzte, die überregional tätig sind, können solche Dienstleistungen nicht erbringen, und ihre Mitarbeiter haben dieses Können nicht mehr erlernt oder schon so lange nicht mehr ausgeübt, dass sie diese nicht mehr beherrschen, selbst wenn sie es zeitlich schaffen würden, vor Ort zu sein.

Ein dramatisches Ereignis, das Organisationstalent, fachliches Wissen und vor allem handwerkliches Können verlangt, ist der Prolaps uteri der Kuh, im Süddeutschen sprechen Landwirte und Tierärzte von einem »Tragsackvorfall«. Für Laien unvorstellbar, was sich da abspielt: Meist unmittelbar nach der Geburt stülpt sich die gesamte Gebärmutter der Kuh nach außen. Eine stark durchblutete Masse hängt unter dem Anus aus der Scheide, ein Volumen von 2 bis 3 Putzeimern, das sich laufend vergrößert, da der Körper arterielles Blut hineinpumpt, der venöse Rückfluss aber fehlt.

Erfahrenen Tierärzten, so sie rechtzeitig hinzugezogen werden, gelingt es in der Regel, die Gebärmutter komplett zu reponieren, also an ihren vorgesehenen Platz zurückzubringen. Steht die Kuh noch, ist es meist relativ einfach. Liegt die Kuh fest, muss die Reposition im Liegen erfolgen.

Meist gelingt dies am leichtesten, wenn man beide Beine der Kuh nach hinten verlagert; sie liegt dann da wie ein Frosch. Mit einem Medikament, das man sonst nur vom Doping kennt und das man nur mit der Indikation Wehenhemmung einsetzen darf, gelingt dann die Reposition. Dabei muss man sehr vorsichtig und gefühlvoll vorgehen, damit man die Gebärmutter nicht verletzt, sprich kein Loch in die Gebärmutter drückt.

Zu Beginn fürchtet auch der erfahrene Tierarzt, dass dieser Vorgang nicht zu schaffen ist. Es heißt aber dann, nicht aufgeben, und in der Regel gelingt es. Hat die Kuh keine anderen gesundheitlichen Probleme und wurde der Tierarzt rechtzeitig gerufen, merkt man der Kuh schon am nächsten Tag nichts mehr an, wüsste man nicht, was am Vortag passiert ist. Die Kuh steht, frisst und gibt Milch.

7

Vom verantwortungsbewussten Handwerker zum wohlfeilen Handlanger?

Tierärzte zwischen Tierschutz und Agrarindustrie

… zum Schutz und zur Sicherung der Gesundheit
und des Wohlbefindens der Tiere …
Ethikkodex der Tierärztinnen und Tierärzte Deutschlands

»Wir Tierärztinnen und Tierärzte dienen dem Allgemeinwohl und

- verpflichten uns, mit unseren fachlichen Kenntnissen und Fähigkeiten in besonderer Weise zum Schutz und zur Sicherung der Gesundheit und des Wohlbefindens der Tiere beizutragen,
- vertreten die Interessen der Tiere gegenüber der Gesellschaft, Politik, Wirtschaft und Wissenschaft, zeigen Missstände auf und helfen sie zu beseitigen,
- stellen uns Interessen- und Zielkonflikten mit verantwortungsvollem Abwägen der konkurrierenden Standpunkte und Ziele und berücksichtigen dabei vorrangig die Bedürfnisse der Tiere.«[234]

So lauten zwei zentrale Selbstverpflichtungen im Ethikkodex der Tierärztinnen und Tierärzte Deutschlands.

Im Zweifel: pro animale?

In diesem hart umkämpften und erst 2015 in der vorliegenden Form verabschiedeten Ethikkodex der Veterinäre wird das Dilemma sowohl der frei praktizierenden als auch der verbeamteten Tierärzte deutlich. Mit Blick auf die Nutztierhaltung, auf Tiertransporte, Ferkelkastration, Hornausbrennung, Schwänze abschneiden – vieles ohne Betäubung – waren damals die äußeren und inneren Konflikte von Tierärzten unschwer erkennbar. Sie sind hohen ethischen Standards verpflichtet, wonach sie im Zweifel für das Tier (pro animale) entscheiden sollen. Doch die Wahrheit sieht oft anders aus. Das zeigt schon der normale Alltag in vielen Ställen, ganz zu schweigen von der Qual auf Tiertransporten, den Zuständen in Großschlachtereien. Wohlbefinden, Schutz, Gesundheit, Vorrang der Bedürfnisse von Tieren? Nichts scheint von der Lebenswirklichkeit der meisten Schweine, Hühner und Kühe weiter entfernt zu sein als diese Qualitäten.

Im vorherrschenden System der Massentierhaltung, Massenschlachtung, Massenvermarktung, aber auch bei den diversen Tierskandalen stehen Tierärzte im Fokus. Sie sind den Zwängen und Forderungen von Tierhaltern, die unter starkem ökonomischen Druck stehen, genauso ausgesetzt wie den eigenen inneren Konflikten. Nicht selten geraten sie zudem ins Visier von Ermittlern und Gerichten. Veterinärmediziner »sind zugleich Anwälte für eine größtmögliche Schmerz- und Leidvermeidung bei Haltung und Schlachtung von Tieren … Ihre Arbeit steht immer an der Schnittstelle zwischen den Interessen der Agrarbranche und der zentralen Bestimmung des deutschen Tierschutzgesetzes, dessen Ziel es ist, ›aus der Verantwortung des Menschen für das Tier als Mitgeschöpf dessen Leben und Wohlbefinden zu schützen‹.«

Viele Mediziner versuchen den Spagat zwischen Tierwohl und Intensivtierhaltung, um das haltungsbedingte Leid der Tiere zu mildern; sie setzen sich damit dem Vorwurf aus, zu Handlagern eines fragwürdigen Systems zu werden. Beobachter fragen sich angesichts von wiederkehrenden Tierskandalen auf deutschen Bauernhöfen, wo etwa die staatliche Veterinäraufsicht war, und werten dies als weiteren Beleg dafür, dass selbst schwerste Verstöße gegen das Tierschutzgesetz, wenn überhaupt, mit geringen Strafen geahndet werden. Und dass die Tierärzte in einen vermeintlich rechtsfreien Raum gedrängt werden (oder sich auch selbst begeben), den der Ethikrat, wie gesehen, 2020 scharf kritisierte und es mit Blick auf die Umsetzung des Tierschutzrechts eher die Ausnahme nannte, dass das »was oben drin steht, unten auch so ankommt«.

Andere Veterinäre widersetzen sich dem Druck, verweigern etwa ihre Unterschrift unter die für Tiertransporte in Drittländer außerhalb der EU erforderlichen Dokumente und setzen sich kritisch mit dem eigenen Tun auseinander. So der Zusammenschluss »Tierärzte für verantwortbare Landwirtschaft«, die aus veterinärmedizinischer Sicht eine Agrarwende fordern. Sie stellen im Rahmen ihrer Berufstätigkeit fest, »dass die durch industrialisierte Landwirtschaft verursachten erheblichen Probleme systembedingt weiter zunehmen. Da die Bereiche Tierschutz und Medikamenteneinsatz in der beruflichen Zuständigkeit der Tierärzte liegen, nehmen gerade sie, die Tierärzte, im System eine Schlüsselposition ein. Ihnen fällt die Pflicht zu, sich dieser Aufgabe zu stellen und sie verantwortungsbewusst auszufüllen … Die Haltung von Nutztieren (besonders Schweinen und Geflügel) geschieht unter Bedingungen, die ihr Wohlbefinden, das Ausleben ihrer Bedürfnisse und Verhaltensweisen erheblich beeinträchtigen, in denen Schmerzen und Leiden der Tiere einkalkuliert und den Tieren jegliche Würde genommen wird.«[235] Und sie betonen, dass vor allem Amtstierärzte einem enormen Druck seitens der Agrarwirtschaft, vielfach mit regionalen Netzwerken, und der Politik ausgesetzt sind. Die Erteilung von sogenannten Ausnahmegenehmigungen, die nicht die Haltungsbedingungen an die tiertypischen Verhaltensweisen und den Grundsatz der Leidensminimierung anpassen, sondern das Tier an die problematischen Haltungsbedingungen, sei zum Regelfall geworden. Das Tierschutzgesetz sieht leider viele Ausnahmen vor und wird vielfach nach der Devise »Wir brauchen praktikable Lösungen« gehandhabt. In der Regel heißt das, wir machen es wie bisher. Oder aber die Lösung, meist eine technische Neuerung, ermöglicht es, noch mehr Tiere zu halten bei kaum steigender Arbeitsbelastung; in Kauf genommen wird, dass sich für die Tiere nichts bessert.

Manche Tierärzte zerbrechen an diesen Konflikten; Veterinäre gehören international zu der Berufsgruppe mit den höchsten Suizidraten. Wenige jedoch gehören zu den Gewinnern – wie so oft im Zusammenhang mit der industrialisierten Agrar- und Lebensmittelwirtschaft sind es die Großen. Ihnen bietet die Massentierhaltung, verbunden mit Sonderrechten wie dem Dispensierrecht, also der Erlaubnis, Medikamente nicht an jedermann, wie in einer öffentlichen Apotheke, sondern nur an Tierhalter, deren Tiere dem jeweiligen Tierarzt zur Betreuung anvertraut sind, zu verkaufen, fast grenzenlose Einnahmemöglichkeiten. Bei ihnen wurde und wird der Verkauf von Medikamenten jeder Art zur Cash Cow. Die bereits ausführlich aufgezeigten Konsequenzen, insbesondere die Entstehung multiresistenter Keime, werden billigend in Kauf genommen. Damit gilt die Veterinärmedizin hier als einer der größten Verursacher.

Billig, billiger, Autobahntierarzt – Big Seller der Massentierhaltung

»Massive berufsbezogene Rechtsverstöße« … »Arzneimittelrechtliche Verstöße und in den Straftaten zum Ausdruck kommende kriminelle Energie« … »Die Öffentlichkeit hat kein Verständnis dafür, wenn ein Tierarzt die Sicherheit des Tierarzneimittelverkehrs aus Gewinnstreben massiv gefährdet und dadurch erhebliche Gefahren für die Gesundheit von Mensch und Tier in Kauf nimmt.«

Das sind keine Schlagzeilen in Sensationsblättern oder Anschuldigungen radikaler Tierschützer, sondern Zitate aus einem Beschluss des Verwaltungsgerichts Regensburg im Fall des Tierarztes Dr. Roland Fechter.

Fechter war einer der berüchtigten Autobahntierärzte, die seit den 1970er-Jahren Arzneimittel, insbesondere Antibiotika, in großen Mengen an Landwirte weiterverkauften, ohne, wie im Arzneimittelrecht vorgesehen, die erkrankten Tiere oder den Tierbestand gesehen geschweige denn untersucht zu haben. Dazu bestellten Tierärzte wie Fechter bei Pharmafirmen riesige Mengen an Hormonen, Leistungsförderern, Antibiotika und sonstigen Arzneimitteln mit entsprechend hohen Rabatten und verkauften der Einfachheit halber an Autobahnen aus dem Kofferraum direkt an ihre Kundschaft. Dieses Vorgehen mag es auch bei anderen Tierärzten gegeben haben. Die Fechter-Tierärzte fuhren auch Höfe an; doch vor allem Fahrten in abgelegene Gebiete waren nicht rentabel. Der Begriff »Autobahntierarzt« wurde zum Synonym für Veterinäre, die Medikamente im großen Stil abgaben und sich ihre Klientel entlang der Autobahnen suchten. Fechter »betreute« mit zehn angestellten Kollegen 4000 landwirtschaftliche Betriebe. Einer seiner Großkunden soll damals jährlich Medikamente im Wert von einer Million DM gekauft haben. Dieses Geschäftsmodell praktizierte nicht nur Fechter, sondern auch andere Tierärzte. So belieferten bayerische Tierärzte auch Kunden, die sich in Ostdeutschland Höfe gekauft hatten, mit Antibiotika und anderen Medikamenten, obgleich diese Betriebe mehrere hundert Kilometer vom jeweiligen Praxissitz entfernt waren.

»Die Margen mancher Tierärzte sind höher als die von Kokain-Dealern«, zitierte der *Spiegel*[236] noch Anfang 2012 einen Veterinär. An der Autobahn waren Tagesumsätze von bis zu 10 000 Euro möglich.

»Tierärzte sind zu Handlangern der Massenhaltung geworden«, so das Fazit des Magazins (*Der Spiegel* 16/2012). Der damalige bayerische Justizminister Manfred Weiß sprach 2001 von »konspirativen Strukturen der organisierten Kriminalität«, und der damalige LKA-Präsident Heinz Haumer konstatierte »eine Mauer des Schweigens«.[237]

Diese Machenschaften, die bundesweit für Aufsehen sorgten und vielerorts Staatsanwaltschaften beschäftigten, schädigen den

Beruf des Tierarztes und seine gesellschaftliche Anerkennung bis in die Gegenwart.

Ein kurzer Blick in die Anfänge einer folgenschweren Entwicklung: Bis Ende der 1960er-Jahre erzielten deutsche Tierärzte den allergrößten Teil ihres Einkommens mit Tierseuchenbekämpfung (Tuberkulose oder Maul und Klauenseuche), Fleischbeschau und kurativer Praxis. Es war die Zeit, als der tierärztliche Beruf in höchstem gesellschaftlichen Ansehen stand. Den meisten Tierärzten ging es wirtschaftlich gut. Der Verkauf von Tierarzneimitteln spielte eine untergeordnete Rolle bei ihrem Einkommensmix. Ende der 1960er-/Anfang der 1970er-Jahre gelang es, äußerst schnellwüchsige Schweinerassen zu züchten und damit eine neue, wie wir heute wissen, unrühmliche Ära in der Fleischproduktion einzuläuten, die uns das Billigfleisch unserer Tage, industrielle Tierhaltung mit all ihrem Elend und massenhaften Medikamenten-, insbesondere Antibiotika-Einsatz brachte. Das Problem der neuen Züchtungen waren die ganzjährige Stallhaltung und das schnelle Wachstum, die zunächst zu einem Defizit an verfügbarem Eisen in der Milch der Mutterschweine führten. Die Pharmaindustrie erkannte die Situation, und Eisenpräparate, die per Spritze verabreicht wurden, lösten das Problem. Eisenpräparate für Muttersauenhalter waren der erste »Big Seller« der Tierärzte in Deutschland. Bis zu diesem Zeitpunkt hatte kaum ein deutscher Bauer selber eine Spritze in die Hand genommen. Auch die Eiseninjektion wurde häufig, verbunden mit der blutigen Kastration, von den Tierärzten vorgenommen.

Doch schon bald erkannten die Landwirte, dass der Einsatz von Eisen keine diagnostischen Anforderungen stellte, sondern schlicht eine notwendige Managementmaßnahme war (auch wenn das damals sicher noch nicht so bezeichnet wurde), die man auch selbst vornehmen konnte. Bald war die Abgabe von Eisenpräparaten an Landwirte durch den Tierarzt Normalfall und Routine. Die logische Konsequenz war, dass sich auch die Preise, die die einzelnen Tierärzte für ihre Lieferung in Rechnung stellten, herumsprachen, und schon bald war es mit der Treue zum Hoftierarzt vorbei. Wer das billigste »Eisen« lieferte, war bald bekannt. Schnell entwickelten sich Praxen, die weit über ein damals übliches Praxisgebiet hinaus lieferten. Triebfeder dieses Geschäftes waren die Rabatte, die Pharmaunternehmen bei entsprechend großer Abnahme gewährten. Ganz besonderen Reiz hatte dieses Rabattsystem, weil es damals auch noch »Naturalrabatte« gab, das heißt, neben der bestellten Menge erhielt der Tierarzt eine zusätzliche Liefermenge, für die es nicht einmal einen Lieferschein gab. Das Geschäft florierte offensichtlich großartig, und das gerade neu auf den Markt gekommene Mercedes-T-Modell war das Markenzeichen dieser Tierärzte.

Obwohl das sogenannte Dispensierrecht schon damals die Abgabe von Tierarzneimitteln nur an Tierhalter vorsah, deren Tiere der Betreuung des abgebenden Tierarztes anvertraut waren, wurde dieses Treiben vonseiten der staatlichen Behörden hingenommen. Auch die Pharmaindustrie machte trotz der gewährten Rabatte ein gutes Geschäft. Die berufsständischen Organisationen, Tierärztekammern und Berufsverbände äußerten sich kritisch, ohne jedoch ernsthaft etwas zu unternehmen. Doch damals wie heute war es zumindest einem dieser Kollegen noch nicht genug Gewinn, den er mit dem Verkauf von »Eisen« entlang der Autobahn erzielen konnte. Tierärzte hatten damals wie heute die Möglichkeit, Tierarzneimittel selbst herzustellen, und dies geschah nun bei der Herstellung von Eisenpräparaten für die Muttersauenhalter und Ferkelerzeuger.

Vielleicht wäre auch das ohne Folgen geblieben, hätte dieser Tierarzt nicht auch noch einen Aufkleber auf der Injektionsflasche verwendet, der dem Originalpräparat des zu dieser Zeit wichtigsten deutschen Tierpharmaunternehmens zum Verwechseln ähnlich sah. Nun wurde die Tierpharmaindustrie aktiv, und schließlich wurde 1978 ein Zulassungsverfahren für Tierarzneimittel Bestandteil des Arzneimittelgesetzes.

Aber die Idee, dass man mit dem Vertrieb von Tierarzneimitteln leicht und viel Geld verdienen konnte, war geboren und steht in unterschiedlichen Ausformungen bis heute unter Stichworten wie industrielle Tierhaltung, Antibiotikaresistenzen oder multiresistente Keime auf der gesellschaftspolitischen Tagesordnung. Der Begriff »Autobahntierarzt« beschreibt dabei die gesellschaftliche Relevanz und die Konsequenzen für den tierärztlichen Berufsstand nur sehr unzureichend.

Gute Tierhaltung widerspricht dem Geschäftsmodell

In den 1970er- und 1980er-Jahren waren die Kollegen »Autobahntierärzte« noch geächtet. Die anderen Tierärzte kannten die Kollegen, die über Land fuhren und ohne angemessene Untersuchung Medikamente lieferten. Diese spielten in den standespolitischen Organisationen damals keine Rolle. Auch wagten sie sich nicht auf große tierärztliche Kongresse. Dies änderte sich spätestens seit dem Deutschen Tierärztetag 1998 in Weimar. Hier hagelte es harte Kritik an den vielen rechtlichen Vorgaben, an die eine Abgabe von Tierarzneimitteln gebunden war. Die Forderung wurde laut, dass für eine moderne Bestandsbetreuung, will sagen, in der industriellen Tierhaltung, die Abgabe rechtlich vereinfacht werden müsse. Gegen eine tierärztliche Bestandsbetreuung, wie im folgenden Kasten skizziert, gibt es wahrlich nichts zu sagen.

In dem nach 1998 angestrebten System sollten die Landwirte mit ihrem jeweiligen Tierarzt einen Betreuungsvertrag abschließen. Er sollte eine liberalere Abgabepraxis (es gibt nur eine gesetzeskonforme oder eine illegale Abgabe) ermöglichen. Teilweise abenteuerliche Rechtsauslegungen von leitenden Tierärzten in den Veterinärverwaltungen der Länder schufen die Basis für die heute gängigen Praktiken.

Bestandsbetreuung und Tiergesundheit

Unsere Definition von tierärztlicher Bestandsbetreuung – und dagegen gibt es sicherlich kaum Widerspruch – heißt, dass ein Tierarzt strukturiert selbst Daten erhebt, dass er externe Datenerhebung, in Bayern etwa durch das Landeskuratorium für tierische Veredelung (hier insbesondere des Milchprüfringes), Daten der Molkerei, Daten vom Schlachthof oder der Futtermittellieferanten zusammenfasst und bewertet. Hauptgesichtspunkt sollte dabei die Tiergesundheit sein, natürlich muss die Interpretation all dieser Daten zum wirtschaftlichen Erfolg des landwirtschaftlichen Betriebes beitragen.

All dies sollte natürlich entsprechend der tierärztlichen Gebührenordnung berechnet werden.

Der Berufsstand erhofft sich, dass mit der Umsetzung der EU-Verordnung 2016/429 »zu Tierseuchen und zur Änderung und Aufhebung einiger Rechtsakte im Bereich der Tiergesundheit«,[238] die bis April 2021 erfolgen muss, die Bestandsbetreuung rechtlich umgesetzt wird. Die Hoffnung, dass dann Bestandsbetreuung unabhängig vom Verkauf von Antibiotika und Medikamenten erfolgen wird, halten viele Tierärzte für eine große Illusion. Glaubhafte Bestandsbetreuung kann nur unabhängig vom Verkauf von Medikamenten erfolgen.

Die großen Tierarzneimittelverteiler, die »Autobahntierärzte«, hatten ihre Tür in die tierärztliche Standespolitik gefunden. Man sprach von »moderner Tiermedizin«, von überregional tätigen Betreuungspraxen, brüstete sich, dass man Tierbestände weit über die Grenzen des jeweiligen Bundeslandes hinaus, in dem man seinen Praxissitz hatte, »betreuen« würde. Bis heute sind Beweise von Vertretern dieser Tierärzte, dass sie durch Betreuung, wie oben skizziert, einen Großteil ihrer Einkommen erzielen, Mangelware. Solche Belege wären sehr einfach. Für diesen Nachweis bräuchte niemand sein Einkommen offenzulegen, allein der Anteil des Einkommens, für das eine Umsatzsteuer gezahlt wird, würde als Kontrollmechanismus reichen. Hierzu muss man wissen: Der Verkauf von Tierarzneimitteln ist gewerbesteuerpflichtig, tierärztliche Dienstleistungen hingegen nicht. Eine Unterscheidung ist also einfach.

Das Ziel solcher tierärztlichen Großpraxen konnte und kann nicht neutrale fachliche Beratung, also Betreuung, sein, denn ihr Geschäftsmodell war und ist ja die großzügige Abgabe von Tierarzneimitteln, insbesondere von Antibiotika. Am Ende einer »Beratung« musste/muss immer ein Medikamentengeschäft stehen. Das muss nicht immer die Abgabe von Antibiotika sein, auch mit Schmerzmitteln, Hormonen, Vitaminen, Fütterungszusätzen, die unter das Arzneimittelrecht fallen, lassen sich gute Geschäfte machen. Auch Impfstoffe, die inzwischen einen großen Teil der abgegebenen Medikamente ausmachen, haben ihre Unschuld längst verloren. (Impfstoffe in der Tiermedizin, sind rechtlich gesehen, keine Medikamente, da sie nicht unter die Arzneimittelgesetzgebung fallen, sondern ihre Rechtsgrundlage die Tierimpfstoffverordnung ist.) Viele Erkrankungen, wegen derer in den industriellen Großbeständen geimpft wird, würden bei einer veränderten Zucht, Fütterung und Haltung wie die allermeisten Mikroorganismen von den Tieren ohne Impfung ertragen werden, sprich, sie würden nicht zu einer Erkrankung führen.

Eine Betreuung, die angesichts tiergesundheitlicher Missstände als Konsequenz dem Halter nahelegen würde, Gravierendes an der Zucht, an der Haltung und an der Fütterung zu ändern, hätte keine oder viel geringere Medikamentengeschäfte zur Folge und würde das Geschäftsmodell zerstören.

Heute verteidigen sich viele Kollegen damit, dass inzwischen der Großteil ihrer Abgaben aus Impfstoffen bestehen. Die Abgabe von Impfstoffen sollte eigentlich die Ausnahme sein, und diese sollten insbesondere bei Lebendimpfstoffen immer durch den Tierarzt verabreicht werden. Bis vor wenigen Jahren musste für die Abgabe von

Impfstoffen eine Ausnahmegenehmigung beantragt werden, da § 43 der Tierimpfstoffverordnung eigentlich vorsieht: »Mittel dürfen nur von Tierärzten angewandt werden.«

Zum Verständnis: Die Impfstoffe, die jeder Mensch als Arzneimittel bezeichnen würde, sind nicht im Arzneimittelgesetzt geregelt, sondern in der Tierimpfstoffverordnung und heißen dort nur »Mittel«.

Inzwischen bedarf es nur noch der Anzeige gegenüber den zuständigen Veterinärbehörden.

Auch mit Blick auf Impfstoffe gilt, dass eine ganze Reihe von vermeintlichen Infektionskrankheiten, unter denen die Nutztiere heute leiden, Folge von Zucht, Fütterung und Haltung sind. Der diesbezügliche Hinweis eines unabhängigen tierärztlichen Betreuers wäre also die logische und ethische Konsequenz, jedoch für einen Betreuer, der irgendetwas verkaufen muss – und seien es nur vermeintlich harmlose Impfstoffe –, wäre ein solches Vorgehen geschäftsschädigend.

Fazit: Medikamentenvertrieb im »grauen oder schwarzen Bereich« ist bis heute ein wirtschaftlich äußerst erfolgreiches Geschäftsmodell – zumal eine strafrechtliche Verfolgung bei entsprechend überlegter Vorgehensweise schwierig ist. Die Konsequenzen für Tiere und Menschen, insbesondere im Rahmen der Antibiotika-Krise, sind hochbrisant.

Rabatte beim Vertrieb von Antibiotika

Um das ganze Ausmaß der Fehlentwicklung bei der Anwendung von Antibiotika zu verstehen, muss man wissen, wie Antibiotika vertrieben werden. In der Regel liefert zumindest in der Nutztierpraxis das Pharmaunternehmen/der Hersteller direkt an den Tierarzt. Er gewährt ihm dabei bei Abnahme größerer Mengen zum Teil sehr hohe Rabatte, noch bis in die 1980er-Jahre sogar, wie gesehen, in Form von »Naturalrabatten«. Dies ist heute nicht mehr möglich. Was aber nach wie vor möglich ist, sind Rabatte, die in der Regel schon in den Katalogen ausgewiesen werden. Zusätzliche Rabatte werden häufig nach Verhandlungen mit den Außendienstmitarbeitern oder mit den sogenannten Keyaccountern der Pharmafirmen gewährt. Diese Rabatte müssten nach der Tierarzneimittelpreisverordnung an den Tierhalter weitergegeben werden. Eine Überwachung dieser Verordnung findet nicht statt. Folge davon ist, dass ein Tierarzt, der kleine Mengen einkauft und den korrekten Aufschlag nach Tierarzneimittelpreisverordnung vornimmt, viel weniger an der Abgabe des Arzneimittels verdient als derjenige, der große Mengen mit großen Rabatten einkauft.

Hier nun ein Szenario, das so nicht exakt stimmen muss, sich aber sehr nahe an dem bewegt, was tagtäglich in großem Stil erfolgt:

Ein Tierarzt, erhält bei einer Abnahme von 50 × 10 kg eines Medikamentes = einer Antibiotikavormischung = eines Fütterungsarzneimittels (in der Realität geht es um noch ganz andere Größenordnungen) aufgrund seiner großen Bestellung einen Nachlass/Rabatt von 35 € vom Listenpreis von 75 € je 10 kg dieses Medikament.

Er gibt dieses Medikament für 80 € (alle Beträge immer zuzüglich der gesetzlichen MwSt.) an einen Tierhalter ab.

Ein Tierarzt, der keine großen Medikamentenmengen benötigt – weil er sie nur nach strenger Indikationsstellung einsetzt –, hat das gleiche Medikament zum Listenpreis von 75 € eingekauft und gibt dieses Medikament mit dem korrekten Aufschlag gemäß Tierarzneimittelpreisverordnung für 96,31 € ab, hat also einen Rohertrag von 21,31 €.

Jener Tierarzt, der mit Nachlass/Rabatt eingekauft hat, gibt das Medikament für 80 € ab, hat einen Rohertrag von 45 €, also fast das Doppelte wie der laut Liste in kleinen Mengen einkaufende Tierarzt.

In den Augen des Tierhalters erscheint der laut Liste einkaufende Tierarzt als überteuert, jener, der mit großen Rabatten einkauft, als derjenige, welcher dem Tierhalter, den Landwirten insgesamt, ein günstigeres, »preiswerteres« Medikament gleicher Qualität zur

Verfügung stellt. Tatsächlich nimmt der Tierarzt, der mit großen Rabatten einkauft, einen deutlich höheren Aufschlag, als dies die Tierarzneimittelpreisverordnung vorsieht.

Den Autoren ist kein Fall bekannt, in dem ein Tierarzt, der gegen die Tierarzneimittelpreisverordnung verstoßen hat, je zur Rechenschaft gezogen wurde. So arbeitende Tierärzte haben also gegenüber den Landwirten ein starkes Argument, warum diese sie für die »Betreuung« ihrer Bestände hinzuziehen und vor allem die vermeintlich benötigten Tierarzneimittel bei ihm kaufen sollten. Die Kollegen, die keine großen Rabatte in Anspruch nehmen wollen und können, weil sie bewusst so wenig wie möglich Antibiotika einsetzen, werden denunziert als Tierärzte, die überteuerte Medikamente abgeben.

Das in der Tiermedizin übliche Rabattsystem ist, wie oben beschrieben, das Geschäftsmodell der Tierärzte, die wir als »Autobahntierärzte« bezeichnet haben. Diese Tierärzte bezeichnen sich selbst gerne als »überregional« tätig, sprich, ihr Praxissitz ist häufig Hunderte von Kilometern von den Tieren entfernt, die ihnen ein Landwirt zur »Betreuung« anvertraut hat.

Die Rabatte zeigen einen noch viel problematischeren Effekt, wenn es um die sachgerechte Anwendung von Antibiotika geht, also die Vermeidung von Resistenzen. Tierarzneimittel haben kein Mindesthaltbarkeitsdatum, sondern ein Verfallsdatum, das heißt, ab einem bestimmten Zeitpunkt dürfen sie nicht mehr eingesetzt werden. Das ist relativ leicht kontrollierbar und wird deshalb auch weitgehend beachtet. Aber dies heißt für den Tierarzt, der mit großen Rabatten arbeitet, also große Mengen einkauft, dass er diese Medikamente relativ schnell an den Mann bringen muss. Auch noch so gute Statistiken und Erfahrungswerte lassen es nicht zu, dass der berechnete Bedarf mit der Praxisrealität immer übereinstimmt. Da heißt konkret, jeder Tierarzt, der von einem Antibiotikum große Mengen vorrätig hält, ist gezwungen, dass er die Verfallsdaten seiner Vorräte verfolgt. Stellt er nun fest, dass er das Antibiotikum XY in Kürze nicht mehr abgegeben darf oder es von ihm nicht mehr angewandt werden kann, weil es das Verfallsdatum nicht zulässt, besteht die Gefahr, dass er bei einer Behandlung nicht auf das geeignetste Antibiotikum zurückgreift, sondern auf jenes, das er in Kürze nicht mehr abgegeben oder anwenden kann. Ihm würde mit Erreichen des Verfallsdatums für das jeweilige Antibiotikum ein großer wirtschaftlicher Verlust entstehen.

Bei objektiver Betrachtung wäre es für den sachgerechten und fachlich fundierten Einsatz von Antibiotika unerlässlich, das Rabattsystem abzuschaffen und ein Festpreissystem einzuführen. Die Delegiertenversammlung der Bayerischen Landestierärztekammer (BLTK) hat auf ihrer Delegiertenversammlung vom 24. Mai 2012 in Erlangen zu dieser Thematik einstimmig folgenden Beschluss gefasst: »Die Delegiertenversammlung der BLTK fordert die Bayerische Staatsregierung auf, im Rahmen ihrer Möglichkeiten im Bundesrat auf eine Änderung des § 78 Arzneimittelgesetzes und auf eine Änderung der Arzneimittelpreisverordnung hinzuwirken, sodass bei der Abgabe von Tierarzneimitteln Festpreise gelten.« Leider ohne Erfolg.

Die Berufsorganisation der praktizierenden Tierärzte, der Bundesverband praktizierender Tierärzte e. V., kurz bpt, kennt diese Forderung und lehnte sie zum Beispiel angesichts einer Bundesratsinitiative 2016 mit Hinweis auf eine Studie, die der Wissenschaftliche Dienst des Deutschen Bundestages in Auftrag gegeben hatte, ab. Diese Studie kam zu dem Schluss, dass kein Zusammenhang bestehe zwischen der Rabattgewährung und dem Verschreibungsverhalten von Tierärzten. Somit gebe es keine Hinweise, dass die Gewährung von Rabatten für Tierarzneimittel mit ökonomischen Fehlanreizen verbunden sei.[239] Weiter führte der bpt an, dass die Antibiotika (laut Liste!) aufgrund einer solchen Regelung in Frankreich billiger wurden. Das ist logisch, denn derzeit finanzieren die Praxen, die Antibiotika in überschaubarem Umfang einkaufen, die Rabatte der »Großeinkäufer« mit.

Hauptargument gegen eine Festpreisbindung für Antibiotika in der Tierhaltung ist immer der Markt, der dies nicht zulässt. Dass Preisbindung möglich und sinnvoll ist, zeigt der Buchmarkt. Dort ist sie richtig und sinnvoll, und bei Antibiotika, die für Mensch und Tier von existenzieller Bedeutung sind, ist sie noch ungleich sinnvoller.

Derzeit ist es kaum möglich, die vorhandenen Antibiotika durch neue Wirkstoffgruppen, die eine ähnlich gute Verträglichkeit haben und ähnlich preisgünstig sind, zu ersetzen. Nicht nur die Tiermedizin, sondern auch die Humanmedizin wird, wie das folgende Kapitel zeigt, noch lange auf die vorhandenen Wirkstoffe angewiesen sein.

Anfang 2018 forderte der Bundesrat erneut Maßnahmen im Kampf gegen Antibiotikaresistenzen, insbesondere die Streichung aller wirtschaftlichen Anreize beim Verkauf großer Mengen von Antibiotika an Betriebe mit Nutztierhaltung. Die Bundesregierung lehnt dies bis heute unter Hinweis auf die genannte Studie ab. Eine Verringerung der Verschreibung und Abgabe von antibiotischen Tierarzneimitteln sei entgegen der Auffassung der Länderkammer über die Arzneimittelpreisverordnung, sprich über die Abschaffung der Rabatte, nicht zu erreichen.

Schweinemastskandal und die folgenlosen Konsequenzen

In den zurückliegenden Jahren gab es zahlreiche Novellen des Arzneimittelgesetzes. Auslöser dafür waren meist tatsächliche oder vermeintliche Tierarzneimittelskandale. Der wohl wichtigste war der sogenannte Schweinemastskandal des Jahres 2000, in dessen Mittelpunkt der Tierarzt Roland Fechter aus Straubing stand. Er hatte ein System aufgebaut, über das er 3000 Landwirte (*Mittelbayerische Zeitung* 27.08.2008) mit Medikamenten versorgte. Doch nicht die Überwachung, sondern ein Zufall führte dazu, dass er vor Gericht gestellt wurde. Es kam jedoch zu keiner Verurteilung beim Landgericht

Regensburg, die Fechter ins Gefängnis gebracht hätte, sondern nur zu einer Bewährungsstrafe von zwei Jahren. Berufsrechtlich hätte man Fechter noch verfolgen können. Dies war jedoch nicht möglich, da er seine Zulassung als Tierarzt zurückgegeben hatte. Dass Fechter schließlich doch noch ins Gefängnis musste, hatte mit Zigarettenschmuggel und nichts mit Tierarzneimitteln zu tun. Die Klage von Fechter beim Verwaltungsgericht in Regensburg gegen den Freistaat Bayern, weil ihm dieser eine Approbation verweigert hatte, wurde mit Urteil vom 29.07.2010 zurückgewiesen.

Dennoch führte dieser Skandal zu gravierenden Veränderungen für alle in der Nutztierpraxis tätigen Tierärzte. Fechter hatte seine größten Gewinne dadurch erzielt, dass er Medikamente, die zur oralen Anwendung beim Geflügel gedacht waren, als Injektionsware für Rinder und Schweine abgefüllt und vertrieben hatte (VG Regensburg RO 5 K 09.2408). Dies rief nun die Pharmaindustrie auf den Plan, denn ihr waren dadurch große Umsätze verloren gegangen. Es musste also eine Regelung geschaffen werden, die es den Kontrolleuren ermöglichte sicherzugehen, dass das im Stall vorgefundene Medikament tatsächlich von dem pharmazeutischen Unternehmen kam, das dieses Medikament hergestellt und in den Vertrieb gebracht hat. Die Folge war die Einführung des Anwendungs- und Abgabelegs. In diesem müssen detailliert für jede Anwendung und Abgabe Datum, Anwendungsart, Dauer, Dosierung, Wartezeit und vor allem die Chargennummer (Nummer auf dem Tierarzneimittel, aufgrund derer der Hersteller dieses Tierarzneimittel eindeutig als aus seiner Herstellung stammendes Produkt identifizieren kann) eingetragen werden – und dies unverzüglich. Man stelle sich einen Tierarzt vor, der nachts unter schwierigen Arbeitsbedingungen einen Kaiserschnitt vornimmt, wahrlich harte Arbeit, und danach die fünf notwendigen Medikamente in dieser Form in einem Abgabebeleg dokumentieren muss. Der Aufwand ist gewaltig und bereitet den Kollegen, die anspruchsvolle Dienstleistung im Stall erbringen, bis heute große Probleme.

Aber für die Tierärzte, die Medikamente auch ohne Behandlung bzw. Untersuchung liefern, ist dies kein Problem, da die Belege meist schon in der tierärztlichen Hausapotheke oder vor Ort elektronisch erstellt werden können. Der Verwaltungsaufwand steht auch in einem viel besseren Verhältnis zu den zu erwartenden Einnahmen. Aber das ist noch nicht der schlimmste Effekt dieser Belege. Es werden Mengen an Papier produziert, die sich jeder Kontrolle entziehen, schon allein des Umfanges wegen. In einer mittleren Praxis entstehen dadurch leicht 20 000 Belege pro Jahr, auf denen sich dann, bei nur drei Arzneimitteln pro Beleg, 60 000 Arzneimittelanwendungen (vier Tierärzte, 20 Besuche, 250 Arbeitstage) finden. Für die bestehenden Veterinärverwaltungen ist es völlig ausgeschlossen, dass sie diese Belege auch nur annähernd überprüfen können. Aber auch das würde wohl kaum weiterhelfen, denn dann wäre noch zu prüfen, ob die Anwendung etwa eines Reserveantibiotikums angezeigt war. Der Kontrolleur, der sowieso nur einmal jährlich, wenn überhaupt, auf den Hof kommt, kann nur auf dem Papier prüfen, ob diese Behandlung sinnvoll war. Dies retrospektiv zu beurteilen ist schlicht unmöglich, da er nur den aktuellen Zustand der Tiere prüfen kann, wenn sie überhaupt noch im Stall sind. Wichtig und zielführend wäre, wenn zum Zeitpunkt der Anwendung eines Tierarzneimittels kontrolliert würde. Ist also der Beleg korrekt mit allen notwendigen Daten ausgefüllt, ist für den Kontrolleur die Sache erledigt. Ob die Tiere vorher wirklich untersucht wurden, ob der gewünschte Erfolg eingetreten ist, darüber geben die Anwendungs- und Abgabebelege keine Auskunft.

Das »süße Privileg des Dispensierrechts«[240]

Der Begriff »Dispensierrecht« leitet sich ab vom lateinischen verteilen/austeilen. Konkret heißt es, der Tierarzt darf die Medikamente, die er in seiner tierärztlichen Hausapotheke vorrätig hält, nicht nur selbst anwenden, sondern auch an Personen abgeben. Im Gegensatz zur öffentlichen Apotheke aber nicht an jedermann, sondern nur an Personen, deren Tiere seiner Betreuung anvertraut sind. Geregelt ist dies in § 12 der Tierärztlichen Hausapothekenverordnung (TÄHAV).

Schon immer war darin vorgeschrieben, dass eine Abgabe nur erlaubt ist, wenn die Tiere bzw. der Tierbestand in angemessenem Umfang vom Tierarzt untersucht wurden, also dass z. B. eine Abgabe am Sitz der Tierarztpraxis nur möglich ist, wenn der Tierarzt vorher vor Ort im Stall war und die Tiere in angemessenem Umfang untersucht hat. Es gab unter den »überregional tätigen Tierärzten«, die seit dem Deutschen Tierärztetag in Weimar 1998 großen Einfluss gewonnen hatten, intensive Bemühungen, diese Regelung zumindest aufzuweichen. Das sollte unter dem Begriff »moderne Tiermedizin« erfolgen. Ziel war es, dass der Landwirt selbst z. B. Kotproben, Milchproben etc. entnimmt und diese in ein Labor zur bakteriologischen Untersuchung schickt. Ergibt diese Untersuchung, dass das Antibiotikum XY gegen den krank machenden Erreger XY wirksam ist, so kann das Antibiotikum abgegeben werden, ohne dass ein Tierarzt eine angemessene Untersuchung durchführen muss.

Es ist dem damaligen Bundeslandwirtschaftsminister Horst Seehofer zu verdanken, dass die TÄHAV nicht im Sinne einer vermeintlich »modernen Tiermedizin« verändert wurde. Zum Entsetzen der damaligen Spitzen des Bundesverbandes der Praktizierenden Tierärzte in Deutschland (bpt) erklärte Horst Seehofer auf dem bpt-Kongresse im November 2006 in Nürnberg, dass die TÄHAV an dieser entscheidenden Stellen nicht geändert werde. Zwölf Jahre später, 2018, wurde sie an dieser entscheidenden Stelle noch verschärft, also verbessert. Beim Einsatz eines Antibiotikums ist nicht nur eine »angemessene«, sondern eine »klinische« Untersuchung vorgeschrieben. Unter klinischer Untersuchung versteht man, dass eine »körperliche« Untersuchung des dem Tierarzt zur Betreuung anvertrauten Tieres erfolgen muss.

Wie eine klinische Untersuchung erfolgen muss, ist in den Propädeutik-Lehrbüchern exakt beschreiben. Konkret am Beispiel eines erkrankten Kalbes heißt dies, dass nicht nur der Allgemeinzustand beurteilt werden muss, es muss zumindest die Köpertemperatur gemessen werden, eine Auskultation (Abhören von Herz, Lunge, Abdomen) muss erfolgt sein, und der Hautturgor muss geprüft werden. Ergeben sich Anhaltspunkte, die weitere Untersuchungen erforderlich erscheinen lassen, müssen diese durchgeführt werden.

Ebenfalls seit 2018 vorgeschrieben ist, dass, immer wenn ein Reserveantibiotika eingesetzt werden soll, soweit irgend möglich, vorher ein Antibiogramm erfolgen muss (TÄHV § 12c).

§ 12 Abgabe der Arzneimittel an Tierhalter durch Tierärzte

1. Arzneimittel, die für den Verkehr außerhalb der Apotheken nicht freigegebene Stoffe oder Zubereitungen aus Stoffen enthalten oder auf Grund ihres Verabreichungsweges oder ihrer Indikation apothekenpflichtig sind, dürfen von Tierärzten an Tierhalter nur im Rahmen einer ordnungsgemäßen Behandlung von Tieren oder Tierbeständen abgegeben werden.
2. Eine Behandlung im Sinne des Absatzes 1 schließt insbesondere ein, dass nach den Regeln der veterinärmedizinischen Wissenschaft
   1. die Tiere oder der Tierbestand in angemessenem Umfang vom Tierarzt untersucht worden sind,
   2. die Anwendung der Arzneimittel und der Behandlungserfolg vom Tierarzt kontrolliert werden und
   3. im Falle der Behandlung mit einem Arzneimittel mit antibakterieller Wirkung eine klinische Untersuchung vom Tierarzt durchgeführt wird.
3. Als Tierbestand gelten auch Tiere verschiedener Eigentümer oder Besitzer, wenn die Tiere gemeinsam gehalten oder auf Weiden zusammengebracht werden.
4. (weggefallen)

Mit Blick auf die heraufziehende Gesundheitskrise der Antibiotikaresistenzen, aber auch die sich ausweitende Kritik an der Nutztierhaltung müssen Tierärzte Position beziehen: »Von der Intensität und Effektivität der konzertierten Bemühungen der Tierärzteschaft wird es abhängen, ob die Tierärzteschaft von der Gesellschaft als ihre besondere Verantwortung für den Tierschutz wahrnehmender Berufsstand erkannt wird oder weiterhin eher als Teil des Problems betrachtet wird.«[241]

Blickwechsel

Food-Transformation – Ernährung für einen gesunden Planeten

Essen ist mehr als individuelle Sättigung. Abgesehen davon, dass wir Bürger der Industrienationen mehr als satt sind, beeinflussen wir mit unserer Ernährung den Zustand der Erde. »Derzeit geschieht fast die Hälfte der weltweiten Nahrungsmittelproduktion auf Kosten der planetaren Belastungsgrenzen der Erde. Wir widmen zu viel Land der Tierhaltung und den Nutzpflanzen, düngen zu stark und bewässern übermäßig.«[242] Aus dieser Diagnose des Potsdam-Instituts für Klimafolgenforschung (PIK) folgt die ermutigende Prognose, dass wir 10 Milliarden Menschen innerhalb der planetarischen Belastungsgrenzen ernähren können. Vorausgesetzt, es werden ressourcenschonende landwirtschaftliche Methoden umgesetzt, die riesigen Lebensmittelverluste eingedämmt und unser Speiseplan umgestellt.

Damit schließen sich die Potsdamer Forscher der EAT-Lancet-Kommission an, die 2019 ihre Vorschläge für eine Planetary Health Diet vorlegte. In ihren Empfehlungen verknüpfen 37 Wissenschaftler aus 16 Ländern die zentralen Bereiche des Ernährungssystems: die Produktion und den Verbrauch; vereinfacht gesagt, Bauern und Konsumenten. Kernpunkte sind eine pflanzenbasierte Ernährung mit moderaten Mengen an Fisch und Geflügel, wenig Fleischprodukte, eine nachhaltige Produktion von Lebensmitteln und eine deutliche Reduktion von Lebensmittelverlusten und -verschwendung.[243]

Im Zentrum einer gesunden Ernährung stehen demnach:

- Primär pflanzenbasierte Proteinquellen
- Größtenteils ungesättigte Fette aus pflanzlichen Quellen

- Kohlehydrate vorwiegend aus Vollkornprodukten, wenig Weißmehlprodukte und Zucker
- Fünf Portionen Gemüse und Obst pro Tag
- Kleine Mengen an Fisch und Geflügel
- Wenig rotes Fleisch und verarbeitete Fleischprodukte.

Mit der Art und Weise, wie wir uns ernähren und unsere Lebensmittel produzieren verfügen wir über wesentliche Steuerungselemente für unsere Gesundheit und die unseres Planeten.

8

Die Botschaft heißt: teuer, weil billig

Wegwerfen, wahre Preise und Verbrauchermacht

Wer Lebensmittel für Menschen erzeugt,
trägt hohe Verantwortung.
Karl Ludwig Schweisfurth, Bio-Pionier

Bei den skizzierten Komponenten des Systems aus Antibiotika, Tierhaltung, Fleischindustrie und Agrarpolitik schimmern an vielen Stellen jene durch, die eine wesentliche Stütze für den Zusammenhalt des Ganzen bilden: wir als Käufer, Verbraucher und Bürger. Dabei sind Lebensmittel, Ernährung und Konsum riesige Debattenfelder. Wir werden nur einige Aspekte beleuchten, die insbesondere die Themen billig, Fleischkonsum, wahre Preise und Macht der Verbraucher berühren.

In Deutschland werden im Durchschnitt 14 Prozent des Einkommens für Lebensmittel ausgegeben, knapp 30 Prozent weniger als noch 1960, 20 Prozent weniger als in Italien oder Frankreich. Essen im Überfluss, oft billig und industriell hergestellt, prägt unsere Ernährung und hat insbesondere beim Fleischkonsum, wie gesehen, schwerwiegende Folgen – für Natur, Tiere und unsere eigene Gesundheit. Wir verlieren durch massenhaft produzierte Nahrungsmittel, vor allem tierische Produkte, den Boden unter den Füßen, und das ist durchaus wörtlich zu nehmen. Oder wie Karl Ludwig Schweisfurth mahnte: »Wer mit Boden, Pflanzen und Tieren umgeht und Lebensmittel für Menschen erzeugt, trägt hohe Verantwortung. Wir brauchen ethische Grundwerte, die uns sagen, was wir tun müssen und was wir nicht tun dürfen, sonst sind wir ohne Orientierung.«[244]

»Wir dürfen das billige Fleisch nicht mehr akzeptieren!«

Beinahe wie ein Aufschrei klingt dieses Fazit eines Artikels angesichts der unglaublichen Vorgänge im Sommer 2020 bei Tönnies.[245] Ausgehend von den »Pillen«, meist Antibiotika, die vor die Säue, sprich Nutztiere, geworfen werden, damit sie ihr kurzes Leben bis zum Schlachten überleben, um zu möglichst billigen Nahrungsmitteln zu werden, sind wir mit unserer Betrachtung von Tatorten, von Opfern und Tätern also bei weiteren zentralen Akteuren angekommen, bei den Verbrauchern.

Wir haben gesehen, dass wir uns im gesamten Themenspektrum auf komplexem und auch gefahrvollem Terrain bewegen. Das Freund-Feind-Denken ist allgegenwärtig, genauso wie Enttäuschung, Zorn und Resignation. Weder die Kräfteverhältnisse noch die bisher skizzierten Bestandsaufnahmen lassen Illusionen zu. »Das Verhältnis zwischen Landwirtschaft und dem Rest der Gesellschaft ist angespannt. Viele Faktoren spielen eine Rolle dabei: preisbewusste Verbraucher und ein hochkompetitiver Handel. Agrarsubventionen mit ihren Anreizen und Fehlanreizen. Die Sprachlosigkeit zwischen Bauern und Konsumenten.«[246]

Im lähmenden »Immer wieder« der Schuldzuweisungen erscheint der Verbraucher manchen als das Zünglein an der Waage. Bauern, Fleischindustrie und Handel zeigen mit dem Finger auf ihn und behaupten, er wolle es ja nicht anders und sie erfüllten nur seine Forderungen. Doch Verbraucherbeschimpfung verstellt den Blick auf die Zusammenhänge. Auch das Verbraucherverhalten ist, wie gesehen, Teil eines umfassenden Prozesses von Überfluss, Abwertung und Verlust von Qualitätsempfinden. »Viel und billig« hat sich nach und nach in unsere Vorstellung von »normal« geschlichen. Eine Zeit lang haben wir, zumindest die meisten, die Entwicklungen nicht gesehen, nicht den Entwertungsprozess, nicht das Unsichtbar-Wer-

den von Tieren, ihrem Leben und Sterben, haben nic
was hinter Stall- und Fleischfabrikmauern geschieht,
leicht über die EU-Bürokratie gespottet, uns aber ansons
weilt von Landwirtschaft und Agrarpolitik abgewandt – ei schen Empörung hier und da inklusive.

Wir haben den dramatischen Werteverlust von Lebensmitteln immer noch nicht vollumfänglich begriffen, der sich im Supermarkt als Preis vollendet und der sich im Wegwerfen auf allen Ebenen zeigt; nicht nur Verbraucher, sondern auch Produzenten und Handel werfen in den Industrieländern etwa ein Drittel der Ernten weg. Nimmt man den Verlust durch das Übermaß an produzierten tierischen Nahrungsmitteln (die UN schätzt, dass man davon weitere 3,4 Milliarden Menschen ernähren könnte) hinzu, tut sich ein Moloch der Verschwendung auf. Wir werfen weg, was uns nichts wert ist. Das ist die einfache Logik eines komplexen Systems. Dass »Agrarpolitik uns alle angeht«, wie der Vizepräsident der EU-Kommission Frans Timmermans Ende 2020 den EU-Bürgern ins Gedächtnis rief, begreifen wir erst langsam wieder. Vielleicht weil es jetzt um mehr geht als um billige Schnitzel. Die Folgen des »billigen Viel« bei Nahrungsmitteln, insbesondere bei tierischen Produkten, rücken bedrohlich nahe: als Antibiotikaresistenzen, als massive Umweltveränderungen zum Nachteil aller natürlichen Ressourcen und auch als Pandemie (schaut man über unseren Wohlstandstellerand hinaus, auch als weltweit keineswegs besiegte Unterernährung). Wegsehen wird auch hier schwieriger. Niemand kann sagen, er habe nichts gewusst. Im Gesamtsystem Lebensmittel sollte jeder seine Rolle als Treiber und Getriebener erkennen und überdenken. Hinter Schuldzuweisungen verbergen sich nicht selten Eigeninteressen weniger Nutznießer. Es geht nicht um Beschimpfung, es geht um Verantwortung, die jeder im beschriebenen Kreislauf übernehmen muss.

»Das Gute muss die Norm sein … Nicht wenige sprechen von einem neuen Gesellschaftsvertrag … Erreichen lässt er sich nur, wenn die Sprachlosigkeit endet, die sich zwischen *den* Bauern, *den* Verbrauchern, *den* Discountern und *der* Politik eingestellt hat; letztlich auch zwischen Stadt und Land. Das alles verlangt nicht mehr als etwas Vernunft. Eine Zukunft haben das Land, seine Bauern und die Verbraucher nur gemeinsam. Die Grenzen dieser Zukunft steckt nicht allein der Markt ab, sondern auch die Natur.«[247]

Vielleicht könnte das Essen nicht nur als Sattmacher, sondern als jahrtausendealtes Gemeinschaftserlebnis und kulturelle Errungenschaft, könnten die Lebensmittel Bauern und Verbraucher einander näher bringen. Durchaus auch im Sinne größerer direkter Nähe, die das, was Landwirte tun, wieder sichtbar macht – mit allen Konsequenzen des Hinsehens und Sich-Erinnerns. Es geht um viel mehr als die viel beschworene Ernährungssicherheit, die oft mit der Erhaltung des Status quo gleichgesetzt wird. Doch die Folgen des Status quo haben wir beleuchtet. Vielleicht geht es eher darum, eine andere, »verschwundene Normalität«[248] wiederzufinden, die oft nur ein oder zwei Generationen zurückliegt. Das sind zum einen kulinarische Traditionen, die ein anderes Bild vom Essen zeichnen als die fleischlastige und vom Wissen um Jahresrhythmen und regionalen Konstanten abgewandte heutige Ernährung. »Besinnen wir uns auf diese Ursprünge zurück, so kann uns diese wertvolle Tradition jetzt und vor allem in nahester Zukunft die Richtung weisen und uns begleiten, auf dem Weg hin zu einer wirklich radikalen Saisonalität und teilweise auch Regionalität und insbesondere zur Reduktion tierischer Erzeugnisse.«[249] Zum anderen geht es um das Wissen, wie andere Landwirtschaft geht. Damit ist nicht das Klischee des romantischen Bauernhofs der gackernden Hühner und des Bauern in Latzhose gemeint, wie es Kritikern der gegenwärtigen Landwirtschaft hier und da unterstellt wird. Es geht nicht um die Wiederherstellung einer Idylle, die es so vermutlich auch nie gab; es geht um den Gegensatz »zwischen bäuerlich und industriell«.[250] Den Landwirten muss es auch durch das Kaufverhalten der Verbraucher wieder ermöglicht werden, sich an ihre ureigensten Kompetenzen, ihr Wissen, ihr Gespür für natürliche Zusammenhänge und organische Kreisläufe zu erinnern, und dass sie für ein solches Wirtschaften bezahlt werden. Denn »natürlich spüren wir unbewusst, dass etwas mit der Natur nicht stimmt, doch das müssen wir unter den Zwängen, unter denen wir stehen, verdrängen«.[251]

Gesellschaftsbarometer Supermarkt: Das Experiment Penny

Erinnern wir uns kurz an die auffälligen Großanzeigen von Aldi und Co. zu den Themen Kükenschreddern, leidende Masthühner, Tierwohl und biologische Landwirtschaft. Die Mächtigsten der Lebensmittelbranche fühlen sich genötigt, sich an die Konsumenten, ihre Kunden, zu wenden und sich beziehungsweise ihre Rolle im Preiskampf zu erklären. Marketing und Imagepflege? Sicher. Aber ist das alles? Schauen wir außerdem auf die Zugeständnisse, mit denen die großen Vier Edeka, Rewe, Aldi, Lidl Ende 2020 auf anhaltende Bauernblockaden an ihren Auslieferungslagern reagierten – die Landwirte protestierten gegen die Niedrigpreispolitik des Handels vor allem bei Schweinefleisch und Milchprodukten –, ergeben sich weitere Schlussfolgerungen. Vor dem Hintergrund des scharfen Wettbewerbs unter den Handelsketten reicht es wohl nicht, sich mit dem erreichten Kundenstamm zufriedenzugeben; vielleicht ist das Potenzial für »billig« ausgeschöpft, vielleicht wandern Kunden ab. In jedem Fall ist in der Sortimentsentwicklung der Supermärkte gesellschaftliche Bewegung zu erkennen, sich ausbreitende Debatten, kritisches Bewusstsein bleiben nicht vor der Ladentür. Einem Barometer gleich, zeigt sich wachsender Druck, der von Fleischskandalen, Tierqualbildern, Insektensterben und Umweltzerstörung ausgeht, auch im Kaufverhalten. Augenscheinlich in einem Ausmaß, dass sich der Handel zu Reaktionen genötigt sieht, sei es in Form von Sortimentsumstellungen

(Bioprodukte, fairer Handel) oder eben im sensiblen Bereich des Tierwohls. Selbst wenn wir den Aspekt Marketing und Etikettenschwindel bei der Beurteilung solcher Maßnahmen nicht außer Acht lassen dürfen, interpretieren wir dies doch als Zeichen von Veränderung.

Als weiteres Indiz werten wir das Experiment Penny in Berlin. Im Sommer 2020 zeichnete der Discounter Penny, der zur Rewe-Gruppe gehört, in seinem neuen Nachhaltigkeitserlebnismarkt zusätzlich zum Verkaufspreis einen zweiten Preis aus. Dieser Preis wurde auf Basis der wahren Kosten ermittelt, das ist der sogenannte True-Cost-Ansatz. Er berücksichtigt einen Teil jener Kosten, die während der Produktion von Nahrungsmitteln anfallen, aber beim Einkauf nicht zu Buche schlagen. Da die Kosten trotzdem von irgendjemandem getragen werden müssen, zahlen alle Bürger sie indirekt, zum Beispiel über den Wasserpreis, der steigt, weil die Wasserversorger mehr Aufwand betreiben müssen, um das Wasser etwa von Nitraten aus der Landwirtschaft zu säubern. Oder über die Kosten, die durch den Klimawandel entstehen, oder durch Verlust von Bodenfruchtbarkeit.

Beim Penny-Experiment war der wahre Preis für konventionell erzeugtes Hackfleisch dreimal so hoch, für Biohack doppelt so hoch; für einen Liter H-Milch würden 1,75 Euro anfallen statt 79 Cent. Im Schnitt lagen die ausgewählten Lebensmittel, die für den Versuch neu bepreist wurden, im Verkaufspreis um 52 Prozent höher für konventionell erzeugte Ware und 32 Prozent für ökologisch erzeugte Produkte.

Bei Rewe will man zeigen, dass man sich der Konsequenzen der Preispolitik im Handel bewusst ist: »Wir müssen dazu kommen, die Folgekosten unseres Konsums sichtbar zu machen, nur so können Kunden am Regal entscheiden … Wir sind als Unternehmen ohne Zweifel Teil des Problems. Ich glaube aber, dass wir mit diesem Schritt Teil der Lösung werden können«, zeigt sich Penny-COO Stefan Magel überzeugt.[252] Viele Verbraucher werden mit Erstaunen auf die wahren Preise reagiert haben, denn viele wissen nicht, wie groß die Differenz insbesondere bei Fleisch und Milch ist. Außerdem wissen wir (oft) auch nicht, dass die Preise in anderen europäischen Ländern deutlich höher sind. Dabei spielt neben anderen Faktoren in der Esskultur wohl auch eine Rolle, dass in Deutschland zwei der weltweit mächtigsten Discounter beheimatet sind: Aldi und Lidl drücken ständig die Preise und tragen damit wesentlich dazu bei, dass vor allem die Fleischpreise geradezu lächerlich niedrig sind.

Wie wir in Bezug auf die Fleischproduktion und ihre Folgekosten bereits gesehen haben, wird von verschiedenen Seiten gern postuliert, dass Fleisch bezahlbar bleiben müsse, dass Verbraucher auf die Barrikaden gehen würden, wenn sich die wahren Kosten im Preis spiegeln. Diese Behauptung, die oft mit dem begrenzten Budget ärmerer Haushalte unterlegt wird, ist fadenscheinig. Denn zum einen zeigen Umfragen immer wieder, dass Konsumenten durchaus bereit sind, höhere Preise zu zahlen, sofern sie erkennen können, warum und wofür. Zum anderen tragen auch Haushalte mit geringem Einkommen die versteckten Folgekosten mit in Form von Wasser- und Abwassergebühren, von Energiekosten oder CO_2-Beiträgen. »Verbraucher werden vollständige Preise an der Kasse vorerst nicht zahlen müssen. Aber das wird vermutlich nicht so bleiben … Während Stromkonzerne für ihren CO_2-Ausstoß längst zahlen müssen, ist der Lebensmittel- und Agrarsektor außen vor. Auf lange Sicht werden alle Branchen ihren Beitrag zum Klimaschutz leisten müssen. Das Preisexperiment von Penny vermittelt zumindest ein Gefühl dafür, was das für Verbraucher bedeuten könnte.«[253]

Billig ist das eigentliche Teuer

Das Thema wahre Preise ist keineswegs neu; in der Wirtschaftswissenschaft ist dieser Teil der Kosten für ein Produkt als sogenannte externe Kosten ein fester Bestandteil von Kalkulationen. Der Lebensmittelsektor ist einer der wenigen Bereiche, in denen diese Kosten kaum im Preis berücksichtigt werden. Dabei hat dieser Sektor großen negativen Einfluss auf die Umwelt. So stellte der »Living Planet Report« des WWF fest: »Die konventionelle Nahrungsmittelproduktion gehört zu den Hauptverursachern des Verlustes biologischer Vielfalt. Sie zerstört wertvolle Lebensräume, übernutzt Fischbestände, sie hinterlässt Schadstoffe und trägt zum Bodenverlust bei. Diese Form der Nahrungsmittelproduktion ist außerdem Ursache für die Überschreitung planetarischer Grenzen bei Stickstoff und Phosphor. Sie beeinflusst stark den Klima- und Landnutzungswandel, den Wasserverbrauch und die Biosphäre.«[254]

»Das riskante Spiel mit billigem Essen«[255] wurde vielfach beleuchtet, ohne nennenswerten Erfolg in der Breite des Lebensmittelhandels. Auch die Kollateralschäden industrieller Landwirtschaft mit Schwerpunkt Massentierhaltung, wie wir sie mehrfach aufgezeigt haben, sind bekannt, ebenfalls ohne nennenswerte Konsequenz.

Mit wachsendem Bewusstsein, welches Ausmaß diese Kosten durch die industrialisierte Nahrungsmittelproduktion, insbesondere von tierischen Produkten, angenommen hat, wird die Kritik lauter. Immerhin erkennen Verbraucher, dass sie in Wahrheit doppelt zahlen: an der Ladenkasse und bei den von der Gesellschaft zu tragenden Folgekosten. Und diese Kosten sind nicht in der Zukunft angesiedelt, sondern fallen bereits jetzt jeden Tag an.

Vielfach wurde auf die Forderungen nach ehrlicherer Preisgestaltung entgegnet, es gäbe keine überzeugenden Berechnungsansätze. Daher erregte 2018 eine Studie der Universität Augsburg Aufsehen, in der ein Team rund um die Ökonomen Tobias Gaugler und Amelie Michalke[256] den True-Cost-Ansatz konkret auf die Kosten der Fleischerzeugung in Deutschland anwandte und zu dem Ergebnis kam, dass die Verbraucherpreise für Fleischprodukte im Schnitt um 50 Prozent ansteigen müssten, konventionell produzierte Produkte sogar von bis zu 196 Prozent, würden die heute nicht berücksichtigten Kosten eingerechnet. Für das Penny-Experiment haben die Wissenschaftler ihre Datenbasis erweitert und auf handelsübliche Lebensmittel bezogen:

»Unsere Untersuchungen offenbaren eine teils enorme Differenz zwischen den aktuellen Erzeugerpreisen und den wahren Kosten«, resümiert Gaugler und erläutert weiter: »Die höchsten externen Folgekosten und damit größten Fehlbepreisungen gehen mit der Produktion konventionell hergestellter Nahrungsmittel tierischen Ursprungs einher. Konventionell produzierte Fleisch- und Wurstwaren müssten auf Erzeugerebene dreimal so teuer sein, wie sie derzeit sind, die zweithöchsten Aufschläge müssten für konventionell hergestellte Milchprodukte erfolgen, die niedrigsten mit für Bio-Lebensmittel pflanzlichen Ursprungs.«[257]

True-Cost-Berechnung für Beispiel-Lebensmittel[258]		
Lebensmittel	**Produktionsart**	**Preisaufschlag**
Apfel	konventionell (bio)	8 % (4 %)
Banane	konventionell (bio)	19 % (9 %)
Kartoffel	konventionell (bio)	12 % (6 %)
Tomate	konventionell (bio)	12 % (5 %)
Mozzarella	konventionell (bio)	52 % (30 %)
Gouda	konventionell (bio)	88 % (33 %)
Milch	konventionell (bio)	122 % (69 %)
Fleisch (gemischt)	konventionell (bio)	173 % (126 %)

Bezogen auf Gruppen von Lebensmitteln, würde das bedeuten:

- Konventionell erzeugte tierische Lebensmittel würden 196 Prozent teurer,
- konventionelle Milch 96 Prozent,
- konventionell erzeugte pflanzliche Produkte 28 Prozent.
- Biologisch erzeugte tierische Produkte würden 82 Prozent teurer,
- biologische Milch 35 Prozent,
- biologisch erzeugte pflanzliche Lebensmittel um 6 Prozent.[259]

Die Berechnungen zeigen, dass die Produktion tierischer Nahrungsmittel mit ihren weitreichenden Folgeschäden in einem dramatischen Missverhältnis zu den Niedrigpreisen steht. Ein Fazit der Augsburger Wissenschaftler mit Blick auf unseren derzeitigen Fleischkonsum: »Für das Klima, die Umwelt und die eigene Gesundheit wäre es sinnvoll, diese Menge zu halbieren. Für unseren Fleischkonsum brauchen wir gerade mehr Ackerland, als in Deutschland zur Verfügung steht. Ungefähr 20 Prozent nutzen wir anderswo und lassen für diese Futtermittelproduktion etwa den brasilianischen Regenwald roden.«[260]

Andere Wissenschaftler wie der Göttinger Agrarökonom Achim Spiller sind überzeugt, dass Preise, wie in der Augsburg-Studie berechnet, den Fleischabsatz deutlich drücken würden: »Eine Preiserhöhung um 50 Prozent könnte die Nachfrage um 25 bis 50 Prozent senken.«[261] Damit wäre ein weiterer Ansatzpunkt für Veränderung geschaffen: die Chance auf weniger Tiere mit besseren Lebensbedingungen und weniger Antibiotika mit möglicherweise weitreichenden Folgen im System Fleisch.

Mit Blick auf den Antibiotikaeinsatz in der Tierhaltung und die Haltungsbedingungen weist Gaugler übrigens darauf hin, dass weitere hier entstehende gesamtgesellschaftliche Folgekosten etwa durch multiresistente Keime infolge massenhaften Antibiotikaeinsatzes noch gar nicht berücksichtigt sind, da bislang schwer zu beziffern. Mit Blick auf den sozialen Aspekt wahrer Lebensmittelpreise scheint ihm der vor allem von denjenigen bemüht zu werden, die den Status quo erhalten möchten.

Transparenz, Ernährungsfreiheit und Verbraucherkraft

Im Februar 2020 bat die Kanzlerin zusammen mit ihrer Landwirtschaftsministerin und ihrem Wirtschaftsminister zum Lebensmittelgipfel. Wieder einmal waren Lebensmittel und ihre Niedrigpreise mit dem Preisdruck des Handels auf die Landwirte Streitpunkte. Die Debatte verlief, so die Presseberichte, an den bekannten Fronten: mehr oder weniger Regulation, Eingriffe durch Preisgestaltung, mangelhafte Wertschätzung für Lebensmittel, Preisdruck und billig für alle.

Wenn es um Lebensmittel und Ernährung geht, stehen sich seit Jahren zwei zentrale Positionen gegenüber: Die einen propagieren die Freiheit des Essens und Einkaufens, sprechen gar von Ernährungsdiktatur, wenn es um Regularien geht; gleichzeitig geben sie dem Verbraucher in all seiner Freiwilligkeit die Schuld, wenn er im Supermarkt zum Billigfleisch greift und damit der Landwirtschaft schadet. Die anderen bestreiten, dass es etwas mit Freiheit zu tun hat, wenn jeder viel und billig kaufen oder aus 30 Joghurtsorten wählen kann, aber den Produkten nicht ansehen kann, wie sie produziert wurden und welche Kosten sich hinter dem Preis verbergen. Man könnte zugespitzt von einer gewissen Schizophrenie in der Ernährungspolitik sprechen. Einerseits werden Verbraucher durch Werbung, unwahre Preise und mangelnde echte Information beeinflusst und in ihrer Entscheidungsfreiheit eingeschränkt, und das alles unter dem Dogma der Freiwilligkeit, andererseits wird ihnen die Verantwortung für fehlerhafte Entscheidungen und deren Folgen angelastet.

Dieses Spannungsverhältnis hat aktuell eine Studie beleuchtet, die im Auftrag des Bundesministeriums für Ernährung und Landwirtschaft von dessen Wissenschaftlichem Beirat erstellt wurde, der schon im Titel eine »Politik für eine nachhaltige Ernährung« fordert.[262] Zusammengefasst halten die Wissenschaftler diverse Änderungen für notwendig, da zum Beispiel jede Konsumsituation von zahlreichen Umgebungsfaktoren beeinflusst wird. »›Freie‹ Ernährungsentscheidungen sind in diesem Sinne eine Illusion: Was wir konsumieren und wie wir uns ernähren, ist immer maßgeblich durch die Ernährungsumgebung mitgeprägt.«[263]

Entscheidungsfreiheit von Verbrauchern ist, auch angesichts der rund 25000 Produkte in einem normalen Supermarkt (das Sortiment hat sich seit Ende der 1980er-Jahre verdreifacht), so lange vorgegaukelt, wie es außer den anerkannten Bio-Deklarationen vor allem mit Blick auf Fleischprodukte keine Transparenz und klare Erkennbarkeit zu Haltungsbedingungen gibt. Umfragen bestätigen seit Langem, dass Konsumenten bereit sind, höhere Preise zu zahlen, wenn sichergestellt ist, dass das Geld tatsächlich zu besseren Lebensbedingungen für Tiere und Bauern führt. Transparenz und klare Kennzeichnung sind gefordert statt vieler Labels und Freiwilligkeitsillusionen. Dies bestätigt auch die genannte Studie: »Aufgrund der wenigen bzw. nicht vorhandenen Informationen zu den Produkten fehlt Konsumentinnen und Konsumenten häufig das Wissen, welche Produkte mit welchen ökologischen, sozialen und ethischen Folgen verbunden sind. Diese Hemmnisse erschweren es oder verhindern teilweise, nachhaltige Kaufentscheidungen zu treffen.«[264] (Übrigens wäre es zumindest bei Rind- und Schweinefleisch technisch möglich, über den genetischen Fingerabdruck jedes Schlachttier nachzuverfolgen und damit für den Verbraucher Transparenz zu schaffen.)

Das Fazit, das die Wissenschaftler ihrer Auftraggeberin präsentieren, lässt an Deutlichkeit nicht zu wünschen übrig: Die Analyse des deutschen Ernährungssystems zeigt, »dass sich das System in einer schrittweisen Veränderung in Richtung einer nicht-nachhaltigen Entwicklung befindet, angetrieben insbesondere durch Rationalisierungs-, Spezialisierungs- und Konzentrationsprozesse. Einige Aspekte im Ernährungssystem, z. B. sich ändernde Lebensstile und Werte sowie (Nischen-)Aktivitäten insbesondere von zivilgesellschaftlichen Initiativen, aber auch vonseiten der Lebensmittelwirtschaft, hemmen allerdings diesen Prozess. Dies zeichnet einen beginnenden Wandel ab, der jedoch derzeit zu einem großen Teil in der Nische verortet wird.« Und sie schlussfolgern weiter, »dass das Ernährungssystem in Deutschland im Gesamtbild noch nicht nachhaltig ist und nach aktuellen Prognosen bei Beibehaltung der aktuellen Rahmenbedingungen in absehbarer Zukunft auch nicht werden wird. Daher ist eine politische und gesellschaftliche Gestaltung des Ernährungssystems in Richtung Nachhaltigkeit gefragt.«[265]

Bei Vorstellung der Studie distanzierte sich Landwirtschaftsministerin Klöckner gleich wieder von den empfohlenen Maßnahmen; sie wolle keine »Ernährungspolizei«. Der Vorsitzende des Wissenschaftlichen Beirats, der Agrarwissenschaftler Professor Harald Grethe, mahnte jedoch eine intensive Debatte über staatliche Lenkungsmöglichkeiten an. »Schon jetzt hinke die Politik an vielen Punkten dem gesellschaftlichen Diskussionsstand hinterher, vor allem beim Klima- und Tierschutz.«[266]

An dieser Stelle drängt sich wieder einmal die Frage auf, ob es um den mündigen Verbraucher geht oder um den Schutz dessen, was ist, nämlich die Sicherung von Wirtschaftsinteressen. Einerseits werden von politischen Entscheidern Freiwilligkeit und angeblich freie Entscheidung des Konsumenten über alles gestellt; andererseits wird, sobald Veränderungen wie wahre Preise gefordert werden, gebetsmühlenartig wiederholt, fordern könne man ja leicht und am Ende werde doch das billige Fleisch gekauft. Hier liegt aus unserer Sicht eine Missachtung echter Entscheidungsmöglichkeiten vor. Der Verbraucher kann nichts richtig machen, solange er sich dem System nicht entzieht, sprich die Großstrukturen meidet. Alle anderen Akteure schieben ihm stets den Schwarzen Peter zu, egal, wie er sich entscheidet. Erst wird massenhaft Billigfleisch produziert, was wenige sehr reich macht, dann wird der Verbraucher diffamiert, weil er es kauft, und schließlich werden die Akteure am Anfang und am Ende des Prozesses, also Bauern und Verbraucher, aufeinandergehetzt, die sich dann gegenseitig die Schuld zuweisen. Ein verrückt perfides System, das nur dem Status quo dient. Man könnte provokant sagen: Nach der Logik dieses Systems vorgetäuschter Entscheidungsfreiheit hat jeder, der eine (mit Sonderrechten produzierte) Grillwurst kauft, das Recht verwirkt, ihre Produktionsbedingungen zu kritisieren und verbessern zu wollen.

Für eine andere Landwirtschaft einzustehen, dazu braucht es Landwirte, die erkennen, wo die wahren Verursacher ihrer prekären Lage sind, die ein Milchbauer angesichts von Bauernprotesten mit dem sogenannten Stockholm-Syndrom verglich: »›Das ist eine perfide Geschichte, nämlich dass das verprügelte Opfer den Täter beschützt. Man sollte nicht vergessen, wer der Täter ist.‹ Nicht gegen Tierrechtler, die Grünen und die Naturschützer sollten die Bauern demonstrieren, sondern gegen ein agrarindustrielles System, von dem die Lebensmittelindustrie auf Kosten der Bauern profitiere.«[267] Und es braucht Konsumenten, die sich nicht länger blenden lassen.

So wie immer mehr Bauern haben auch Verbraucher längst begonnen, eigene Wege zu gehen. Sie drehen den Spieß um, nehmen sich die Freiheit, dem System den Rücken zu kehren und Lebensmittel anders einzukaufen. Sie suchen nach verlässlichen Strukturen, oft lokal oder regional, und setzen damit Anreize, der Zerstörung solch kleinteiliger Strukturen entgegenzuwirken. Das gilt für landwirtschaftliche Produktion, für Verarbeitung, wie das Schlachten vor Ort, und für Vermarktung, also für eine überschaubare, Vertrauen schaffende Transparenz. Diese Verbrauchermacht, die sich in Umfragen und Studien herauskristallisiert, gilt es zu stärken, im Kopf und an der Ladentheke. Wenn wir keine Produkte mehr kaufen, von denen wir keine klare Auskunft über ihre Herkunft bekommen, deren Preis uns unwahr erscheint, wenn wir lokal und regional einkaufen, setzen wir damit Hebel zur Veränderung an, egal, was Minister, EU-Politiker, Funktionäre und Lobbyisten dazu meinen. Lassen wir uns nicht länger irritieren, von Phrasen ablenken oder von Schuldzuweisungen einschüchtern. Die Lage ist klar, und wir müssen jede Chance nutzen, selbst etwas in Bewegung zu setzen. Lassen wir uns nicht länger etwas vormachen, nicht lähmen von Komplexität und Veränderungsresistenz. Das ist keine wohlfeile Emphase, sondern harte Realität. Viele Wissenschaftler, Ökonomen und langjährige Beobachter sowie Landwirte geben uns recht.

Fleisch ohne Fleisch?
Oder: Flexitarier auf dem Vormarsch

Nicht unerwähnt lassen kann man im skizzierten Zusammenhang die Entwicklung der fleischlosen Proteinprodukte. Noch vor wenigen Jahren belächelte Nischenklientel, sind Vegetarier, die kein Fleisch und keinen Fisch essen, und Veganer, die keinerlei tierische Produkte essen, sowie die Flexitarier, die sehr wenig Fleisch und tierische Produkte konsumieren, heute eine rasant wachsende Gesellschaftsgruppierung. Vor allem um die Flexitarier konkurrieren die Anbieter fleischloser Produkte, »jene wachsende Zielgruppe, die Fleisch zwar mag und gern isst. Die jedoch weiß, dass es in größeren Mengen ungesund ist, und Massentierhaltung für ökologisch und moralisch bedenklich hält und damit offen für Alternativen ist.«[268]

Dieser Trend zeigt sich in den Supermarktregalen und bei den Produzenten von Fleisch- und Wurstwaren: Sie steigen vermehrt in die Entwicklung und Produktion von fleischlosen Produkten ein; denn sie haben längst die Chancen für solche Produkte erkannt und wollen vom zukünftigen Markt etwas abhaben, den zunächst Start-ups wie Beyond Meat aufmischten und der heute Tausende junge Firmen lockt. Die ganz Großen auf dem Fleischmarkt wie etwa der US-Konzern Cargill, weltweit drittgrößter Fleischproduzent, oder auch Vion wollen dem vielleicht wichtigsten Ernährungstrend des 21. Jahrhunderts nicht hinterherlaufen, verbuchen wachsende Verkaufserfolge und investieren in die Forschung zu alternativen Proteinen. Sollten die Prognosen von Analysten sich bewahrheiten, könnten in zehn Jahren schon mehr als ein Viertel heutiger Fleischprodukte durch pflanzliche Alternativen ersetzt werden. Selbst die Fleischwirtschaft fragt: »Wird Fleisch zum Auslaufmodell?«[269]

Eine aktuelle repräsentative Umfrage zeigt, dass vor allem junge Menschen zwischen 15 und 29 vermehrt auf Fleisch verzichten.[270] Auf sie trifft vielleicht am meisten zu, wie Beobachter diese Entwicklung einordnen: »Die Industrie reagiert auch auf wachsenden Druck: Klimawandel durch tierische Treibhausgase, Brandrodung in Brasilien, Corona-Ausbrüche in Schlachthöfen – das alles erschreckt Kunden und macht Investoren skeptisch.«[271] Ob damit wirklich das Ende der gegenwärtigen Fleischindustrie eingeläutet ist, bleibt abzuwarten.

Billig zerstört Vielfalt: Zusammenhänge erkennen und handeln

»Um unser industriell geprägtes Ernährungssystem zu verändern, müssen wir die intensive Tierhaltung abschaffen. Die industrielle Tierhaltung hat verheerende Auswirkungen auf die Umwelt und ist einer der größten Treiber der Klimakrise. Sie zerstört bäuerliche Betriebe, während agrarindustrielle Konglomerate gestärkt werden. Gleichzeitig ist sie die größte Ursache für Tierleid.« So klar fasste Martin Häusling, seit vielen Jahren EU-Parlamentarier für die Grünen, Ende 2020 das zusammen, was heute zu tun ist mit Blick auf eine Landwirtschaft, die eine Zukunft hat[272] – was aber auch in diesem Jahr europäischer und deutscher Agrarpolitik, die Weichen stellt für die kommenden sechs Jahre, nicht getan wurde. Und wir lassen Valentin Thurn, Autor und Filmemacher, der mit seinen Kino-Dokumentationen »Taste the Waste« und »10 Milliarden – wie werden wir alle satt« international bekannt wurde und vielen die Augen geöffnet hat, seine zentrale Erkenntnis für eine lebensfreundliche Landwirtschaft ergänzen. Als zentral für eine Veränderung im Ernährungssystem nennt er den Stopp des Höfesterbens. Größe sei tendenziell unökologisch, da mehr fossile Brennstoffe und Agrochemie gebraucht würden, dafür die Vielfalt verloren ginge und Monokulturen zunehmen würden. Kleinbäuerliche Arbeit sei, bezogen auf die Fläche, viel effizienter, da mit menschlicher Arbeitskraft mehr von einem Hektar Land geerntet werden könne als in der mechanisierten Massenproduktion. Lokale Versorgung würde außerdem die Verteilungsprobleme und Transportwege reduzieren.[273]

Wir sind am Ende unserer Recherche auf den Spuren von Antibiotikaeinsatz in der Tierhaltung mit seinen weitreichenden Konsequenzen in Landwirtschaft, Ernährung und Umwelt angekommen. Unterwegs haben wir die zentralen Akteure und Mechanismen benannt. Wir haben versucht, der Komplexität des dahinterliegenden Systems gerecht zu werden, ohne uns von der veränderungsfeindlichen Floskel »alles sehr komplex« lähmen zu lassen. Um Zusammenhänge zu erkennen und dann zu handeln, müssen wir manches Detail einfach weglassen, müssen Wichtiges vom Unwichtigen trennen. Alle Akteure können damit mögliche Spielräume erkennen und irgendwo anfangen. Im Sinne der Überzeugung: Jeder Landwirt zählt, jedes artgerecht lebende und sterbende Nutztier zählt, jedes nicht transportierte Tier zählt, jeder Einkauf zählt – jede nicht verabreichte Dosis Antibiotika zählt.

Denn wir haben verstanden: Zerstören wir mit dem heutigen System der Nahrungsproduktion unsere natürlichen Ressourcen, müssen wir demnächst für alles noch teurer bezahlen als heute schon. Oder wie es der renommierte Experte für ökologische Landwirtschaft und Lebensmittelwirtschaft Felix zu Löwenstein formuliert: »Wir werden uns ökologisch ernähren oder gar nicht mehr.«[274]

Es geht ums Überleben. Und dass dies keine katastrophenverliebte oder empörungsaffine Floskel ist, wird im Folgenden der Blick dorthin zeigen, wo wir begonnen haben: bei unserer eigenen, unmittelbar bedrohten Gesundheit.

Blickwechsel
Das große Nerzsterben

Zoonosen in der heimlichen Massentierhaltung

Im Herbst des Corona-Jahres breitete sich das Virus auf den Nerzfarmen Dänemarks aus. Es sprang vom Menschen auf die Tiere über und wieder zurück. Virologen waren alarmiert, weil diese sogenannten Zoonosen, also das Überspringen von Viren oder Bakterien von tierischen Wirten auf Menschen, mit Mutationen einhergehen können und damit neben anderen Gefahren die Wirksamkeit eines Impfstoffes verringern könnte. Den Nerzen selbst machte die Infektion bis auf leichte Schnupfensymptome und Appetitlosigkeit nichts aus.

Daraufhin wurden Millionen Nerze, eine jenseits von Dänemark wenig bekannte Form der Massentierhaltung, vergast. Allein Dänemark liefert jedes Jahr Millionen Felle vor allem nach China und Russland, ein Milliardengeschäft.

In Polen, das neben Dänemark und Finnland zu den größten Pelzexporteuren Europas gehört, werden die Nerze im Winter während der sogenannten Pelzernte regulär mit Kohlenmonoxid vergast. Bei der Tötung wurden ähnliche Panik- und Qualreaktionen beobachtet wie bei der Gasbetäubung von Schweinen in den Großschlachtereien. Nach Beobachtungen von Tierschützern lebten einige Nerze teilweise nach dreißig Minuten noch. Da Nerze gute Schwimmer sind, können sie lange die Luft anhalten, was augenscheinlich den Todeskampf verlängert. In den meisten europäischen Ländern ist die Pelztierzucht verboten, in Deutschland seit 2017 so streng reglementiert, dass die letzten Züchter aufgaben. Die Niederlande beendeten die Zucht 2020 vorzeitig aufgrund der Corona-Infektionen.

9

Die Pyramide steht kopf

Ohne Antibiotika keine moderne Medizin

Antimikrobielle Resistenzen sind eine große
Gefahr für die gesamte Menschheit. Sie
bedrohen jeden medizinischen Fortschritt.
Stefan Oschmann, Vorsitzender der
Geschäftsführung des Pharmakonzerns Merck

Im Spätherbst 2020, mitten in der neuen Corona-Welle, erinnerte die Welternährungsorganisation FAO einmal mehr an die Bedrohung der Menschheit durch Antibiotikaresistenzen. Die ansteigende Zahl von Fällen, bei denen Antibiotika nicht mehr helfen, gefährdeten die globale Gesundheit, die Lebensmittelversorgung und die wirtschaftliche Entwicklung. »Wenn dem nicht Einhalt geboten wird, könnte die nächste Pandemie eine bakterielle sein – und viel tödlicher«, sagte FAO-Generaldirektorin Maria Helena Semedo.[275]

Der Kreis schließt sich. Wir haben in den ersten Kapiteln auf diese größte Gesundheitskrise unserer Zeit, die Antibiotikaresistenzen, hingewiesen, haben zentrale Wirkmechanismen und Ursachen sowie Folgen erläutert. Mit Blick auf die Humanmedizin müssen wir uns klarmachen, dass Antibiotika nicht einfach eine weitere Medikamentengruppe sind. Auf ihnen basiert die medizinische Entwicklung der letzten siebzig Jahre. Was heute selbstverständlich erscheint, war vor kaum mehr als einer Generation eine Sensation; Transplantationen waren medizinische Ausnahmen und eroberten die Schlagzeilen; der Herzchirurg Professor Barnard wurde 1967 zum Medienstar, als er erstmals ein Herz transplantierte (der Patient überlebte 18 Tage). Antibiotika waren nicht nur zur unmittelbaren Eindämmung von

Infektionen fast ein Wundermittel, sondern auch zur vorsorglichen Vermeidung von Infektionen, etwa bei großen chirurgischen Eingriffen und bei Krebstherapien mit geschwächtem Immunsystem. Mit anderen Worten: Jede neue Hüfte, jedes neue Knie wird von einer antibiotischen Behandlung begleitet. Ohne diese Begleitbehandlung wären die Erfolgsquoten wesentlich geringer.

Aufgrund der weltweiten Resistenzentwicklung werden antibiotische Substanzen in wachsendem Maße unwirksam. Das heißt, der Wirkstoffpool, auf den Ärzte zurückgreifen können, wird kleiner. Daher sprechen Wissenschaftler davon, dass in der modernen Medizin inzwischen die Pyramide kopfsteht: Sehr viele medizinische Eingriffe und Behandlungen fußen auf immer weniger antibiotischen Substanzen. Das sind dann häufig sogenannte Reserveantibiotika, denen wir insbesondere mit Blick auf die Tierhaltung bereits begegnet sind. Die Gefährdung medizinischer Möglichkeiten und damit unserer Gesundheit ist kein Menetekel ferner Zukunft, sondern greifbar. Würden wir alle bisher entwickelten Antibiotika verlieren, wäre jeder medizinische Fortschritt blockiert, wie es der Merck-Chef Stefan Oschmann prognostiziert.

Neben den ausführlich dargestellten Ursachen in der Nutztierhaltung trägt insbesondere die Verschreibungspraxis im ambulanten Bereich (etwa 85 Prozent der in der Humanmedizin verwendeten Antibiotika) zur Resistenzentwicklung bei. Antibiotika sind keine seltenen und nur in Ausnahmesituationen eingesetzten Medikamente, im Gegenteil, sie spielen in der Alltagsmedizin quantitativ eine überragende Rolle. 2019 war jede zwanzigste Verordnung im Bereich der gesetzlichen Krankenkassen ein Antibiotikum (insgesamt 34 Millionen Verordnungen). Der Gesamtwert betrug 766 Millionen Euro. Insgesamt wurden knapp 340 Tonnen für Menschen eingesetzt. Jede zweite Verordnung betraf ein Reserveantibiotikum. Diese Daten veröffentlichte im Herbst 2020 das wissenschaftliche Institut der AOK:[276] »Je sorgloser sie verordnet werden, desto resistenter werden Bakterien gegen Antibiotika. Die einstigen Wunderwaffen gegen Infektionskrankheiten werden durch ihren starken Einsatz sowohl in der Humanmedizin als auch in der Tierhaltung zunehmend stumpfer.«

In der ambulanten Versorgung werden trotz Aufklärungskampagnen und unmissverständlichen Hinweisen in den Behandlungsleitlinien häufig Antibiotika verschrieben, wenn dies von der Diagnose her nicht angezeigt ist; zum einen, weil der Patient es so fordert, zum anderen, weil der Arzt eine eventuell sich dazugesellende bakterielle Infektion fürchtet. Nach Schätzungen werden Antibiotika in 50 bis 70 Prozent der Fälle gegen Erkältungsleiden verordnet, die zu 90 Prozent von Viren verursacht werden und gegen die Antibiotika nichts ausrichten. Vielfach ist auch die Einnahmerealität bei Patienten nicht adäquat, Antibiotika werden zu kurz oder zu lang eingenommen. Außerdem werden zur schnelleren Therapie zu oft breit wirkende Antibiotika eingesetzt, ohne eine Klärung der konkreten Erreger abzuwarten. »Ein häufiger Einsatz von Antibiotika führt zu steigenden Resistenzraten. Umgekehrt führt ein restriktiver Umgang zur Abnahme resistenter Erreger. Erschreckend ist, dass nur ein Drittel der niedergelassenen Ärzte der These zustimmt, dass ihr Verordnungsverhalten auf die Antibiotikaresistenzsituation in ihrer Region Einfluss hat. Nur 67 Prozent der niedergelassenen Ärzte halten die Resistenzraten für ihren Arbeitsplatz relevant … Die Schlüsselrolle bei der Entwicklung von Resistenzen fällt den verschreibenden Ärzten zu.«[277]

In vielen Untersuchungen wird ein erhebliches Verbesserungspotenzial bei der Antibiotikaverschreibung festgestellt. Um diesen Defiziten entgegenzuwirken, wurden sogenannte Antibiotic-Stewardship-Programme (ABS) entwickelt, die einen verbesserten rationalen Einsatz von antibiotischen Wirkstoffen fördern sollen. Außerdem versuchen Informationskampagnen sowohl über die niedergelassenen Ärzte als auch über Apotheken und Krankenkassen möglichst weite Teile der Bevölkerung über einen sinnvollen Einsatz von Antibiotika zu informieren und für mögliche Folgen unsachgemäßen Umgangs zu sensibilisieren. Dort wird für Laien verständlich erklärt, was Antibiotika sind, wie sie wirken und wann nicht, was bei der Einnahme zu beachten ist und warum sie nur sparsam eingesetzt werden sollten.[278]

Gern wird in der Debatte die Humanmedizin gegen die Veterinärmedizin ausgespielt – das erinnert ein wenig daran, wie in der Debatte um Antibiotika, Tierhaltung und Landwirtschaft Bauern gegen Verbraucher ausgespielt werden. Doch um der heraufziehenden Gesundheitskrise zu begegnen, müssen alle gesellschaftlich relevanten Bereiche zusammenarbeiten. Aktuell hat die Corona-Krise verdeutlicht, was es bedeutet, wenn wir die nach Allerweltsweisheit klingende Tatsache »Alles hängt mit allem zusammen« weiterhin missachten: Weltweite Bedrohung von Millionen Menschenleben und gewaltige gesellschaftliche Kosten sind die Folge.

Seit etwa zwei Jahrzehnten sind auf nationaler und internationaler Ebene Antibiotikaresistenzen ins Zentrum von Organisationen, Forschungseinrichtungen und staatlichen Institutionen gerückt. Ein weitgespanntes Netz der Überwachung (surveillance) wurde und wird geknüpft. Dabei arbeiten Human- und Veterinärmedizin zusammen, im Sinne des One-Health-Konzepts, das durch die Corona-Pandemie vermehrt öffentliche Aufmerksamkeit erhielt. Denn Corona hat einmal mehr gezeigt, dass Viren und Bakterien keine Grenzen kennen, weder zwischen Staaten noch zwischen ihren potenziellen tierischen und menschlichen Wirten.

Zoonosen: Gefahr aus fernen Regionen und nahen Tierställen

Bis März 2020 dachten die meisten Menschen bei dem Wort »Zoonosen« wohl mehr an den Zoo als an ihre eigene Gesundheit. Vor Covid-19 war der Begriff »Zoonose« eher in Fachkreisen gebräuchlich; er beschreibt das Überspringen von Erregern, die Infektionskrankheiten auslösen können, vom Tier auf den Menschen und vom Menschen auf das Tier. »Etwa zwei Drittel aller neuen und wiederkehrenden Erreger sind zoonotischen Ursprungs«, so Stephan Ludwig, Direktor des Instituts für molekulare Virologie der Universität Münster und Sprecher der Nationalen Forschungsplattform für Zoonosen.[279] Seit Corona ist das Phänomen in Zeitungsberichten, Nachrichten und Dokumentationen gegenwärtig. Forscher, die sich seit vielen Jahren mit Zoonosen und ihren Folgen befassen, werden befragt, woher das neue Virus komme; komplexe Zusammenhänge von Infektionskrankheiten werden diskutiert. Die wahrscheinlich größte Aufmerksamkeit galt im Herbst 2020 den Millionen Zuchtnerzen, die in Dänemark getötet wurden, weil das Corona-Virus auf sie übergesprungen war und man sich vor allem vor Mutationen fürchtete, die wiederum dem Menschen schaden könnten. Nun hatten wohl die meisten Menschen eine Vorstellung davon, was Zoonosen sind.

Doch immer noch denken viele bei diesem Phänomen eher an die asiatischen Wildtiermärkte und die aus unserer Sicht »ungewöhnlichen« Ernährungsgewohnheiten anderer Kulturen als an Schweine- oder Geflügelställe hierzulande. Die Übertragungswege von Zoonosen sind vielfältig, durch Bisse, Stiche oder durch Lebensmittel (etwa Fleisch oder Milch).[280] Bei Zoonosen müssen mit Blick auf den Menschen zwei Aspekte berücksichtigt werden:

Zum einen geht es um unbekannte Erreger (Viren, Bakterie oder Pilze), die in abgelegenen Regionen ihre Wirtstiere haben und durch zufällige Begegnungen auf Menschen überspringen, dort keine adäquaten Bedingungen antreffen und wieder verschwinden oder keinen Schaden anrichten oder zum Auslöser gefährlicher Infektionskrankheiten werden wie Masern, Hepatitis, MERS, Vogelgrippe, Tollwut, Aids oder eben diverse Corona-Spielarten (man zählt heute etwa 200 solcher Erkrankungen). Allein die Anzahl unbekannter Viren, die für den Menschen gefährlich werden könnten, wird auf mehrere hunderttausend geschätzt. Dass Wissenschaftler heute verstärkt vor den Gefahren warnen, die von solchen Zoonosen ausgehen und uns in ein Zeitalter der Pandemien versetzen könnten, hängt auch mit der schnell wachsenden Weltbevölkerung zusammen (für die erste Milliarde brauchten wir etwa 300 000 Jahre, für die nächsten 6 Milliarden nur noch 100 Jahre). Menschen dringen in bisher unberührte Lebensräume vor; der Hunger nach Land treibt sie voran. Der US-Bestsellerautor David Quammen fasste diese Entwicklung kürzlich etwas salopp zusammen: »Wir fällen Bäume, töten Tiere oder karren sie eingepfercht auf den Markt. Wir zerrütten Ökosysteme und schütteln Viren aus ihren natürlichen Wirten. Wenn das passiert, brauchen die Viren einen neuen Wirt. Oft sind es dann wir.«[281]

Oder, um etwas näher an die Wissenschaft zu rücken: »Wenn Sie das mal aus der Sicht der Erreger sehen, so könnten die es gar nicht besser haben. Die wachsende menschliche Bevölkerung ist regelrecht ein gefundenes Fressen für sie«, bringt es etwa Thomas Mettenleiter, Präsident des Bundesforschungsinstituts für Tiergesundheit (Friedrich-Loeffler-Institut), auf den Punkt.[282]

Und dann reist der neue Erreger in 24 Stunden um die Welt. Im Rucksack, im Flugzeug, an den Schuhen, im Rachen …

Sehr viel näher ist uns die andere Variante der Zoonosen: Dabei geht es, und das ist für die Problematik der Antibiotikaresistenzen vorrangig relevant, um die zoonotische Verbreitung von veränderten (auch gegen Antibiotika resistenten) Bakterien, also meist zwischen Nutztieren und Menschen, in der Folge dann auch zwischen Menschen. Eine zentrale Rolle spielt hier, wie ausgeführt, die industrielle Tierhaltung; aber auch die Nutzungspraxis in der Humanmedizin.

Diese Vorgänge werden inzwischen weltweit überwacht, weil hier, wie gesehen, weitreichende Gefahren für unsere alltägliche Gesundheit drohen. Das deutsche Zoonosenmonitoring,[283] angebunden an das Bundesamt für Verbraucherschutz und Lebensmittelsicherheit, etwa überwacht das Vorkommen von Zoonoseerregern auf allen Stufen der Lebensmittelkette, da solche Erreger in Nutztieren weit verbreitet sind und bei Schlachtung und Fleischverarbeitung übertragen werden. Kontaminierte Lebensmittel können eine Infektionsquelle für Menschen sein mit unterschiedlicher Gefährdung. Hier spielen antibiotikaresistente Bakterien eine wichtige Rolle. Aus den Untersuchungen werden Erkenntnisse über die aktuelle Resistenzsituation sowie im Rückschluss auch über den Einsatz von Antibiotika in der Tierhaltung gewonnen. Das Monitoring 2019/20 kam zu beunruhigenden Ergebnissen. Insgesamt zeigt sich keine Verbesserung gegenüber den Vorjahren; nach wie vor finden sich resistente Erreger auf Fleisch oder in Milch: »Die Ergebnisse verdeutlichen, dass die Anstrengungen, den Antibiotikaeinsatz durch Verbesserungen der Tiergesundheit zu senken, weiter verstärkt werden müssen, um eine Reduktion der Resistenzraten zu erreichen. Ein Schwerpunkt hierbei sollte auch die Reduktion des Einsatzes kritischer Antibiotika (sogenannter Reserveantibiotika) sein … Auch der Einsatz von Colistin muss aufgrund des Vorkommens der identifizierten übertragbaren Resistenzgene und der gestiegenen Bedeutung der Substanz für die Humanmedizin weiter reduziert werden.«

Resistenzgene oder: Colistin für Mensch und Tier neu bewertet[284]

Das uns bereits bekannte Antibiotikum Colistin steht immer wieder im Fokus kritischer Bewertungen, vor allem mit Blick auf seinen tonnenweisen Einsatz in der Geflügelindustrie (zeitweise war Colistin die am fünfthäufigsten verwendete antibiotische Substanz bei Lebensmittel liefernden Tiere) und seiner Bedeutung als Mittel der vielleicht letzten Wahl bei schwer zu beherrschenden Infektionen in der Humanmedizin. Immer wieder gab es im letzten Jahrzehnt Versuche, dieses Antibiotikum aus der Tierhaltung zu entfernen. Letztlich vergebens.

Auch gegen Colistin wurden bereits Resistenzen bei Bakterien festgestellt, doch lange sah es nicht so aus, als würde diese Resistenz vom Tier an den Menschen über sogenannte mobile genetische Elemente (wie Plasmide) weitergegeben. Neuere Untersuchungen zeigen allerdings, dass es weitere Resistenzgene gibt, deren Potenzial zur schnellen Verbreitung höher eingeschätzt wird. Damit würde also die Gefahr wachsen, dass Menschen bei Bedarf auf dieses Reserveantibiotikum, das die WHO schon lange für den ausschließlichen Gebrauch bei Menschen reservieren will, nicht mehr reagieren. Daher wird empfohlen, den Einsatz von Colistin in der Tierhaltung vor allem in Deutschland massiv zu senken. Der Einwand, etwa der Geflügelwirtschaft, dass dies nicht möglich sei, erscheint mit Blick auf den Colistin-Verbrauch in anderen europäischen Ländern, der weit unter den deutschen Mengen liegt (bis hin zu keiner Verwendung etwa in Norwegen), konstruiert.

Im Entwurf der EU-Kommission für die Novelle des europäischen Arzneimittelgesetzes ist Colistin weiterhin nicht für den ausschließlichen Einsatz in der Humanmedizin vorgesehen.[285]

Im Jahr 2019 fasste der Weltbiodiversitätsrat die Gefahrenlage zusammen. Er betonte die Verbindung von Biodiversitätsverlusten und der Ausbreitung von Zoonosen. Konsumverhalten sowie Veränderungen in der Landnutzung mit den damit einhergehenden Verlusten intakter Ökosysteme könnten bewirken, dass Krankheitserreger vermehrt von Tieren zu Menschen wandern und sich rasant verbreiten. Gleichzeitig sorge auch der übermäßige Einsatz von Antibiotika in der Tierhaltung für eine starke Ausbreitung multiresistenter Keime.[286] In die gleiche Richtung weist ein Bericht des WWF; dort wird beispielhaft eine brasilianische Studie zitiert, wonach die Abholzung eines Waldes mit einer Verdoppelung der Malariaerkrankungen einherging.[287]

Auch hier gilt: Seit Jahrzehnten weisen Studien, Wissenschaftler und Umweltorganisationen darauf hin, dass der Mensch zentraler

Treiber im Zusammenspiel von Naturzerstörung und Gesundheitsgefährdung ist – sowohl bei der Zerstörung von Lebensräumen und Biodiversität in seinem unmittelbaren Umfeld, vor allem durch die Folgen industrieller Landwirtschaft, als auch in den abgelegenen Regionen der Erde.

Die Schlussfolgerungen liegen auf der Hand: »Der Erhalt intakter Ökosysteme und ihrer typischen Biodiversität kann das Auftreten infektiöser Krankheiten generell reduzieren.«[288] Der Schutz der natürlichen Vielfalt auf allen Ebenen ist also der beste Gesundheitsschutz auch für die Menschen. »Hoffen wir, dass bei den ganzen schlimmen Auswirkungen der aktuellen Krise eines klar wird: Arten-, Umwelt- und Klimaschutz brauchen einen höheren Stellenwert – auch im Interesse unserer Gesundheit.«[289]

One Health: Antibiotikaresistenzen als Weltproblem

Den Resistenzmechanismus haben wir zu Beginn erklärt. Daraus ergibt sich, vereinfacht gesagt, hoher Verbrauch gleich viele Resistenzen. Doch die Zusammenhänge sind vielschichtig und betreffen die gesamte Erde: Tier- und Menschengesundheit sowie die Intaktheit von Natur und Umwelt. Deshalb werden viele nationale und internationale Forschungs- und Vorsorgeaktivitäten unter dem Begriff »One Health« gebündelt. Der Begriff besagt, dass Veterinäre, Humanmediziner und Umweltschützer zusammenarbeiten müssen, denn Tier- und Menschenwohl sowie intakte Lebensräume sind nicht zu trennen. Das Robert Koch-Institut fast das One-Health-Konzept wie folgt zusammen: »Eine wachsende Bevölkerung, steigende Mobilität, schwindende Lebensräume, industrielle Landwirtschaft und intensivierte Nutztierhaltung – all dies sind Faktoren, die das Risiko für eine schnell weltweite Ausbreitung von Krankheitserregern erhöhen. Die Gesundheit von Mensch, Tier und Umwelt sind eng miteinander verknüpft. Beim One-Health-Ansatz arbeiten die Akteure der verschiedenen Disziplinen – Humanmedizin, Veterinärmedizin, Umweltwissenschaften – fächerübergreifend zusammen, um beispielsweise der Übertragung von Krankheitserregern entgegenzuwirken. Auch im Kampf gegen Antibiotikaresistenzen ist der One-Health-Ansatz zentral: Resistenzen kennen keine Grenzen und können sich zwischen Mensch, Tier und Umwelt rasch verbreiten.«[290]

Diese Erkenntnis ist nicht neu und wird zum Beispiel von der Weltorganisation für Tiergesundheit OIE seit Langem verfolgt. So verabschiedeten die WHO, die OIE und die Welternährungsorganisation FAO bereits 2015 einen gemeinsamen internationalen Aktionsplan zur Bekämpfung von Antibiotikaresistenzen. Durch die Corona-Pandemie hat dieser umfassende Gesundheitsansatz größere Aufmerksamkeit erlangt. Zuletzt zeigte sich dies beim World Health Summit im Herbst 2020, an dem unter anderen Professor Christian Drosten von der Berliner Charité teilnahm, wo im Forschungsverbund #1Health-Prevent zu Erregern gearbeitet wird, die gegen klinisch wichtige Antibiotika resistent sind, sowie zu deren zoonotischer Verbreitung bzw. wie diese verhindert werden kann;[291] bei der Charité ist auch die interdisziplinäre Forschungsplattform German Alliance for Global Health Research angesiedelt. Der Chef des Friedrich-Loeffler-Instituts wies während des Summits darauf hin, dass drei Viertel der neu auftretenden Infektionskrankheiten aus dem Tierreich kommen: »Hier setzt der One-Health-Gedanke an, um risikoreiche Tier-Mensch-Kontakte zu reduzieren. One Health ist ein sektorenübergreifender, ganzheitlicher Ansatz, der die Verbindung der Gesundheit von Mensch, Tier und Umwelt anerkennt. Antibiotikaresistenzen und Zoonosen sind zwei wesentliche Themenbereiche, die im Rahmen von One Health bearbeitet werden.«[292] Im Rahmen des Summits kündigte Minister Gerd Müller den Aufbau eines One-Health-Schwerpunktes im Bundesministerium für wirtschaftliche Zusammenarbeit an.

Seit 2015 beobachtet das WHO-Programm GLASS (Global Antimicrobial Resistance Surveillance System) erstmals weltweit die Entwicklung von Antibiotikaresistenzen. Es ist damit Teil der globalen Anstrengungen mit einem One-Health-Ansatz. Auf der Basis von nationalen Überwachungsnetzwerken sollen Daten gesammelt und zusammengeführt werden, um mittelfristig einen Überblick über Verbreitung und Belastung mit antibiotikaresistenten Erregern zu gewinnen, Treiber des Resistenzgeschehens zu erkennen und Ländern zu helfen, ihre eigenen Kontrollmechanismen zu verbessern. Außerdem sollen Gegenstrategien entwickelt werden. Bei den Zwischenergebnissen von 2018, denen Daten von 500 000 Fällen aus 22 Ländern zugrunde lagen, zeigten sich beunruhigende Häufigkeiten von Resistenzen, insbesondere gegen einige der weltweit häufigsten und gefährlichsten Infektionen. Der Bericht von 2020 beruht auf den Daten von zwei Millionen Patienten aus 66 Ländern; insgesamt waren im Mai 2020 bereits 92 Länder Teil des GLASS-Programms.[293] Seit Ende 2020 gibt es einen neuen internationalen Zusammenschluss, den WHO, FAO und OIE begründet haben: In der New One Health Global Leaders Group on Antimicrobial Resistance sind Staatschefs, Minister, CEOs und Vertreter von zivilgesellschaftlichen Organisationen vertreten, die gemeinsam den weltweiten Kampf gegen Antibiotikaresistenzen vorantreiben wollen.

Auf nationaler Ebene sind in Deutschland diverse Überwachungs- und Forschungssysteme installiert, etwa die bereits genannte Deutsche Antibiotika-Resistenzstrategie DART und die Germap. Auf unterschiedlichen Ebenen werden Daten zum Antibiotikaverbrauch und zu Resistenzen in Krankhäusern und Arztpraxen zum Beispiel ans Robert-Koch-Institut weitergeleitet; daneben gibt es diverse Arbeitsgemeinschaften, Aktionsbündnisse und Zusammenschlüsse von Human- und Veterinärmedizin, die sich bis in die Ebene der Bundesländer hinein mit der Thematik befassen. Auch in den Nachbarländern werden das Resistenzgeschehen und der Antibiotikaverbrauch kritisch begleitet. In der Schweiz zum Beispiel mit der Strategie Antibiotikaresistenzen StAR und einem neuen nationalen Antibiotikanetzwerk, in dessen Rahmen ein interdisziplinäres Forschungszentrum aufgebaut werden soll; zu den neuen Forschungsschwerpunkten für die kommenden zwölf Jahre gehören »AntiResist: Neue Ansätze zur Bekämpfung Antibiotika-resistenter Bakterien« sowie die Suche nach neuen Therapien. In Österreich ist die Agentur für Ernährungssicherheit AGES für die Überwachung zuständig.

Die zahlreichen Initiativen, Institutionen, Organisationen oder Programme sind kaum zu überschauen, ihre Daten manchmal widersprüchlich, oft lückenhaft und schwer vergleichbar; vieles bleibt folgenlos. Die weltweite Gefährdung durch Resistenzen haben all diese Aktivitäten bisher nicht aufhalten oder gar reduzieren können. An entscheidenden Stellschrauben, wie etwa der antibiotikalastigen Intensivtierhaltung, wird, wenn überhaupt, nur zögerlich gedreht.

Hoffnung Antibiotika 2.0?

»Man sollte sich Antibiotika wie einen natürlichen Rohstoff vorstellen, der endlich ist.«[294] Aber Millionen Menschen nehmen jeden Tag Antibiotika zu sich, Milliarden Tiere fressen jeden Tag Antibiotika. Um die Brisanz dieses Missverhältnisses vor allem im Hinblick auf die beschleunigte Resistenzentwicklung zu verstehen, blicken wir noch mal kurz auf das, was sich hinter dem Begriff »Antibiotika« verbirgt. Antibiotische Substanzen sind keine Menschheitserfindung. Ihre Ursprünge liegen im Boden. Sie werden seit Jahrmillionen von Mikroorganismen erzeugt. Diese bilden Lebensgemeinschaften, die sich gegenseitig beeinflussen, positiv oder negativ. Antibiotische Substanzen fungieren als eine Art »Nahkampfwache der Mikroorganismen, mit denen sie sich gegen andere Keime durchsetzen«.[295] Viele Organismen wie Pilze, Bakterien, Algen oder Flechten können solche Abwehrstoffe bilden. Nach der Entdeckung des Penicillins wurde intensiv nach weiteren Mikroorganismen gesucht, die Antibiotika produzieren können. Bis heute werden Bodenproben untersucht und sind einige tausend Substanzen gefunden worden; die meisten eignen sich nicht, weil sie für menschliche Zellen giftig sind. Es wird jedoch immer schwerer, neue Antibiotika in der Natur zu erkennen. Inzwischen werden Antibiotika synthetisch oder teilsynthetisch hergestellt; einige sind allerdings so komplex, dass sie weiterhin aus Mikroorganismen gewonnen werden müssen.

Mittlerweile ist es sehr aufwendig, neue antibiotisch wirkende Substanzen zu finden oder zu entwickeln. Die Pharmaindustrie hat sich nach Freiwerden der meisten Patente weitgehend aus der Forschung zurückgezogen. Seit Beginn des Jahrtausends wurden nur wenige Antibiotika mit gänzlich neuen Wirkmechanismen zugelassen. Das hängt auch mit dem Missverhältnis von Geldeinsatz und -ertrag zusammen. Jedes Antibiotikum, das heute entwickelt wird, muss sofort in den Tresor, weil es ja nur im Notfall eingesetzt werden soll, um seine Wirkung so lange wie möglich zu sichern. Viel Geld ist damit kurzfristig nicht zu verdienen.

Zu dem hohen wirtschaftlichen Aufwand kommen mikrobiologische Herausforderungen. Die bisher bekannten Wirkmechanismen von Antibiotika reichen im Kampf gegen multiresistente Bakterien nicht mehr aus. Wissenschaftler arbeiten daran, neue Angriffsziele bei Bakterien zu identifizieren; so wird versucht, sie zu »entwaffnen«, ohne sie zu töten, oder besonders gefürchtete Keime wie MRSA gleich an mehreren Stellen zu attackieren. Andere Forschergruppen experimentieren mit neuen Testverfahren, um die Infektionsprozesse im Körper besser zu verstehen und möglicherweise wirksame Substanzen zu erkennen, die bisher übersehen wurden.

Um angesichts der ungebremsten Resistenzentwicklung die Forschung neu anzukurbeln, stellte das Bundesministerium für Bildung und Forschung 2018 bis zu 500 Millionen Euro für zehn Jahre bereit, um die Entwicklung neuer Antibiotika zu unterstützen. Im Herbst

2020 haben 20 Pharmakonzerne einen Fonds über eine Milliarde Dollar gegen Resistenzen aufgelegt. Bis zum Ende des Jahrzehnts sollen neuartige Antibiotika entwickelt werden. Unterstützt werden sollen kleine Firmen, die an neuen Ideen arbeiten.

Abschließend bleibt festzuhalten, dass es natürlich wichtig ist, zu neuen Antibiotika zu forschen, weil die alten Substanzen ihre Wirkkraft einbüßen. Doch die Hoffnung, dass, sobald wir neue antibiotische Wirkstoffe haben, alles wieder gut wird, ist eine Illusion. Und das kann man nicht oft genug wiederholen. Eine Tierhaltung und Landwirtschaft, die auf massenhaftem Einsatz von Antibiotika als Betriebsmittel basierten, sind nicht zukunftsfähig, weil sie gegen die Prinzipien des Lebens, insbesondere den natürlichen Resistenzprozess, verstößt. Eine Humanmedizin, die Antibiotika als Allheilmittel betrachtet, gefährdet eines ihrer kostbarsten Werkzeuge. Wir alle als Patienten, die zu oft Antibiotika von Ärzten einfordern und sie so sorglos verwenden wie Aspirin, tragen Mitverantwortung, dass eine der tragenden Säulen der modernen Medizin wankt. Nur wenn Antibiotika sehr gezielt, sehr sorgsam und sehr sparsam eingesetzt werden, kann es gelingen, ihr segensreiches Potenzial zu bewahren – und die Pyramide vielleicht wieder umzukehren.

Nach all den Erkenntnissen und Warnungen fassen wir zusammen:

1. Antibiotika dürfen keine Betriebsmittel in der Tierhaltung sein, in unser aller Interesse; deshalb müssen wir den Landwirten Mittel in die Hand geben und Wege aufzeigen, Tiere ohne Antibiotika aufziehen und halten zu können.
2. Antibiotika sind keine Allerweltmedikamente für Husten und Schnupfen; deshalb gehört der bedachte Umgang in allen Bereichen der Humanmedizin zur Resistenzvorsorge. Und es bedarf umfassender Information, damit vor allem Patienten verstehen, warum so viel davon abhängt, mit welchen Erwartungen sie ihrem Arzt begegnen, und dass sie sich im Fall einer notwendigen Verordnung gewissenhaft an die Einnahmeregeln halten.

Hinzu kommt das Wissen um die schnell fortschreitende Zerstörung von Lebensräumen und Biodiversität, das Vordringen in menschenferne Welten. Und hier gehen Seuchen- und Resistenzschutz Hand in Hand: »Handelt der Mensch verantwortlich, kann er nicht nur die Gefahr von Antibiotikaresistenzen verringern. Er kann auch andere Seuchen ganz verhindern … Wer die nächste Pandemie verhindern will, der sollte vielleicht anfangen, für Umweltschutz zu werben. Auch die Bedingungen, unter denen zahllose Tiere in riesigen Anlagen zusammengepfercht werden, erhöhen das Risiko, dass neue Seuchen entstehen oder alte auf den Menschen überspringen. Wenn wir über die Zukunft von Infektionskrankheiten sprechen, hat der Mensch also vieles selbst in der Hand. Er kann bestehende Krankheiten bekämpfen, indem er Menschen aus der Armut befreit, Zugang zu sauberem Wasser und zu medizinischer Versorgung sicherstellt, Impfstoffe nutzt und sich bemüht, neue Medikamente zu finden und die Wirksamkeit von älteren besser zu schützen. Und er kann verhindern, dass neue Krankheiten sich ausbreiten, indem er wilde Tiere besser schützt und Nutztiere besser behandelt. Das alles sind Ziele, die der Mensch ohnehin verfolgen sollte. Der Kampf gegen Seuchen ist nur ein weiterer Grund dafür.«[296]

Der Autor, Kai Kupferschmidt, schrieb dies übrigens zwei Jahre vor Covid-19.

Blickwechsel
Netz des Lebens

Zerstörung von Lebensräumen gefährdet alle

Der Weltbiodiversitätsrat (IPBES) tritt regelmäßig mit Analysen zur Lage der Biodiversität, also der Vielfalt von Lebewesen, Lebensräumen und genetischen Varianten, auf der Erde an die Öffentlichkeit. Er warnt, dass die fortschreitende Belastung der irdischen Ökosysteme das gesamte Netz des Lebens gefährde.

Der IPBES-Vizepräsident Prof. Dr. Josef Settele verdeutlicht, was gemeint ist: »Es geht um die Interaktion von Lebewesen in Ökosystemen ... Jede Art steht mit vielen anderen Arten in einem Beziehungsgeflecht bzw. Nahrungsnetz. Es gibt die sogenannten Produzenten, vor allem die Pflanzen mit ihrer Fähigkeit zur Photosynthese, die die Nahrungsgrundlage für die sogenannten Konsumenten erstellen. Konsumenten sind Tiere oder auch Mikroorganismen, die von den Pflanzen leben. Diese Tiere wiederum sind die Grundlage für die Existenz anderer Tiere, wie zum Beispiel der Räuber oder Parasiten, die sich von den Pflanzenkonsumenten ernähren.«[297]

Wenn diesem Netz immer mehr Teile, sprich Lebewesen, verloren gehen, wird es weniger tragfähig. Damit ist der Zusammenhalt des Ganzen bedroht. Außerdem beeinflussen Veränderungen an einer Stelle des Netzes das Gesamtsystem. Welche Folgen das für die einzelnen Lebensgemeinschaften hat und welche Rückkoppelungseffekte entstehen, ist oft nicht absehbar.

Da das gesamte irdische Leben vom Kleinsten bis zum Größten Teil dieses Lebensnetzes ist, kann niemand die Komplexität des Systems überblicken. Vergleichbar dem Klimawandel, ist vor allem nicht vorhersehbar, wann sogenannte Kipppunkte erreicht sind.

10

One Health, One Planet, One Future

Eine Gesellschaft der Schonung für den erschöpften Planeten

»Wenn wir zu hoffen aufhören, kommt, was wir befürchten, bestimmt.«
Christa Wolf, Schriftstellerin

Selten wurden Dichterworte für eine gesellschaftliche Krise der Moderne so vielfach bemüht wie in Corona-Zeiten. Vor allem jahrhunderteübergreifender Trost schien gefragt. Oft zu lesen war ein Trotzdem-Satz[298] von Friedrich Hölderlin aus dem frühen 19. Jahrhundert: »Wo aber Gefahr ist, wächst das Rettende auch.« Angesichts von etwas so Unerwartetem (zumindest für sehr viele Menschen) und Beängstigendem wie der Pandemie reichen wohl die nüchternen Erklärungen von Wissenschaftlern, die zu Recht keine falschen Hoffnungen schüren, nicht aus, um in Angst und Ungewissheit weiterzumachen. Da suchen wir auch nach dem Trost von Dichtern und Philosophen, die uns auf ihre Art für eine Weile Begleiter sein können und uns helfen zu verstehen, was wir erleben, die uns für die Zukunft Gedanken anbieten. Gedanken, wie wir dahin kamen, wo wir sind, und was wir an der Weise, wie wir leben, verändern müssen/können. Einigen solcher Gedanken wollen wir, bezogen auf die bis hierher skizzierten Zusammenhänge und ihre Konsequenzen, abschließend folgen. Denn die entscheidende Frage ist nicht beantwortet: Wann und wie mündet all das Wissen, münden unsere Erfahrungen endlich in Veränderung?

Natürlich wissen wir: Diese Frage ist so groß, dass es schon wieder naiv anmutet, sie in unserem Kontext zu stellen. Gleichzeitig bietet sie die Chance, vorbehaltlos darüber nachzudenken, nicht gleich alle Absicherungen einzubauen, um nur ja keine Fehler zu machen, nur ja nicht zu irren. In diesem Schlusskapitel zu einem Buch, das versucht hat, einige Schneisen durch Zusammenhänge zu schlagen, immer im Bewusstsein, wie vermessen das eigentlich ist angesichts der vielen möglichen Wege, wollen wir ein paar Möglichkeitsräume ausprobieren. Gedanken für weitere Debatten und für weiteres Tun, Anstöße, um der ermüdenden Veränderungsresistenz, der lähmenden Komplexitätsdrohung und auch der manchmal verzweifelt anmutenden Aggression der Protagonisten zu entkommen, ohne dabei den Blick zum Horizont zu verlieren.

Die Überschrift dieses Kapitels haben wir einem Buch entlehnt, das noch ein Wort dazusetzt: »Survival: One Health One Planet One Future«.[299] Der unscheinbare Doppelpunkt ist die Botschaft: Überleben hängt vom Bewusstsein ab, dass nur die Gesundheit von Tier und Mensch und von Lebensräumen die Gesundheit des Planeten sichern kann – und damit einer Zukunft, die diesen Namen verdient. Denn alle sind im Netz des Lebens verbunden. Dieses Wissen wäre vielleicht ein Möglichkeitsraum, in dem sich protestierende und verzweifelte Landwirte mit verunsicherten oder erzürnten Verbrauchern begegnen könnten, um Gemeinsamkeiten zu erkennen. Denn bei aller kritischen Analyse haben wir ihnen nie unterstellt, dass ihnen der Erschöpfungszustand der Erde gleichgültig ist.

In den zurückliegenden Kapiteln haben Bauern, Tiere und Lebensmittel entscheidende Rollen gespielt. Alle drei vereint, dass sie seit einem halben Jahrhundert eine kontinuierliche Entwertung erleben. Bei den einen die Entwertung ihrer Arbeit und ihres Wissens, bei den anderen die Entwertung ihres gesamten Daseins und bei Letzteren eine Entwertung von Qualität und Genuss. Die Folgen sind, wie gesehen, inzwischen für uns alle dramatisch – und das ist keine aus Empörung erwachsene Übertreibung, sondern eine vielfach wissenschaftlich belegte, nüchterne Feststellung. Wir zerstören gemeinsam den Boden, von dem wir leben, das Wasser, ohne das wir nicht leben können, die Biodiversität, in die wir unlösbar eingewoben sind, die Empathie für unsere Mitgeschöpfe und die unvergleichliche, aber zerbrechliche Schönheit eines perfekten Planeten.[300]

Mohn-Mauerbiene und Schuppenfußschnecke: Risikomodus

Was haben die Mohn-Mauerbiene und die Schuppenfußschnecke mit dem aktuellen Weltrisikobericht des Wirtschaftsforums Davos oder der Mitteilung des weltgrößten Rückversicherers Munich Re (um nur ein beliebiges Beispiel zu nennen) zu tun, sich nun ehrgeizige Klimaziele für Kapitalanlagen und Versicherungsgeschäfte gesetzt zu haben?

Beide Lebewesen stehen für grenzenlose evolutionäre Fantasie und eigenwillige Schönheit einerseits und für die geballte, alles umfassende Zerstörungsmacht der Menschen. Die hiesige Mohn-Mauerbiene lebt als Wildbiene solitär; für ihre Nachkommen gräbt sie Röhren in den Boden und kleidet diese mit den roten Blütenblättern des Mohns sorgfältig aus. Ihre Brut wächst gleichsam in roter Seide heran. Warum die Biene das tut, ist unbekannt. Vielleicht ein spielerisch-schönheitsverliebter Luxus der Evolution. Wie der einst allgegenwärtige Mohn ist auch die Mohn-Mauerbiene bedroht.[301] Dieses Schicksal teilt sie mit der Schuppenfußschnecke; diese erst vor wenigen Jahren entdeckte Tiefseeschnecke lebt in einem kleinen Areal im Indischen Ozean in 2400 bis 2900 Meter Tiefe. In ihrem Lebensraum herrschen hoher Druck und hohe Temperaturen durch heiße Quellen. Ihren Körper schützt sie als einziges bekanntes Lebewesen durch Einlagerung von Eisen.[302] Der Tiefseebergbau gefährdet diese einzigartige Erfindung der Evolution.

Reden wir von diesen beiden Geschöpfen, deren Existenz durch menschlichen Zugriff auf ihren Lebensraum bedroht ist, reden wir von der umfassenden Bedrohung des Lebensraums Erde. Eine Biene und eine Schnecke schaffen Bilder des drohenden Verlusts, den Anfang 2021 der Weltrisikobericht aus anderer Perspektive diagnostiziert. Dieser Bericht wird von ebenjenem Weltwirtschaftsforum vorgelegt. Er ist sich mit anderen Risikoberichten, Risikoindizes oder Warnungen etwa der Weltbank darin einig, dass sich der Zustand der Erde, die unter Klimawandel, massivem Raubbau, ungebrochen intensiver Landnutzung ächzt, unübersehbar auf Lebensqualität und Geschäft auswirkt. Immer häufiger liest man dann auch von Investoren, die nachhaltige Finanzprodukte oder nachhaltig wirtschaftende Unternehmen suchen. Politiker weltweit drängen auf neue Anstrengungen bei Klima- und Artenschutz, schließen neue Bündnisse. Ja, die Zeit drängt. Aber das tut sie schon seit Jahrzehnten.

Das alles ist natürlich lobenswert. Aber reicht es? Und das Grundmuster kommt uns ziemlich bekannt vor. Wie im Bereich von Antibiotika/Resistenzen, von Tierhaltung, von Landwirtschaft sehen wir seit Jahrzehnten Konferenzen, Programme, Aufrufe, Appelle, Warnungen; Institutionen entstehen, Zusammenschlüsse bilden sich, Treffen auf allen Ebenen werden organisiert, Geschäftsberichte, Absichtserklärungen; Jahresplanungen lieben inzwischen das Wort »nachhaltig«. Alles gut. Allein das Handeln fehlt – zu oft. Auch hier zeigt sich ein »Versagenskontinuum«, das wir in anderem Zusammenhang beschrieben haben.

Die Corona-Pandemie hat eine neue Dimension eröffnet; etwas despektierlich könnte man sagen: hat den Debatten einen neuen Kick gegeben. Beiträge, Bücher, Kommentare sind kaum noch zu überblicken. Vom »großen Umbruch«[303] ist die Rede oder dass man alles neu denken müsse.[304] Vielfach spielt das Wort »anders« eine Rolle. Neues Denken für eine neue Gesellschaft wird beschworen, von neuer Normalität geschwärmt. Staaten- und Wirtschaftslenker stimmen ein – zuletzt beim Hotspot der Reichen und Mächtigen, dem Weltwirtschaftsforum von Davos (wegen Corona 2021 digital).

Noch ist überhaupt nicht abzusehen, ob es wieder bei Absichtserklärungen bleibt oder ob der Zustand der Erde inzwischen so unübersehbar schlecht ist für die weltweite Ökonomie, fürs Wohlbefinden und das Sicherheitsgefühl vieler Menschen, dass der spürbare Untersog in den Gesellschaften stärker wird, nicht mehr zu ignorieren ist und das Mühlrad der Veränderungsresistenz endgültig in Bewegung setzt.

Bleiben wir nüchtern zuversichtlich und erinnern uns an Biene und Schnecke. Sie sind beispielhaft für das Prinzip Vielfalt, das unseren Planeten ausmacht, und zeigen uns unmissverständlich, »dass die biologische Artenvielfalt eines der großartigen Arbeitsprinzipien der Evolution ist. Viele Arten von Pflanzen und Tieren in eng verflochtenen Lebensgemeinschaften sichern verschiedene Möglichkeiten und Lösungen für Umweltprobleme … Die Vernichtung der Artenvielfalt kostet nicht nur unser Geld, sogar mehr, als wir haben; sie gefährdet vor allem unser Überleben. Denn ohne eine funktionierende Umwelt wird dieser Planet gerade für uns Menschen unbewohnbar werden.«[305]

Blendung oder: Die Vielfachkrise ist eine Vielfaltkrise

Nicht erst die Covid-19-Pandemie hat uns in den Krisenmodus gezwungen. Längst setzt der Erde und den Menschen eine Vielzahl von Krisen mehr und mehr zu. Die Artenkrise, die Klimakrise, die Bodenkrise, die Wasserkrise, die Lebensraumkrise – die Antibiotikakrise, um nur einige zu nennen. Vielen dieser Krisen liegt ein Verlust zugrunde, der Verlust an Vielfalt. Wir zerstören das Reservoir an Möglichkeiten, den Reichtum der schier unerschöpflich anmutenden Antworten der Evolution, wie noch die extremsten Bedingungen Raum für Leben sein können, wir zerstören all die Möglichkeiten, die auch unser Überleben sichern. Denn wir haben uns auf eine Einbahnstraße begeben, haben begonnen, unser Leben dem Prinzip »Mono« unterzuordnen. Bezogen auf unsere Themen, heißt das: Wir monotonisieren Landschaftsvielfalt für wenige auf Masse gezüchtete Pflanzen (meist Futterpflanzen), wir monotonisieren Nutztierrassen bis hin zur Qualzucht (Puten werden laufende, nur noch mühsam atmende Brüste), wir monotonisieren das Leben unserer sogenannten Nutztiere auf Fressen und Wachsen, wir monotonisieren bäuerliche Kompetenzen zu Erfüllungsgehilfen von Industrien, die uns mit immer monotoneren Nahrungsmitteln überhäufen – von denen wir dann viele wieder wegwerfen, weil sie kein Gesicht, keine Qualität mehr haben.

Die Supermärkte sind Spiegel dieser Monotonisierung, die sich hinter scheinbarer Vielfalt verbirgt. 25 000 Produkte, aber alles austauschbar, losgelöst von Landschaften, Tieren und Menschen. Nur mühsam werden Pseudoverbindungen vorgegaukelt, ein Kuhbild hier, ein Bauer auf blühender Wiese da. Aber eigentlich ist alles gleich-gültig. Doch wer nichts mehr sieht außer leblos anmutende Höfe mit versteckten Tieren, außer riesigen Mähern auf Wiesen ohne Blüten, Gülle- und Pestizidmaschinen, demnächst mit der Digitalisierungsoffensive ganz ohne Bauern, auf den immer gleichen Mais- oder Weizenfeldern, wer nichts mehr vom Leben und Sterben in der Landwirtschaft sieht, der wird blind. Dem ist nichts mehr etwas wert außer Geld, denn er sieht keine Verbindungen mehr zwischen dem roten Etwas in der Kühltheke und einem Schwein, einem intelligenten und neugierigen Tier, oder zwischen den Massen an Milchprodukten und jener Kuh, die einmal an einer Weggabelung der Zivilisation stand, oder zwischen den Massen an Eiern und den Hühnern, die das vielfältige Leben auf den Bauernhöfen prägten. Wir haben dem Viel die Vielfalt geopfert und rennen doch dem Versprechen nach, alles sei in Zeiten der Globalisierung möglich, was aber oft nur heißt, alles ist käuflich.

Wir spüren nichts mehr, außer vielleicht einen Anflug von schneller Empörung, wenn wir von millionenfachem Tierleid hören, damit wir viel Billigfleisch auf dem Teller haben. Wir haben das Verschwinden von Pflanzen, Tieren und Menschen aus unserer Wahrnehmung zugelassen, eine Blendung, die sich heute zu rächen beginnt und deren wahren Preis wir langsam zu erahnen beginnen.

Seit Jahrzehnten mahnen Naturschutzorganisationen, dass wir nur etwas wertschätzen können, das wir kennen, sehen, hören, fühlen. Was wir nicht kennen, kümmert uns nicht, macht uns das Wegsehen vor Missständen leicht. Ein aktuelles Beispiel für diesen Prozess ist das sogenannte Verbot des Kükentötens. Ab 2022 sollen nach Geschlechtsbestimmung im Ei die männlichen Küken bis zum 14. Bruttag getötet werden, ab 2024 bis zum 6. Bruttag. Wäre das alles nicht so brutal, könnte man von Augenwischerei sprechen. Das Töten hat kein Ende, es wird wieder aus dem Blick genommen. Endlich müssen wir nicht mehr mit den Bildern von süßen Küken leben, die millionenfach aussortiert werden, sich, kaum geschlüpft, blinzelnd noch mal mühsam aufrappeln, um dann getötet zu werden.

Um uns das Augenöffnen zusätzlich zu erschweren, werden wir mit Schöngefärbtem zugemüllt und abgespeist.

Damit ist der Teufelskreis beschrieben, in dem wir uns befinden: Innerhalb weniger Jahrzehnte ist es Agrarkonzernen, Fleischindustrie und Agrarpolitik gelungen, den Entfremdungsprozess zwischen Produzenten, sprich Bauern, und Konsumenten, sprich einem Großteil der Gesellschaft, so weit voranzutreiben, dass wir im Wortsinn alles schlucken – und uns auch noch gegenseitig die Schuld zuweisen. Der Treiber dafür ist das Versprechen »viel und billig«.

Wir sehen die Konsequenzen unseres Handelns nicht mehr. Wir sind geblendet. Hier liegt ein Schlüssel für unser aller Veränderungsresistenz. Philosophen und Gesellschaftskritiker haben diesen Prozess seit Langem beschrieben, so insbesondere Niko Paech, der renommierte Vertreter einer Postwachstumsökonomie. Er konstatiert: »Wer nicht mit den Konsequenzen des eigenen Tuns konfrontiert ist, verliert soziale und ökologische Belange aus den Augen. …

So schafft das Grundprinzip moderner, funktional ausdifferenzierter Gesellschaften jene pathologischen Bedingungen, unter denen einzelwirtschaftliche Entscheidungen nahezu perfekt vor Rückkoppelungen und somit moralischen Hemmungen abgeschirmt werden.«[306]

Diesen Mechanismus, der Veränderung systematisch blockiert, kann man, wie in den vorangegangenen Kapiteln skizziert, in der Fleisch- und Ernährungsindustrie, in der Landwirtschaft als Ganzes sehen. Zusammenhänge sind unsichtbar, Missstände sind schwarzen Schafen geschuldet. Produzenten und ihre Tiere sind weggesperrt, Fleisch wird in sterilem, anonymisiertem Umfeld verkauft. Der Verbraucher kann sich in Ahnungslosigkeit wiegen und Verantwortung von sich weisen. Er hat ja nichts gesehen, gehört, gefühlt. »Verantwortung, das Grundelement moralischen Verhaltens, entsteht aus der Nähe des Anderen. Nähe bedeutet Verantwortung und Verantwortung ist Nähe.«[307]

Die Entfremdung zwischen Bauern und Verbrauchern, die Ferne zwischen deren Lebenswirklichkeiten ist also mehr als eine Basis für Missverständnisse, die man mit Goodwill-Aktionen à la »Schulkinder auf dem Bauernhof« beheben kann. Es geht um ein Nichtverstehen, aus dem Vorurteile, Abwertung, Aggression entstehen. Der eine bedeutet dem anderen nichts mehr.

Man könnte es auch in einen einfachen Satz fassen: »Wenn nichts mehr wichtig ist, gibt es nichts zu retten.«[308]

Gesellschaft der Schonung oder: Ist Verzicht Freiheit?

Eine Schonung im Wald ist eine Art Bindeglied zwischen Gestern und Morgen. Inmitten von älteren Bäumen werden junge Bäume für die nächste Generation gepflanzt. Sie werden sorgsam geschützt, auf ihre Verletzlichkeit wird Rücksicht genommen, damit sie wachsen können für jene, die noch nicht geboren sind.

Angelehnt an ein solches Bild, kann man das Plädoyer für ein »Zeitalter der Schonung«[309] auf unsere heutige Gesellschaft übertragen. Eine Gesellschaft der Schonung müsste sich daran messen lassen, wie sie mit Menschen, Tieren, Lebensräumen umgeht, wie sie die ererbten natürlichen Grundlagen bewahrt. Nicht nur zum Schutz des eigenen Überlebens, sondern auch des Lebens künftiger Generationen. Eine solche Gesellschaft wäre im Wortsinn eine rücksichtsvolle, das heißt, sie blickt zurück auf das, was aus ihrem Handeln folgt, und versucht, daraus Schlüsse für Zukünftiges zu ziehen. »Wir können zurückblicken, aus der Vergangenheit Lehren ziehen und den Punkt suchen, an dem aus Mangel Glück wurde, aber noch kein Überkonsum stattfand. Irgendwo dort finden wir Gleichgewicht und Zufriedenheit.«[310]

Auf dem Weg durch die Themenfelder dieses Buches stand am Ende immer: weniger. Weniger Antibiotika, weniger Tiere, weniger Fleisch. Also Verzicht? Ein Wort, das kein bisschen sexy ist und im Zentrum teils erbitterter Debatten um Wachstum, grünes Wachstum, Postwachstum steht. Oft wird dafür plädiert, lieber über die Fülle, die wir gewinnen, wenn wir auf Mono/Masse verzichten, zu sprechen; also über den Gewinn zum Beispiel auf der Seite der Mohn-Mauerbiene. Beide Sichtweisen haben etwas für sich und schließen sich vielleicht nicht aus. Die Mohn-Mauerbiene kann Motivation sein, sich zum Weniger zu entschließen, wenn es ihr hilft. So wie laut Umfragen viele Verbraucher sich bereiterklären, weniger Fleisch in besserer Qualität, ja überhaupt sorgsamer, regionaler einzukaufen, wenn es Bauern und Tieren hilft.

Gleichzeitig kann Verzicht geradezu befreiend wirken. Wir überversorgten Konsumenten kennen beispielsweise echten Hunger kaum, ja erleben ihn beinahe als ein Luxusempfinden, wenn wir den permanenten »Iss!-Aufforderungen« um uns herum nicht nachkommen, sondern die Leere genießen – und später das befriedigende Stillen echter Hungersignale. Nicht das Essen erscheint dann als Herausforderung, sondern das Nichtessen. Verzicht als befreiende Entscheidung gegen die permanente Aufforderung, immer und überall zu essen. Dass diese scheinbar selbstverständliche Nötigung zum Essen erst seit kurzer Zeit unseren Alltag prägt, gerät dabei in Vergessenheit. Die Älteren werden sich erinnern, dass essen auf der Straße als »unschicklich« galt; auch ständiges Essen von irgendwas war unüblich, die To-go-Alltagsform unvorstellbar.

Solche Gedanken rufen schnell Abwehr auf den Plan; in unserem Zusammenhang sind Begriffe wie »Ernährungsdiktatur« gefallen. Auch Bevormundung steht im Raum oder gar Genussfeindlichkeit. Verkehrte Argumente, scheint uns; sie erinnern an den Versuch, Antibiotikaeinsatz in der Massentierhaltung mit Tierschutz zu begründen – als wollten Kritiker verbieten, tatsächlich erkrankte Tiere mit den notwendigen Medikamenten zu behandeln! Sind wir tatsächlich in unserem Lebensgefühl, unserem Genuss, unserer Gesundheit eingeschränkt, wenn wir kein Billigfleisch mehr konsumieren, wenn wir weniger tierische Produkte essen (können)?

Im Zusammenhang mit Essen bekommt Verzicht eine weitere Dimension, die uns sehr nahegeht, sozusagen unter die Haut. Diese Dimension heißt Hunger. Sie verweist darauf, dass sich hier zwei Geschichten überlagern (heute das allgegenwärtige Narrativ) und die Sicht versperren. Dabei werden Verzicht und Mangel unzulässig vermischt. Hunger bedeutet Mangel, ist erzwungen, vernichtet, bedroht Leben. Das können wir heute noch in vielen Regionen der Erde sehen. Doch Verzicht ist nicht Mangel. Mangel ist fremdbestimmt; Menschen sind ihm ausgeliefert. Verzicht dagegen ist selbstbestimmt, souverän.

Vielleicht hängen die Blockaden durch mächtige Beharrungskräfte eben auch mit der gewaltigen, fast mythischen Geschichte vom Hunger zusammen. Denn diese Geschichte erzählt von Elend und Tod, von Aufstand und Revolution, von Brot und Spielen. Wenn Politiker sagen: »Fleisch muss bezahlbar bleiben«, öffnen sie ein weiteres

Kapitel dieser alten Erzählung, in dem sie das an Fleisch gebundene Wohlstandsversprechen erneuern. Veränderung im Zusammenhang von Ernährung und Landwirtschaft bedeutet demnach mehr, als all das Wissen, die Erkenntnisse, die Lageberichte zu wiederholen. Veränderung muss die alte Geschichte außer Kraft setzen und durch eine andere ersetzen. Diese neue Geschichte muss davon handeln, dass wir mit dem, wie wir essen, entscheidend zum Wohl oder Wehe unserer natürlichen Lebensgrundlagen beitragen, dass wir die Hungergeschichte neu erzählen müssen: Unsere Ernährung ist durch das Zuviel, nicht durch das Zuwenig gefährdet.

Nur wenn wir also die Debatten um Landwirtschaft, Tierhaltung, Ernährung aus dem alten Märchen von Hänsel und Gretel, der allgegenwärtigen Hungererfahrung lösen, sehen wir klar und erkennen, wie sehr mit dieser alten Geschichte heute noch Interessenpolitik gemacht wird im Sinne des »Viel«, des Status quo der Übernutzung natürlicher Ressourcen. Im Hintergrund vieler Äußerungen zu konkreten Forderungen wie Pestizidverbot, Düngeeinschränkungen, artgerechte Tierhaltung steht jene Behauptung, die an uralte Ängste andockt: Nur so werden wir nie wieder hungern – und die anderen demnächst auch nicht, denn wir ernähren ja die Welt. Auch wenn wir augenscheinlich viel mehr am »Über« leiden (Übermaß, Überfluss, Überdruss, Übergewicht), wird eine Urangst bedient. Gewollt oder ungewollt. Dabei verkehren sich die Verhältnisse. Denn die derzeitige Landwirtschaft sichert nicht die Ernährung, sondern gefährdet sie auf Dauer – mit toten Böden, verdrecktem Wasser, Arten- und Lebensraumsterben.

Stellen wir den Blick wieder weit: Ob Wachstum im bisherigen Verständnis auf einem begrenzten Planeten überhaupt möglich ist, ohne die planetarischen Grenzen zu sprengen, wird seit Langem diskutiert. »Vielfaltbewusstsein« ist ein Weg, der von sich aus auf ein Weniger hinausläuft. Verzicht als Gewinn, ohne das platte »Weniger ist mehr« zu bemühen. Es geht um ein »anders«, um ehrliche

Preise etwa, die uns zeigen, was etwas wert ist, und die uns damit die Chance geben zu entscheiden. Für uns und unsere Gesundheit, für den Respekt vor Bauern und Tieren, für den Fortbestand unseres Lebensraums auf der Erde und für ihre Schönheit.

Die eine Chance für unsere Gesundheit, unseren Planeten, unsere Zukunft heißt: Veränderung

»Politisch ist der Verzicht auf den Verzicht ohnehin fatal. Denn zu versichern, dass die grundlegenden Veränderungen unserer Art, sich fortzubewegen, zu produzieren und zu konsumieren, ohne Verzicht möglich seien, kommt einem uneinlösbaren pauschalen Schmerzfreiheitsversprechen gleich. Schmerz entsteht jedoch bei jeder Veränderung, bei jedem Trainieren von etwas Neuem … ökologischer Verzicht ist also weder ein Ziel noch eine Tugend. Verzicht ist einfach eine Begleiterscheinung von Veränderung.«[311]

Schmerz, oder sagen wir: Mühe, Unsicherheit, Mut gehören zu Veränderungen. Und dabei sind nicht die großen Transformationen gemeint, die auch angesichts der Corona-Krise bemüht werden. Die Reduzierung auf das Große birgt wieder die Gefahr, die wir schon beim Komplexitätsmantra gesehen haben: Die Aufgabe wird so groß, dass sie nicht mehr angegangen wird. Ein typisches Phänomen der letzten Jahrzehnte, das in die Frage mündet: »Verlieren wir die Erde?«, wie ein Essay von Nathaniel Rich befürchtet und uns all die verpassten Chancen der letzten Jahrzehnte aufzeigt.[312]

Bezogen auf die Gesundheitskrise namens Antibiotikaresistenz, auf nicht zukunftsfähige Tierhaltung und verunsicherte Landwirte, reicht es nicht, von der großen Transformation zu sprechen. Natürlich bedarf es großer Regulationen und Weichenstellungen insbesondere auf EU-Ebene; und das wird ein gewaltiger Kraftakt. Aber es bedarf eben auch all der vielen Bauern, Verbraucher, Händler, die längst nach der Devise agieren: Wir fangen schon mal an. Und das sind nicht nur Biobauern, sondern alles, was in der Produktion und Vermarktung von Lebensmitteln ökologischer, vielfältiger ist, was ein Gesicht hat, regionaler agiert, Vertrauen schafft, verändert. Alles, was eine Absage an die Maschinerie der Monokulturen und Massenproduktion bedeutet, erreicht mehr und mehr Menschen. Vielfalt ist auch hier keine neue Mode, sondern *das* Prinzip des Lebens, von dem wir uns nirgendwo abkoppeln können. Dieses Prinzip können wir überall sehen, und wir können diese Wirkmechanismen nicht abstellen. Nicht mit Maschinerien, nicht mit Wegsehen, nicht mit Ignorieren. Am Ende holt uns dieses Prinzip immer wieder ein – im Positiven wie im Negativen. Antibiotikaresistenzen, Tierleid und Bauernnot sind gefährliche Entwicklungen, aber wir vergessen eben nicht, auf die Hoffnungsstreifen zu verweisen, wider alle Beharrungskräfte. Die Veränderungen auf allen Ebenen bis hin zum Green Deal der EU haben vielleicht in der Pandemie zusätzlichen Schub bekommen, weil die Verletzlichkeit unseres Lebens auf dieser Erde spürbar geworden ist.

Was auch immer wir tun, jeder Einzelne und gemeinsam, wo auch immer wir es tun, entscheidend ist, dass wir es tun. Denn vielleicht leben wir, und hier schließen wir den Kreis der Dichter und Philosophen, in einer »Zwischenzeit: In solchen Zeiten kommt es eher darauf an, was viele Einzelne tun.«[313] Denn »ihr erschafft die Zukunft an jedem einzelnen Tag«.[314]

ANMERKUNGEN

1 https://www.ecdc.europa.eu/en/antimicrobial-resistance/surveillance-and-disease-data/data-ecdc

2 https://www.heise.de/tp/features/Covid-19-Italien-als-Europas-Einfallstor-4681284.html

3 https://www.zeit.de/politik/ausland/2020-06/corona-pandemie-who-war-nung-antibiotikaresistenz

4 https://www.leopoldina.org/publikationen/detailansicht/publication/biodiversitaet-und-management-von-agrarlandschaften-2020/

5 https://sz-magazin.sueddeutsche.de/wissen/corona-virologen-interview-88853?reduced=true

6 https://www.tagesspiegel.de/gesellschaft/interview-mit-der-virologin-ilaria-capua-die-zweite-welle-haben-wir-selbst-in-der-hand/25951024.html

7 https://www.focus.de/die-welt-2021/die-welt-in-2021-naturschutz-schuetzt-den-menschen_id_12776407.html

8 https://www.bmu.de/nature-is-sending-us-a-message-live-stream/#c47538

9 https://www.unenvironment.org/news-and-stories/story/six-nature-facts-related-coronaviruses

10 Bernd Ulrich: Die desinfizierte Gesellschaft. In: DIE ZEIT, 20.5.2020.

11 www.Vetimpulse.de

12 Fritz Habekuss: In diesem Wald leben Tausende unbekannte Viren. In: DIE ZEIT, 20.5.2020.

13 In: Die Welt, 27.Juni 2020.

14 Eduard Kaeser: Der Mensch ist der Mikrobe egal. In: NZZ, 7.3.2020.

15 https://www.faz.net/aktuell/wissen/medizin-ernaehrung/pandemie-alarm-chinesen-warnen-vor-wiederkehr-der-schweinegrippe-16837327.html

16 Nassim Nicholas Taleb: Der schwarze Schwan – Die macht höchst unwahrscheinlicher Ereignisse. München 2015.

17 https://www.manager-magazin.de/finanzen/boerse/gruener-schwan-coronavirus-leitet-zeit-der-grosskrisen-ein-a-1307041.html

18 https://www.spiegel.de/wirtschaft/unternehmen/corona-und-die-wirtschaft-wer-hat-angst-vorm-gruenen-schwan-a-de5eec48-ccf0-426a-a41d-c903facbce03

19 https://www.landdergesundheit.de/perspektive-2021/globale-zusammenarbeit-schlicht-grundbedingung-fuer-erfolgreiche

20 https://www.pharma-fakten.de/news/details/936-was-wir-aus-covid-19-und-anderen-pandemien-lernen-koennen/
Und: Heiner Fangerau/Alfons Labisch: Pest und Corona – Pandemie in Geschichte, Gegenwart und Zukunft. Freiburg 2020.

21 https://www.conventioncitoyennepourleclimat.fr/

22 Das bringt uns noch um – die Rache aus dem Stall. In: DIE ZEIT, 20. Novem ber 2014.

23 https://www.tagesspiegel.de/gesellschaft/interview-mit-der-virologin-ilaria-capua-die-zweite-welle-haben-wir-selbst-in-der-hand/25951024.html

24 So wird 2021. In: Frankfurter Allgemeine Zeitung, 2.1.2021.

25 https://www.bundesgesundheitsministerium.de/ministerium/meldungen/ 2015/abschluss-des-g7-gipfels-in-elmau.html

26 https://www.aerzteblatt.de/nachrichten/105794

27 https://www.bfr.bund.de/de/fragen_und_antworten_zu_den_auswirkungen_des_antibiotika_einsatzes_in_der_nutztierhaltung-128153.html

28 https://www.germanwatch.org/sites/germanwatch.org/files/Germanwatch-Analyse%20von%20H%C3%A4hnchenfleisch%20auf%20antibiotikaresistente%20Erreger.pdf

29 https://www.rki.de/DE/Content/Infekt/EpidBull/Archiv/2017/Ausgaben/44_17.pdf?__blob=publicationFile

30 Der kritische Agarbericht 2018. Konstanz/Hamm 2018.

31 http://www.rai-projekt.de/rai/fragen/

32 http://www.rai-projekt.de/rai/handeln/#c1843

33 https://www.proplanta.de/agrar-nachrichten/agrarpolitik/reserveantibiotika-in-der-gefluegelmast-politik-muss-endlich-handeln_article1563343244.html

34 https://projekte.sueddeutsche.de/artikel/politik/so-leidet-die-milchkuh-e324872/?reduced=true

35 https://www.sueddeutsche.de/wirtschaft/landwirtschaft-kuehe-tierschutz-borchert-1.4795022

36 https://www.sueddeutsche.de/bayern/landwirtschaft-tierschutz-verstoesse-gier-interview-1.4560198

37 Deutsche Agrarforschungsallianz in: Der kritische Agrarbericht 2017. Konstanz/Hamm 2017.

38 Kritischer Agrarbericht, 2017.

39 https://www.sueddeutsche.de/wirtschaft/landwirtschaft-kuehe-tierschutz-borchert-1.4795022

40 Der kritische Agrarbericht 2012. Konstanz/Hamm 2012.

41 Der kritische Agrarbericht 2018. Konstanz/Hamm 2018.

42 https://www.ndr.de/nachrichten/niedersachsen/Gefaehrliche-Keime-in-Baechen-Fluessen-und-Seen,keime302.html

43 https://www.aerztezeitung.de/Medizin/Zeitbombe-Antibiotika-Resistenz-250090.html

44 https://www.bmel.de/SharedDocs/Pressemitteilungen/DE/2019/157-reserve-antibiotika.html

45 Dokumentarfilm Resistance Fighters.

46 Christina Berndt/Hanno Charisius: Stinkende Proben. In: Süddeutsche Zeitung 6./7. Mai 2017.
Und: https://www.ardmediathek.de/daserste/ video/reportage-und-dokumentation/der-unsichtbare-feind-toedliche-supererreger-aus-pharmafabriken/das-erste/Y3JpZDovL2Rhc2Vyc3RlLm-RlL3JlcG9ydGFnZSBfIGRva3VtZW50YXRpb24gaW0gZXJzdGVuLzYzZDF-mMDhiLTEoZjEtNDYoZi1iYmI2LWEyZTJiY2FmMTA4ZA/

47 https://www.tagesschau.de/ausland/antibiotika-indien-107.html

48 Berndt/Charisius: Stinkende Proben. A.a.O.

49 https://www.tagesschau.de/inland/medikamente-mangel-101.html

50 Peter Richter: Sorgt euch. In: Süddeutsche Zeitung, 5./6. Januar 2021.

51 Ebd.

52 https://www.bmz.de/de/themen/lieferketten/index.html

53 Bernhard Kegel: Die Herrscher der Welt – wie Mikroben unser Leben bestimmen. Köln 2020, S. 10.

54 Diese Hinweise verdanken wir insbesondere: Ludger Weß: Winzig, zäh und zahlreich – ein Bakterienatlas, Bernhard Kegel: Die Herrscher der Welt – Wie Mikroben unser Leben bestimmen, Hanno Charisius/Richard Friebe: Bund fürs Leben – Warum Bakterien unsere Freunde sind, Karin Mölling: Super-macht des Lebens – Reisen in die erstaunliche Welt der Viren, Kai Kupferschmidt: Seuchen.

55 Hygienesymposium 2018, Krankenhaus Management.

56 Bernhard Kegel: Die Herrscher der Welt. A.a.O., S. 18.

57 Nach Dr. Béatrice Grabein, Leiterin der Klinischen Mikrobiologie am Klinikum der Universität München. http://docplayer.org/41373557-Vom-multi-sensiblen-keim-zur-resistenz.html

58 Ludger Weß: Winzig, zäh und zahlreich. A.a.O., S. 50.

59 Kai Kupferschmidt: Seuchen. A.a.O. S. 8.

60 Karin Mölling: Supermacht des Lebens. A.a.O., S. 14.

61 A.a.O., S. 22.

62 A.a.O., S. 28.

63 https://www.zeit.de/zeit-magazin/2020/22/karin-moelling-virologin-coronavirus

64 Ludger Weß: Winzig. Zäh und zahlreich. A.a.O., S. 11f.

65 A.a.O., S. 12.

66 www.deutschlandfunk.de/meldungen-liste-forschung-aktuell.1508.de

67 Stephen Jay Gould: Prophet oft he earth. In: nature 361, S. 311/312.

68 Bernhard Kegel: Die Herrscher der Welt. A.a.O., S. 232. Und: Martin Blaser: Antibiotika Overkill – So entstehen die modernen Seuchen. Freiburg i.Br., 2017.

69 Hanno Charisius, Richard Friebe: Bund fürs Leben. A.a.O., S. 21.

70 A. a. O., S. 28.

71 Alle Beiträge beim Symposium »Unser Mikrobiom und seine Bedeutung zur Infektionsprävention«, Zell am See, 17.06.2018.

72 Karin Mölling: Supermacht des Lebens. A. a. O., S. 292.

73 Bernhard Kegel: Die Herrscher der Welt. A. a. O. S. 326

74 https://www.rki.de/SharedDocs/Bilder/Infekt/Antibiotika/Resistenzmechanismen.jpg?blob=poster&v=4

75 https://www.who.int/en/news-room/detail/27-02-2017-who-publishes-list-of-bacteria-for-which-new-antibiotics-are-urgently-needed; vgl. auch: https:// correctiv.org/recherchen/keime/atlas/hintergrund/konsumierte-menge-menschen/

76 Kai Kupferschmidt: Seuchen. A. a. O., S. 93.

77 Matthias Glaubrecht: Das Ende der Evolution – Der Mensch und die Vernichtung der Arten. München 2019, S. 749.

78 https://www.spektrum.de/news/neue-medikamente-werden-das-problem-nicht-loesen/1585430

79 https://www.roche.de/diagnostics/krankheiten-erkennen/infektiologie-virologie/tuberkulose/therapie-tuberkulose.html

80 https://www.sueddeutsche.de/wirtschaft/kommentar-sparen-statt-neuer-steuern-1.4975280

81 Stephan Kruip in: Antibiotikaresistenz. Ethische Herausforderungen für Patienten und Ärzte. Forum Bioethik, 23. November 2016, S. 33.

82 http://www.pan-germany.org/download/tierarzneimittel/Antibiotika_in_der_Tierhaltung.pdf

83 https://www.tagesschau.de/investigativ/ndr/antibiotika-landwirtschaft-101~magnifier_pos-0.html

84 Ebd.

85 https://www.tagesschau.de/investigativ/ndr/antibiotika-gefluegel-101.html

86 https://www.bmel.de/SharedDocs/Downloads/DE/_Tiere/Tiergesundheit/ Tierarzneimittel/16-AMG-Novelle-Bericht.html

87 https://www.lindau-nobel.org/blog-antibiotika-und-multiresistente-erreger-ein-erbitterter-wettlauf/

88 Zitiert nach: Zu viele Antibiotika. In: Süddeutsche Zeitung, 29./30. Mai 2019.

89 https://www.bayerisches-aerzteblatt.de/inhalte/details/news/detail/News/anstrengungen-der-tiermedizin-zur-reduktion-von-antibiotikaresistenzen.html

90 Ebd.

91 Ebd.

92 https://reinert-herzenssache.com/de/

93 Merlind Theile: Schwein gehabt. In: DIE ZEIT, 6. Februar 2020.

94 Ebd.

95 Ebd.

96 Zum Beispiel: https://www.kritischer-agrarbericht.de/fileadmin/Daten-KAB/KAB-2007/Benning_Schuler.pdf

97 https://www.bundestag.de/resource/blob/514878/9e842ffb5b18b1dd1eee-7efbba565db4/wd-7-066-17-pdf-data.pdf

98 Fleischatlas – Daten und Fakten über Tiere als Nahrungsmittel. Berlin 2021, S. 38.

99 Dänischer Fachverband der Land- & Ernährungswissenschaft: Benchmark 2021, S. 4.

100 https://fachinfo-schwein.de/aktuelles/news/2018/februar/noch-mehr-danische-schweine-sollen-ohne-antibiotika-aufwachsen

101 https://www.ages.at/download/0/0/f2c5e21fe60a74d471cbeb-28da086729d03d89a4/fileadmin/AGES2015/Themen/AGES_Schwerpunktthemen/Antibiotika/AB_Mengen_AUT_Bericht_2019.pdf

102 fie:///C:/Users/EVAROS~1/AppData/Local/Temp/Archvet%202019 %20final_definitiv_4_8-2020.pdf

103 file:///C:/Users/EVAROS~1/AppData/Local/Temp/antibiotikaeinsatz-in-der-tierhaltung-reduzieren_DE-2.pdf

104 Agora 42, 02/2019.

105 Quelle: Bundesministerium für Landwirtschaft und Ernährung.

106 https://www.rki.de/DE/Content/Infekt/Antibiotikaresistenz/LA_MRSA_und_ESBL.html und: https://www.bmel.de/SharedDocs/Downloads/DE/_Tiere/Tiergesundheit/Tierarzneimittel/16-AMG-Novelle-Bericht.pdf?__blob=publicationFile&v=2

107 EKD: Nutztier und Mitgeschöpf! Tierwohl, Ernährungsethik und Nachhaltigkeit aus evangelischer Sicht. Hannover 2019.

108 https://www.bundesgesundheitsministerium.de/themen/praevention/antibiotika-resistenzen/antibiotika-resistenzstrategie.html https://www.bvl.bund.de/DE/Arbeitsbereiche/05_Tierarzneimittel/01_Aufga-ben/05_AufgAntibiotika-Resistenz/04_GERMAP/GERMAP_node.html https://www.blv.admin.ch/blv/de/home/tiere/tierarzneimittel/antibiotika/nationale-strategie-antibiotikaresistenzen--star--.html
https://www.ages.at/themen/ages-schwerpunkte/antibiotika-resistenzen/

109 https://www.spiegel.de/wirtschaft/steak-oder-leben-a-d77c3a88-8850-4d20-9484-563220b3bca8

110 Reinhild Benning: Wenn der Medizinschrank der Welt leerer wird. In: Kritischer Agrarbericht, 2018. Und Fritz Habekuss: Sauberer, teurer, weniger! In: DIE ZEIT, Oktober 2017.

111 Die Zitatausschnitte stammen aus überregionalen Zeitungen ZEIT, Süddeutsche Zeitung, Frankfurter Allgemeine Zeitung) aus den Jahren 2014 bis 2020.

112 Blogs.faz.net7tierleben

113 Zu den aktuellen Zuständen gibt es viele Dokumentationen; wir verweisen nur auf: Nina Bovensiepen/Simon Gross: Die Qual der Hühner. In: Süddeutsche Zeitung, 12./13. Dezember 2020.

114 https://www.deutsches-gefluegel.de/haltung?https://www.deutsches-gefluegel.de

115 Nina Bovensiepen/Simon Gross: Die Qual der Hühner. A. a. O.

116 Regional reicht nicht. In: Schrot&Korn 03/2018.

117 Ein ebenso respektvolles wie ehrliches Kinderbuch zur Realität der Tierhaltung sei hier angezeigt: Lena Zeise: Das wahre Leben der Bauernhoftiere. Stuttgart 2020.

118 Zur Lage der deutschen Landwirtschaft aus Sicht der Bundesregierung siehe den aktuellen Agrarbericht: https://www.bmel.de/SharedDocs/Downloads/ DE/Broschueren/Agrarbericht2019.pdf?blob=publicationFile&v=4

119 Christian Sebald: »Gier frisst Hirn«. In: Süddeutsche Zeitung, 12. August 2019.

120 Zit. nach Andreas H. Segerer/Eva Rosenkranz: Das große Insektensterben. München 2018.

121 Michael Bauchmüller: Mit dem Mähdrescher im Teufelskreis. In: Süddeutsche Zeitung, 19./20. September 2020.

122 https://www.spektrum.de/news/kleinbauern-werden-immer-mehr-verdraengt-doch-das-geht-nach-hinten-los/1625874

123 https://www.agrarheute.com/management/betriebsfuehrung/studie-hoefester-ben-noch-lange-ende-565027

124 https://www.agrarheute.com/management/betriebsfuehrung/hoefesterbeneu-tag-geben-1000-bauern-559882

125 WBA: Wege zu einer gesellschaftlich akzeptierten Nutztierhaltung. Berlin 2015.

126 Nina Bovensiepen/Simon Gross: Die Qual der Hühner. A. a. O.

127 Aufs Huhn gekommen. In: Frankfurter Allgemeine Zeitung, 2. November 2020. Außerdem: www.masthuhn-initiative.de

128 Siehe dazu u. a. Nina Bovensiepen/Simon Gross: Die Qual der Hühner. A. a. O. Oder: https://albert-schweitzer-stiftung.de/massentierhaltung/masthuehner

129 www.masthuhn-initiative.de

130 https://www.foodwatch.org/de/pressemitteilungen/2020/foodwatch-verklagt-aldi-wegen-irrefuehrender-kampagne-zum-kuekentoeten/

131 Beispielhaft: https://www.oekotierzucht.de/ueber-uns/struktur/

132 Agrarminister wollen Nutzvieh besser schützen. In: Frankfurter Allgemeine Zeitung, 28. August 2020.

133 https://www.bmel.de/DE/themen/tiere/tierschutz/tierwohl-kennzeichen/tier-wohlkennzeichen.html

134 Quelle und Eigenberechnung von M. Schütte und K. Fromm: Eine Frage der Haltung. In: DIE ZEIT, 3. September 2020.

135 https://www.zeit.de/gesellschaft/zeitgeschehen/2020-06/ethikrat-stellung-nahme-tierschutz-schlachtbetriebe-fleischpreis-tierwohl

136 Edo Reents: Wir sind alle Schlächter. In: Frankfurter Allgemeine Zeitung, 5. Juni 2020.

137 Fleischatlas. A. a. O., S. 40.

138 Deutscher Ethikrat: Tierwohlachtung – Zum verantwortlichen Umgang mit Nutztieren. Gutachten. Berlin 2020.

139 https://www.ekd.de/ekd_de/ds_doc/ekd_texte_133_2019.pdf

140 https://www.bmel.de/SharedDocs/Downloads/DE/_Ministerium/Beiraete/agrarpolitik/wbae-gutachten-nachhaltige-ernaehrung.pdf

141 Leopoldina: Globale Biodiversität in der Krise –Was können Deutschland und die EU dagegen tun? Dazu auch: Artenrückgang in der Agrarlandschaft. Was wissen wir und was können wir tun? Beide Halle 2020.

142 Biodiversität und Management in Agrarlandschaften – Umfassendes Handeln ist jetzt wichtig. Halle 2020.

143 Michael Ashelm/Stefanie Diemand: »Ein sich selbst zerstörender Kreislauf«. In: Frankfurter Allgemeine Zeitung, 13. Juni 2020.

144 Christiane Grefe: Noch so'n Agrar-Kreis. In: DIE ZEIT, 27. August 2020.

145 Michael Bauchmüller: Bauer sucht Zukunft. In: Süddeutsche Zeitung, 19./20. Dezember 2020.

146 Michael Bauchmüller: Ende einer Schweinerei. In: Süddeutsche Zeitung, 13. Februar 2020.

147 https://www.bauernverband.de/fileadmin/user_upload/LeitbildNutztierhaltung.pdf

148 Vgl.: Schütte/Habekuss: Leere Welt. In: DIE ZEIT, 24. September 2020.

149 Jan Bielicki: Ausgehamstert. In: Süddeutsche Zeitung, 7. Januar 2021.

150 Global Biodiversity Outlook 5 https://www.cbd.int/gbo5

151 https://www.de-ipbes.de/de/Online-Dossier-zum-Zusammenhang-zwischen-Biodiversitatsverlust-und-Epidemien-2004.html

152 Thomas Krumenacker: Wider das Pandemiezeitalter. In: Süddeutsche Zeitung, 30. Oktober 2020.

153 www. Kilima-allianz.de/presse

154 https://www.weltagrarbericht.de/fileadmin/files/weltagrarbericht/IAASTDBerichte/GlobalReport.pdf

155 Quellen: FAOSTAT, Brand eins 12/20.

156 https://ec.europa.eu/info/strategy/priorities-2019-2024/european-green-deal/actions-being-taken-eu/eu-biodiversity-strategy-2030_de

157 Tierschutzbericht der Bundesregierung 2019. Bericht über den Stand der Entwicklung des Tierschutzes.

158 Nutztierstrategie – Zukunftsfähige Tierhaltung in Deutschland. Berlin 2020.

159 Christiane Grefe: Zukunft kommt erst später. In: DIE ZEIT, 24. Januar 2019.

160 Julia Klöckner: Die Richtung stimmt. In: Natur Landwirtschaft 4.0, Sonderausgabe 2019. S. 46.

161 Uwe Ritzer: Die Stunde der Einflüsterer. In: Süddeutsche Zeitung, 2. Juni 2020.

162 Den Geldkoffer hat keiner dabei … In: Der Kritische Agrarbericht, 2020. Kon stanz/Hamm 2020, S. 54–58.

163 So z. B. die Dokumentation über Verflechtungen und Interessen des Deutschen Bauernverbandes. Berlin/Bremen 2019.

164 »Kein Entweder-oder«. In: DIE ZEIT, 3. Dezember 2020.

165 Alex Rühle: Versagenskoninuum. In: Süddeutsche Zeitung, 18. November 2020.

166 Briten steuern in Agrarpolitik um. In: Frankfurter Allgemeine Zeitung, 1. Dezember 2020.

167 In: Kritischer Agrarbericht. A. a. O. S. 49.

168 Ebd.

169 https://www.eca.europa.eu/de/Pages/

170 https://www.topagrar.com/management-und-politik/news/grethe-jungendorganisationen-bauen-bruecken-fuer-die-agrarreform-12424292.html?test=direktbuchung und https://www.agrarzeitung.de/nachrichten/politik/prof.-harald-grethe-umbau-der-gap-weiter-dringend-erforderlich-92012

171 https:// www.proplanta.de/karten/ agrarsubventionen_2019_top-empf%C3%A4nger_liste-uebersichtskarte11052020.html
Und: https://www.agrar-fischerei-zahlungen.de/
Und: https://www.agrar-fischerei-zahlungen.de/

172 https://www.bmel.de/SharedDocs/Downloads/DE/_Landwirtschaft/EU-Agrarpolitik-Foerderung/gap-strategieplan-ausgangslage.pdf und: https:// www.bmel.de/SharedDocs/Downloads/DE/_Landwirtschaft/EU-Agrarpolitik-Foerderung/gap-strategieplan-swot-analyse-tabelle.pdf

173 Bernd Ulrich: Wächst da was zusammen? In: DIE ZEIT, 24. September 2020.

174 https://www.topagrar.com/management-und-politik/news/grethe-jungendorganisationen-bauen-bruecken-fuer-die-agrarreform-12424292.html?

175 Boston Consulting Group: Die Zukunft der der deutschen Landwirtschaft nachhaltig sichern – Denkanstöße und Szenarien für ökologische, ökonomische und soziale Nachhaltigkeit. Berlin 2019.

176 A. a. O. S. 35.

177 Alfred Döblin: Berlin Alexanderplatz. (Berlin 1929) München 1973, S. 128/129. Die Erinnerung an die Schlachthofszenen in diesem Roman verdanken wir Edo Reents: Wir sind alle Schlächter. In: Frankfurter Allgemeine Zeitung, a. a. O.

178 Bertolt Brecht: Die heilige Johanna der Schlachthöfe. 1931, Ausgabe von 1976 Frankfurt a. M., S. 13.

179 Die Hinweise zu Upton Sinclair verdanken wir Katja Iken: Wiege der Fleischindustrie »Hohes Quieken, grimmiges Grunzen, qualvolles Wimmern«. In: https://flipboard.com/article/wiege-der-fleischindustrie-hohes-quieken-grimmiges-grunzen-qualvolles-wimmer/a-ofTWsjs8RS-HhcgRkv9hdg%3Aa%3A2114916517-80ff4bb672%2Fspiegel.de

180 Hermannsdorfer Broschüre: Essen ist unser Schicksal.

181 Z. B. Süddeutsche Zeitung, 23./24. Mai 2020.

182 https://www.dbk.de/presse/aktuelles/meldung/statement-von-weihbischof-ansgar-puff/

183 https://www.zeit.de/2014/51/schlachthof-niedersachsen-fleischwirtschaft-ausbeutung-arbeiter?utm_referrer=https%3A%2F%2Fwww.google.com%2F

184 Beide zitiert nach Edo Reents: Wir sind alle Schlächter. In: Frankfurter Allgemeine Zeitung a. a. O.

185 Elisabeth Raether: Tiere töten. In: DIE ZEIT, 25. Juni 2020.

186 Ebd.

187 Bernd Ladwig: Schweinesystem. In: Blätter für deutsche und internationale Politik. Juli 2015.

188 Zitiert nach Neue Westfälische, 18. April 2019.

189 Bayerische Akademie für Naturschutz und Landschaftspflege: Anliegen Natur. Zeitschrift für Naturschutz und angewandte Landschaftsökologie. Heft 42/2020; Laufen 2020, S. 146.

190 Inga Griese: Global Diary. Die große Schweinerei. In: Welt am Sonntag, 4. Oktober 2020.

191 Robert Calasso: Der himmlische Jäger. Frankfurt a. M. 2020; zitiert nach Johan Schloemann: Blut wäscht Blut. In: Süddeutsche Zeitung, 20. Juli 2020.

192 Michael Bauchmüller: Teuer bezahltes Nackensteak. In: Süddeutsche Zeitung, 18. Juni 2020.

193 Edo Reents: Wir sind alle Schlächter. A. a. O.

194 Fleischatlas 2021. Berlin 2021, S. 18.

195 https://madoc.bib.uni-mannheim.de/44143/

196 Ebd.

197 Ulrich Greiner: Von Schweinen und Zirkuspferden. In: DIE ZEIT, 16. Juli 2020. Ulrich Greiner verdanken wir auch die Erinnerung an Kästners Roman.

198 EKD: Nutztier und Mitgeschöpf. A. a. O., S. 37.

199 Ebd.

200 Michael Rücker: Eine Million Schweine! Foodwatch-Pressemitteilung vom 20.11.2020.

201 https://www.tagesschau.de/inland/bauernmilliarde-101.html

202 Martin Ott: Kühe verstehen. Lenzburg 2011.

203 Fleischatlas 2021. A. a. O., S. 43.

204 Anne Kunze/Jewgeni Roppel: Operation Fettfleck. In: DIE ZEIT, 3. Dezember 2020.

205 https://www.agrarheute.com/markt/tiere/schweine-fleischexport-china-brummt-563057

206 Substanzielle Studie von Reinhild Benning/Tobias Reichert: Vorschläge für eine Neuausrichtung der europäischen Agrarpolitik. Berlin 2016, S. 55 ff.

207 https://publications.rwth-aachen.de/record/741925/files/741925.pdf

208 Wilfried Bommert in: https://rotary.de/wirtschaft/wer-ernaehrt-die-welt-a-10930.html

209 Ebd.

210 Michael Ashelm/Stefanie Diemand: Ein sich selbst zerstörender Kreislauf. A. a. O.

211 Bertolt Brecht: Die heilige Johanna der Schlachthöfe. A. a. O.

212 Merlind Theile: Wohin mit 400 000 Schweinen, die nicht geschlachtet werden können. In: DIE ZEIT, 16. Juli 2020. Ein mit feiner Ironie unterlegter Text über ein schwer erträgliches System.

213 https://www.tagesschau.de/investigativ/report-mainz/corona-und-schweine-101.html

214 Ebd.

215 https://www.foodwatch.org/de/pressemitteilungen/2020/foodwatch-statement-zu-bauernprotestenlebensmittelpreisen/

216 Silvia Liebrich: Tiertransport – Lebende Billigware. In: Süddeutsche Zeitung, 18. Februar 2019.

217 Frankfurter Allgemeine Zeitung, 11. Dezember 2020.

218 Die Welt, 27. Juni 2020 und Frankfurter Allgemeine Zeitung, 28. November 2020.

219 https://www.tagesschau.de/wirtschaft/fleischindustrie-billigpreise-werkvertraege-101.html

220 https://www.sueddeutsche.de/politik/coronavirus-fleischbetrieb-toennies-1.4942121

221 https://www.tagesschau.de/ausland/fleisch-industrie-dumping-loehne-101.html

222 https://www.noz.de/lokales/soegel/artikel/2153607/fleischbranche-regel-streit-schwappt-in-die-region

223 Koalition beschließt Sonderrecht für Grillwürste. Frankfurter Allgemeine Zeitung, 28. November 2020.

224 Anne Kunze/Jewgeni Roppel: Operation Fettfleck. A. a. O.

225 https://www.tagesschau.de/inland/fleischindustrie-werkvertraege-101.html

226 Merlind Theile: Jenseits der Schmerzgrenze. In: DIE ZEIT, 28. Februar 2019.

227 Ebd.

228 https://www.sueddeutsche.de/muenchen/erding/ebersberg-ein-herz-fuer-rinder-1.4326182

229 https://www.rbb24.de/wirtschaft/beitrag/2020/08/tiertransporte-rinder-brandenburg-nicht-eu-staaten-tierquaelerei-ermittlungen.html

230 Silvia Liebrich: Tiertransport – Lebende Billigware. A. a. O.

231 Ebd.

232 Anliegen Natur. A. a. O., S. 142.

233 Boston Consulting Group: Die Zukunft der deutschen Landwirtschaft nachhaltig sichern. A. a. O. S. 35.

234 https://www.bundestieraerztekammer.de/btk/ethik/

235 http://www.tfvl.de/positionspapier/

236 Die schreit nach Antibiotika. In: Der Spiegel 16/2012.

237 Beide zitiert nach: Die dunkle Seite eines Traumberufs. In: DIE ZEIT, 8. Februar 2001.

238 https://eur-lex.europa.eu/legal-content/DE/TXT/PDF/?uri=CELEX:32016R0429&from=EN

239 Boston Consulting Group: Gutachten zur Überprüfung der Rabattierung bei der Abgabe von Tierarzneimitteln. 2017.

240 Die schreit nach Antibiotika. A. a. O.

241 Der kritische Agrarbericht 2018. A. a. O.

242 https://www.pik-potsdam.de/de/aktuelles/nachrichten/die-welt-ernaehren-ohne-den-planeten-zu-schaedigen-ist-moeglich

243 https://eatforum.org/eat-lancet-commission/

244 https://www.sueddeutsche.de/bayern/glonn-oekologische-landwirtschaft-karl-ludwig-schweisfurth-nachruf-1.4802022

245 Vivien Leue: Wir dürfen das billige Fleisch nicht akzeptieren. www.deutschlandfunk.de/corona-ausbruch-in-toennies-fabrik/

246 Michael Bauchmüller: Mit dem Mähdrescher im Teufelskreis. In: Süddeutsche Zeitung, 19./20. September 2020.

247 Ebd.

248 Jakob Strobel y Serra: So viel Oberweite braucht keine Pute. In: Frankfurter Allgemeine Zeitung, 1. Oktober 2015.

249 Ursula Hudson, verstorbene Vorsitzende von Slow Food Deutschland. In: https://www.slowfood.de/aktuelles/2019/reflexion-unser-kulinarisches-erbe

250 Jakob Strobel y Serra: So viel Oberweite braucht keine Pute. A. a. O.

251 Tanja Busse/Christiane Grefe: Aufstand der Trecker. In: DIE ZEIT, 14. Januar 2021.

252 https://www.heise.de/newsticker/meldung/Discounter-Penny-weist-wahre-Verkaufspreise-aus-4884506.html

253 Silvia Liebrich: Fleischpreise – Rechnung mit Lücken. In: Süddeutsche Zeitung 3. September 2020.

254 https://www.wwf.de/living-planet-report

255 Siehe z. B. Ann-Helen Meyer von Bremen/Gunnar Rundgren: Food Monopoly. München 2014, oder: Volkert Engelsman/Bernward Geier (Hrsg.): Die Preise lügen – warum uns billige Lebensmittel teuer zu stehen kommen. München 2018.

256 https://institut-fuer-welternaehrung.org/studie-universita%CC%88t-augsburg-how-much-is-the-dish-was-kosten-uns-lebensmittel-wirklich

257 https://www.uni-augsburg.de/de/campusleben/neuigkeiten/2020/09/04/2735/

258 Ebd.

259 Nach https://www.zeit.de/zeit-magazin/essen-trinken/2019-08/umwelt-schutz-lebensmittel-fleischsteuer-gemuese-billigkonsum

260 Ebd.

261 Silvia Liebrich: Was auf dem Kassenbon fehlt. In: Süddeutsche Zeitung, 16. Juni 2020.

262 https://www.bmel.de/SharedDocs/Downloads/DE/_Ministerium/Beiraete/agrarpolitik/wbae-gutachten-nachhaltige-ernaehrung.pdf?__blob=publi-cationFile&v=3

263 Ebd.

264 Ebd.

265 Ebd.

266 Silvia Liebrich: Besser essen. In: Süddeutsche Zeitung, 24. April 2020.

267 Tanja Busse/Christiane Grefe: Aufstand der Trecker. A. a. O.

268 Nando Sommerfeldt/Holger Zschäpitz: Die Burger-Revolution. In: Die Welt, 29. August 2020.

269 https://www.fleischwirtschaft.de/produktion/nachrichten/Denkfabrik-RethinkX-Wird-Fleisch-zum-Auslaufmodell-40173

270 Fleischatlas 2021. Berlin 2021, S. 34 f.

271 https://www.wiwo.de/technologie/forschung/ploetzlich-vegan-wir-stehen-vor-dem-ende-der-fleischindustrie-wie-wir-sie-kennen/25987956.html

272 Pressemitteilung vom 16. Dezember 2020.

273 Doris Virág: 10 Millionen Quadratkilometer. In: Freude. Oktober 2019.

274 Felix zu Löwenstein: Food Crash. München 2011.

275 Zitiert nach Julia Löhr: Noch gefährlicher als Corona. In: Süddeutsche Zeitung, 27. November 2020.

276 https://www.wido.de/news-events/aktuelles/2020/reserveantibiotika/

277 https://www.allgemeinarzt-online.de/home/a/antibiotika-in-der-hausarztpraxis-indikationen-beachten-resistenzen-vermeiden-1945341

278 Zum Beispiel https://www.patienten-information.de/kurzinformationen/ antibiotikabehandlung

279 Zitiert bei Christina Berndt: Willkommen beim Wirt. In: Süddeutsche Zeitung, 9./10. Januar 2021.

280 Weiterführende Informationen z. B. https://zoonosen.net/zoonosenforschung/ was-sind-zoonosen

281 Ursprünglich in der New York Times, hier zitiert nach Andreas Sentker: Bloß raus hier! In: DIE ZEIT, 16. April 2020.

282 Christian Schubert: Das Rezept gegen Killerviren. In: Frankfurter Allgemeine Zeitung, 19. September 2020.

283 https://www.bvl.bund.de/SharedDocs/Downloads/01_Lebensmittel/04_Zoonosen_Monitoring/Zoonosen_Monitoring_Bericht_2019.pdf? blob=publicationFile&v=5

284 https://www.bundestieraerztekammer.de/btk/dtbl/archiv/artikel/11/2016/ neubewertung-von-colistin-durch-uebertragbares-resistenzgen Den Hinweis verdanken wir Reinhild Benning: Brust, Keule oder doch lieber Leben? In: Kritischer Agrarbericht, 2021. Hamm 2021, S. 33 ff.

285 Ebd.

286 https://www.de-ipbes.de/de/Online-Dossier-zum-Zusammenhang-zwischen-Biodiversitatsverlust-und-Epidemien-2004.html

287 https://wwf.panda.org/?361716

288 Professor Dr. Settele in: https://www.helmholtz.de/gesundheit/wie-kam-das-coronavirus-zum-menschen/

289 Die Biologin Simone Sommer, Leiterin des Instituts für Evolutionsökologie und Naturschutzgenomik an der Universität Ulm, zitiert nach: Auslöser sind Umweltveränderungen. In: https://taz.de/Biologin-ueber-Pandemien/!5675740/

290 https://www.rki.de/DE/Content/Infekt/Antibiotikaresistenz/One-Health/ One-Health-tab-gesamt.html

291 https://virologie-ccm.charite.de/forschungsnetz_zoonotische_infektionskrankheiten/1health_prevent/

292 https://www.bmz.de/de/presse/aktuelleMeldungen/2020/oktober/201027_pm_035_Minister-Mueller-kuendigt-Aufbau-eines-neuen-One-Health-Schwerpunkts-im-BMZ-an/index.html

293 https://apps.who.int/iris/bitstream/handle/10665/332081/9789240005587-eng.pdf?ua=1

294 Kai Kupferschmidt: Seuchen. A. a. O., S. 97 f.

295 A. a. O., S. 95.

296 A. a. O., S. 98.

297 https://www.nationalgeographic.de/umwelt/2020/03/biozoenose-das-netz-des-lebens.

298 Eva Rosenkranz: Überall ist Garten – Zufluchtsort zwischen Lebenskunst und Überleben. München 2019, S. 231.

299 George R. Luedecke: One Health One Planet One Future. New York 2019.

300 Eine ZDF-Serie, die uns diese zerbrechliche Schönheit gut vor Augen führt.

301 https://www.nordbayern.de/region/fuerth/extrem-bedrohte-bienenart-in-furth-entdeckt-1.10280404

302 https://www.heute.at/s/seltene-schuppenfussschnecke-schafft-was-kein-anderes-tier-kann-100083161

303 Klaus Schwab/Thierry Malleret: Covid-19: Der große Umbruch. Genf 2020.

304 Maja Göpel: Unsere Welt neu denken. Eine Einladung. Berlin 2020.

305 Matthias Glaubrecht: Das Ende der Evolution, a. a. O., S. 768 ff.

306 Niko Paech: Es kommt kein Fressen ohne Moral. In: Agora 42, 02/2019, S. 72.

307 Zygmunt Bauman, zitiert nach Niko Paech, a. a. O., S. 74.

308 Jonathan Safran Foer: Tiere essen. Frankfurt am Main 2019, S. 306 (hier zitiert Foer seine Großmutter).

309 Bernd Ulrich: Die desinfizierte Gesellschaft. A. a. O.

310 Andri Snær Magnason: Wasser und Zeit – eine Geschichte unserer Zukunft. Frankfurt am Main 2020, S. 287.

311 Bernd Ulrich: Alles wird anders. Das Zeitalter der Ökologie. Köln 2020, S. 129 f.

312 Nathaniel Rich: Losing earth. Hamburg 2019.

313 Mathias Greffrath: Vom Schaukeln der Dinge – Montaignes Versuche. Berlin 1984, S. 77.

314 Andri Snaer Magnason: Wasser und Zeit, a. a. O., S. 289.